NOUVEAUX DOSSIERS CLINIQUES

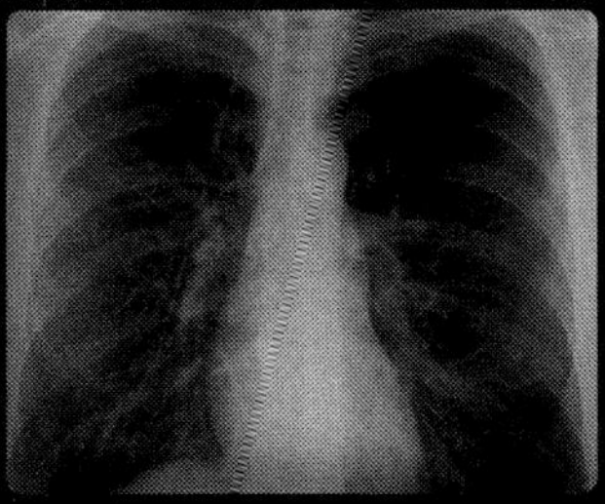

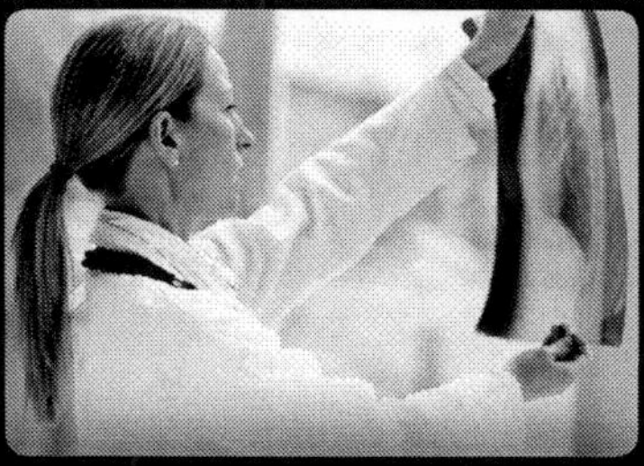

CARDIOLOGIE
PNEUMOLOGIE

42 Dossiers transversaux
POLE THORACIQUE

A. HUBER

Editions VERNAZOBRES-GREGO
99, bd de l'Hôpital
75013 Paris - Tel : 01 44 24 13 61
www.vernazobres-grego.com

Mars 2011 - ISBN : 978-2-8183-0275-0

SOMMAIRE

Cas 1 à 17 : Pneumologie adulte
Cas 18 à 23 : Pneumologie Pédiatrique
Cas 24 à 42 : Cardiologie générale

DOSSIERS NDC

De garde aux urgences, les pompiers vous amènent un patient de 49 ans retrouvé dans la rue avec une détresse respiratoire. Le patient a été retrouvé assis sur un banc, essoufflé, incapable de marcher. Il aurait dit aux pompiers qu'il n'avait pas d'antécédent particulier, ne prenait pas de traitement mais était de plus en plus essoufflé depuis quelques jours.

Les constantes sont : température 37,6°C, fréquence cardiaque 121/min, pression artérielle 181/102 mmHg, fréquence respiratoire 39/min, saturation en oxygène 86% sous oxygène 15L/min au masque à haute concentration.

Il est agité, anxieux, en sueurs, cyanosé, incapable de parler.

Il expire difficilement, avec pincement des lèvres, lèvres. Vous observez un tirage intercostal et sus claviculaire.

Votre auscultation respiratoire retrouve des sibilants diffus des deux champs pulmonaires, sans crépitants.

L'auscultation cardiaque retrouve des bruits du cœur réguliers, sans souffle. Il n'y a pas d'oedèmes, d'hépatomégalie, de turgescence jugulaire, de reflux hépato jugulaire. Les pouls périphériques sont perçus.

1/ Quel est votre diagnostic ?

2/ Quelle est votre prise en charge pour les 24 premières heures ?

L'évolution du patient est favorable. Il sort de l'hôpital 7 jours plus tard et vous est adressé pour la prise en charge de sa pathologie respiratoire de fond.

Votre interrogatoire retrouve la notion de crises de dyspnée expiratoire sifflante paroxystiques évoluant depuis environ un an, d'aggravation progressive. Le patient n'a jamais eu de problème respiratoire dans son enfance. Il est tabagique actif à 15 paquets années mais n'a jamais toussé, craché ni eu une quelconque difficulté respiratoire avant cette année.

Il n'a jamais consulté pour sa pathologie respiratoire et n'a aucun suivi médical.

Il est tabagique à 8 paquets années non sevré.

15

Vous concluez à un asthme sévère non contrôlé.

3/ Quels sont les critères de bon contrôle d'un asthme ?

4/ Quels examens complémentaires proposez-vous pour évaluer la pathologie de ce patient ?

5/ Quel traitement proposez-vous ?

La NFS du patient retrouve une hyperéosinophilie à 2200/mm3.

6/ Cette hyperéosinophilie peut-elle être liée à l'asthme du patient ? Quels sont les grands cadres diagnostiques d'une hyperéosinophilie ?

Vous revoyez le patient en consultation 6 mois plus tard. Votre traitement n'a pas été efficace. Il est de plus en plus fatigué, n'a plus d'appétit, et il a perdu 8 kg en quelques mois. Il se plaint de douleurs de l'avant bras droit, ressent des « fourmis » dans la zone douloureuse ; et souffre d'arthralgies du genou gauche et du coude droit

Votre examen clinique retrouve :
Un déficit sensitif de la face palmaire de la main droite aux 2ème et 3ème doigts, et un déficit moteur franc de l'opposant du pouce.
Un steppage au membre inférieur gauche (qui serait fluctuant depuis quelques mois)
Des réflexes ostéo-tendineux présents, un examen des paires crâniennes normales, pas de signe de Babinski.
Un examen cardiovasculaire normal
Des sibilants des deux champs à l'auscultation pulmonaire.
Des lésions érythémateuses des membres inférieurs, plutôt distales, ne disparaissant pas à la vitropression, infiltrées et douloureuses.

7/ Quel est votre diagnostic neurologique ?
8/ Quel est votre diagnostic dermatologique ? Quelles étiologies devez vous évoquer devant ces lésions élémentaires ?
9/ Quels examens complémentaires demandez-vous ?

La biologie est la suivante : NFS : Hb 7,3 g/dL, GB 11720/mm3 dont 6320 éosinophiles, VS à 123, CRP à 112 ; ionogramme : Na 137, K 4,6 ; Cl 103 mmol/L ; glycémie à jeun à 0,85 g/L .
La radiographie thoracique montre des infiltrats pulmonaires bilatéraux discrets.

10/ Quel diagnostic suspectez-vous ?

CORRECTION DOSSIER 1

1/ Quel est votre diagnostic ?	5
Asthme aigu grave	5

2/ Quelle est votre prise en charge pour les 24 premières heures ?	20
Hospitalisation en urgence en **réanimation**	2
Mise en condition :	
• Pose de deux voies veineuses périphériques	
• Repos au lit	
• Libération des voies aériennes supérieures	
• **Scope** : monitorage cardio tensionnel et SpO2	2
• **Oxygénothérapie** débit adapté **pour SpO2 > 92%**	2 + 2
Traitement étiologique :	
• **Bronchodilatateurs** : en nébulisation continue	2
- **Bêta 2 mimétiques de courte durée d'action** : Salbutamol 5 mg	1
- **Anticholinergiques** : bromure d'ipratropium ATROVENT® 0,25 mg 3 fois en une heure puis toutes les 6 heures	1
• **Corticothérapie systémique** : 1 à 2 mg/kg/j pendant quelques jours	2
• **Eviction du facteur déclenchant** (exposition à un allergène, infection, médicament, ...)	2
• Si échec :	
- Bêta 2 mimétiques injectés par voie IV,	
- Adrénaline,	
- Intubation oro trachéale et ventilation mécanique	
Traitement symptomatique : rééquilibration hydro électrolytique	
Prévention des complications :	
• **Anticoagulation** à dose préventive	2
• **Apports potassiques systématiques** (risque d'hypokaliémie à cause des bêtas 2 mimétiques et des corticoïdes)	2
Surveillance clinique et paraclinique de la tolérance et de l'efficacité du traitement :	
• Clinique : constantes, conscience, DEP, auscultation	
• Paraclinique : gazométrie artérielle	

3/ Quels sont les critères de bon contrôle d'un asthme ?	12
<u>Contrôle de l'asthme :</u>	
Asthme contrôlé :	
• **Pas de symptômes diurnes**	1
• **Pas de symptômes nocturnes**	1
• **VEMS normal**	2
• **Pas de consommation de médicaments bronchodilatateurs des crises**	1
• **Pas d'effet indésirable médicamenteux**	1
• **Pas d'absentéisme scolaire ou professionnel**	1
• **Qualité de vie normale**	2
• **Pas de consultation en urgence**	2
• **Pas d'exacerbation**	1
Asthme partiellement contrôlé : 1 ou 2 critères non remplis	
Asthme non contrôlé : 3 critères ou plus non remplis ou exacerbations d'asthme	

4/ Quels examens complémentaires proposez-vous pour évaluer la pathologie de ce patient ?	10
Diagnostic positif :	
• Clinique (toux, dyspnée expiratoire, oppression thoracique, expectoration)	
• **Epreuves fonctionnelles respiratoires** : spirométrie : **trouble ventilatoire obstructif réversible** (test de réversibilité) ; si EFR normale faire test de provocation	3+2
Diagnostic différentiel : **radiographie thoracique** (autre pathologie pulmonaire), recherche de mucoviscidose chez l'enfant	3
Diagnostic étiologique : interrogatoire, **prick tests**, IgE spécifiques en cas de discordance entre prick test et interrogatoire, **NFS** (hyperéosinophilie)	1 1

5/ Quel traitement proposez-vous ?	13
• Prise en charge ambulatoire, au long cours	
• Traitement des crises d'asthme : bronchodilatateurs : **bêta 2 mimétiques de courte durée d'action** : 2 bouffées à répéter toutes les 10 minutes (si échec après 6-8 bouffées : il s'agit d'un asthme aigu grave ➔ appeler le SAMU et prendre des corticoïdes)	2
• Traitement de fond :	
- Bronchondilatateurs : **bêta 2 mimétiques de longue durée d'action** inhalés	2
- **Corticoïdes inhalés** (1 bouffée matin et soir puis se rincer la bouche)	2
• Eviction des facteurs favorisants :	
- **Eviction des allergènes**	1

- **Sevrage tabagique** et aide au sevrage tabagique	1
- Infections respiratoires ou ORL : éradiquer les foyers infectieux, vaccinations	
- Prise en charge d'un éventuel reflux gastro oesophagien	
- Sinusite, polypose naso sinusienne : corticoïdes locaux	
- Eviction de médicaments favorisants (bêta bloquants, ...)	
• Education du patient :	
- **Ecole de l'asthme**	1
- **Conduite à tenir en cas de crise d'asthme**	1
- **Autosurveillance du débit expiré de pointe : DEP**	1
- **Plan d'action personnalisé**	1
- Chez l'enfant : projet d'accueil individualisé en milieu scolaire	
• Mesures associées : déclaration ALD, prise en charge à **100%**	1
• Surveillance régulière (clinique, contrôle de l'asthme, DEP, EFR)	

6/ Cette hyperéosinophilie peut-elle être liée à l'asthme du patient ? Quels sont les grands cadres diagnostiques d'une hyperéosinophilie ?	**10**
Non, l'asthme du patient ne peut pas expliquer cette hyperéosinophilie.	2
Les pathologies allergiques (notamment respiratoires, dont l'asthme) sont effectivement associées à des hyperéosinophilie, mais ces hyperéosinophilies sont toujours **modérées** (en général < 500 éosinophiles/mm3).	1
Etiologies des hyperéosinophilies :	
• Causes **parasitaires** : helminthiases : présentes en France (ascaris, toxocarose, distomatoses, hydatidoses, ...) ou tropicales (bilharzioses, anguillulose, ankylostome, filariose)	2
• Causes **allergiques** : atopie (asthme, eczéma, rhinite allergique) ; urticaire	1
• Causes **iatrogènes** : allergies médicamenteuses, radiothérapie	1
• **Vascularites** et maladies systémiques :	1
- Vascularites : Churg et Strauss, Wegener, Périartérite noueuse,	
- Connectivites : Lupus, ...	
- Embols de cholesterol	
• Causes **dermatologiques** (pemphigoïde, pemphigus, ...)	1
• Causes digestives : Crohn, rectocolite hémorragique, maladie coeliaque	
• Causes **hématologiques** : lymphomes, déficit immunitaire, syndromes myéloprolifératifs	1
• Causes tumorales : cancers solides	

7/ Quel est votre diagnostic neurologique ?	**6**
• **Mononeuropathie multiple**	2
• Avec atteinte du **nerf médian droit**	2
• Et du **nerf sciatique poplité externe gauche**	2

8/ Quel est votre diagnostic dermatologique ? Quelles étiologies devez vous évoquer devant ces lésions élémentaires ?	10
Purpura vasculaire	2
Etiologies :	
• **Maladies inflammatoires** :	2
- **Connectivites** : lupus, sarcoïdose, ...	1
- **Vascularites** : périartérite noueuse, purpura rhumatoïde, vascularites à ANCA, ...	1
• Iatrogène :	
- Médicamenteux : **vascularites d'hypersensibilité**	1
- **Maladie des embols de cholestérol**	1
• **Infectieux :**	1
- Viral (hépatite B; hépatite C, VIH, ..)	
- Bactérien (endocardite infectieuse)	
- Parasitaire (paludisme)	
• **Paranéoplasique**	1

9/ Quels examens complémentaires demandez-vous ?	9
• Biologie :	
- NFS plaquettes	
- VS CRP	
- Ionogramme, urée, **créatininémie**	1
- **BU**	2
- **Protéinurie des 24 heures**, analyse du sédiment urinaire	1
- Bilan immunologique: FAN, **ANCA**, anti DNA natifs, électrophorèse des protéines sériques, complément	1
- Gazométrie artérielle	
• Imagerie :	
- Radiographie thoracique	
- Scanner thoraco-abdomino pelvien	
- Imagerie des sinus	
• ECG	2
• **EMG**	2
• **Biopsie** d'une atteinte clinique (peau, muscle, nerf, ...) pour examen anatomopathologique	

10/ Quel diagnostic suspectez-vous ?	5
Syndrome de Churg et Strauss	5

ITEMS ABORDÉS

Item n°:113 Allergies et hypersensibilités chez l'e nfant et l'adulte : aspects épidémiologiques, diagnostiques et principes de traitement.
Item n°: 114 Allergies cutanéo-muqueuses chez l'enf ant et l'adulte. Urticaire, dermatites atopiques et de contact
Item n°: 181 Iatrogénie. Diagnostic et prévention
Item n°: 330 Purpura chez l'enfant et chez l'adult e
Item n°: 116 Pathologies auto-immunes : Aspects épi démiologiques, diagnostiques et principes de traitement

ON REFAIT LE DOSSIER

MESSAGES GENERAUX:

- Asthme aigu grave : urgence thérapeutique (pronostic vital en jeu)
- Asthme + hyperéosniophilie : évoquer le Churg et Strauss

QUESTIONS PAS A PAS :

QUESTIONS	COMMENTAIRES
2	<u>Stades de l'asthme :</u> • Asthme intermittent : symptômes diurnes < 1x/semaine, symptômes nocturnes < 2x/mois, VEMS > 80% de la théorique, variabilité du DEP < 20 % • Asthme persistant léger : symptômes diurnes entre 1x/semaine et 1x/jour, symptômes nocturnes < 1x/semaine, VEMS > 80% de la théorique, variabilité du DEP 20 à 30 % • Asthme persistant modéré : symptômes diurnes > 1x/jour, symptômes nocturnes > 1x/semaine, VEMS 60 à 80% de la théorique, variabilité du DEP > 30 % • Asthme persistant sévère : symptômes diurnes permanents, symptômes nocturnes fréquents, VEMS < 60% de la théorique, variabilité du DEP > 30%, exacerbations fréquentes
7	<u>Mononévrite multiple :</u> • Syndrome neurogène périphérique • Tronculaire • Multiple • Asymétrique, asynchrone, successif <u>Principales étiologies des mononévrites multiples :</u> • Diabète +++ • Lèpre +++ • Vascularites +++ • Autres : amylose, …

8	<u>Le purpura vasculaire (vs purpura thrombopénique) :</u> • Aspect polymorphe : poussées d'âge différent • Infiltré • Présence de zones nécrotiques • Prédomine dans les zones déclives, aggravé par l'orthostatisme • Pas d'atteinte muqueuse • Evolution par poussées • Signes associés de vascularites : livedo, vespertilio, ...
10	<u>Clinique de la maladie de Churg et Strauss :</u> • Phase 1 : asthme et signes ORL - Asthme : constant, sévère, cortico-dépendant, d'aggravation progressive, précédant de plusieurs années les manifestations systémiques de la maladie. Dans le syndrome de Churg et Strauss, l'asthme est souvent d'apparition tardive, vers 35-40 ans chez un non asthmatique, ou alors l'asthme s'aggrave brutalement chez un ancien asthmatique. - +- Atteinte ORL : o Rhinite allergique, sinusite allergique, o Polypose nasale ou sinusienne • Phase 2 : envahissement éosinophilique des tissus Contexte d'AEG : asthénie, amaigrissement (important sur quelques mois), anorexie, fièvre, sueurs nocturnes. Cet AEG survient avec l'hyperéosinophilie, lorsque les éosinophiles envahissent les tissus, notamment les poumons (➔ Dyspnée, toux permanente, ...) et l'appareil digestif (Douleurs abdominales, nausées, vomissements) A la NFS : hyperéosinophilie... • Phase 3 : vascularite avec signes systémiques : Généralement l'asthme s'aggrave dans les semaines précédant l'apparition des signes de vascularite. - Atteinte cutanée : o Purpura vasculaire, nodules sous cutanées douloureux o Livedo o Syndrome de Raynaud - Atteinte neurologique : o Neuropathie périphérique : Mononeuropathies o Vascularite cérébrale : troubles intellectuels (baisse de l'attention, perte de mémoire, troubles du langage), céphalées, épilepsie, AVC ou hémorragie cérébrale, ... - Atteinte pulmonaire : o Toux persistante o Hémoptysie o Expectorations o Pleurésie (douleur pulmonaire, exacerbée par la toux et l'inspiration) o A la RP : infiltrats (opacités) et nodules (granulomes) ➔ correspondent aux amas éosinophiliques - Atteinte cardiaque (rare mais sévère) o Péricardite

- Myocardite
- Atteinte coronaire : angor et IDM
- HTA, dyspnée, ...

- Atteinte digestive :
  - Douleurs abdominales, nausées, vomissements, diarrhées
  - Risque d'occlusion ou de perforation
- Atteinte rénale (rare mais grave) : glomérulonéphrite (surveiller la protéinurie) avec risque d'insuffisance rénale
- Atteinte articulaire et musculaire : arthralgies, myalgies

<u>Signes paracliniques du Churg et Strauss :</u>

- Biologie :
  - NFS : hyperéosinophilie
  - Syndrome inflammatoire (VS élevée)
  - ANCA positifs : présence de P-ANCA (périnucléaires, anti myeloperoxydase) dans environ 50 % des cas
- Imagerie :
  - RP : infiltrats pulmonaires
  - Radio des sinus : épaississement des parois du à l'inflammation
- Biopsies d'un tissu atteint par l'inflammation : peau, muscle, rein, poumon
  - Inflammation des petits vaisseaux sanguins (vascularite des petits vaisseaux)
  - Présence d'éosinophiles hors des vaisseaux

<u>Traitement d'une maladie de Churg et Strauss</u>

- Hospitalisation en urgence
- Bilan préthérapeutique
- Traitement de la maladie de Churg et Strauss :
  - Corticothérapie :
    - Dose d'attaque 1 mg/kg/j pendant 4 semaines
    - Puis décroissance progressive
  - Mesures associées :
    - Régime sans sel, hypolipidique, sans sucres rapides
    - Supplémentation potassique
    - Supplémentation vitamine D et calcium
    - biphosphonates
    - Eradication de l'anguillulose
  - Traitement immunosuppresseur (azathioprine, cyclophosphamide, ...)
- Traitement symptomatique : antalgiques contre les douleurs nociceptives et contre les douleurs neurologiques
- Traitement des neuropathies : kinésithérapie, rééducation
- Traitement de l'asthme
- Mesures associées :
  - Soutien psychologique
  - Déclaration ALD, prise en charge à 100%
  - Arrêt du tabac
- Surveillance clinique et paraclinique de la tolérance et de l'efficacité du traitement

Une patiente de 71 ans est amenée aux urgences pour dyspnée.

Obèse, hypertendue, elle est habituellement traitée par Ramipril (IEC) et Furosémide (diurétique de l'anse). Elle a pour antécédents un cancer colique traité par chirurgie il y a 11 ans, un cancer du sein droit traité par chirurgie et chimiothérapie il y a 6 mois, et une phlébite du membre inférieur gauche il y a 5 mois anticoagulée par Previscan pendant 3 mois.

Depuis environ 2 semaines, elle est asthénique et présente un essoufflement d'aggravation progressive. Elle s'est automédiquée en majorant son traitement par furosémide, sans efficacité. Elle est subfébrile et a des douleurs basi-thoraciques droites depuis une dizaine de jours.

L'examen clinique est le suivant : fréquence cardiaque 130/min, fréquence respiratoire 24/min, pression artérielle 152/83 mmHg, SpO2 91% en air ambiant, température 37,8°C.

L'auscultation cardiaque retrouve une tachycardie irrégulière, l'auscultation pulmonaire retrouve un murmure vésiculaire diminué en base droite, il y a une matité à la percussion en regard. Le murmure vésiculaire est diminué en base droite et en base gauche.

Votre examen retrouve deux grosses jambes, rouges et chaudes avec un ulcère variqueux à droite.

Le bilan biologique est le suivant : Protides : 91 g/L (N 60 - 80 g/L); Créatinine: 120 µmol/L (N 60 - 115 µmol/L); Urée : 10,5 mmol/L (N 2,5 - 8,0 mmol/L); Glucose : 6 mmol/L (3,7 - 5,5 mmol/L); Sodium : 130 mEq/L (N 135 - 145 mEq/L); Potassium : 3,2 mEq/L (N 3.5 - 5 mEq/L); Chlore : 96 mEq/L (N 95 - 105 mEq/L); GR : 4,2 x 10^12/L (N 4 - 5 x 10^12/L); GB : 12 x 10^9/L (N 4 à 10 x 10^9/L); Plaquettes : 520 x 10^9/L (N 150 - 500 x 10^9/L); Hématocrite : 0,61 (N 0,42 - 0,54); Hb : 18,4 g/100 ml (N 12 - 17 g/100 ml); LDH 135 U/L (N 95 - 195 U/L); CRP : 11 mg/L (N 5 - 12 mg/L). VS : 59 mm/h (N < 30 mm/h). BNP: 250 pg/ml (N < 100 pg/ml)

Une radiographie thoracique est réalisée :

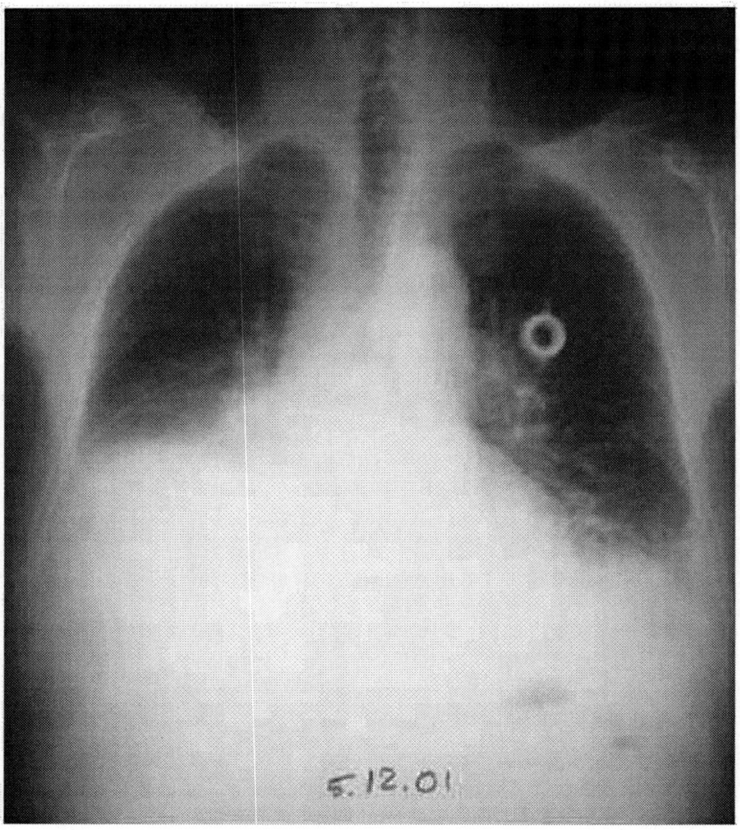

1/ Interprétez la radiographie thoracique.

2/ Quelles étiologies évoquez-vous devant un épanchement pleural ?

3/ Une ponction pleurale à visée diagnostique est-elle indiquée ? Sur quels arguments ?

4/ Pensez-vous que cet épanchement puisse être lié à une insuffisance cardiaque gauche ?

5/ Si la ponction pleurale réalisée à droite ramène un liquide citrin, clair, avec 32 g/L de protides et 40 UI/L de LDH : Comment qualifiez-vous cet épanchement ?

6/ La ponction ramène finalement un liquide séro-hématique, avec 49 g/L de protides et 297 UI/L de LDH. Qu'en concluez vous ?

7/ Vous évoquez le diagnostic d'embolie pulmonaire, et vous souhaiteriez éliminer cette hypothèse. Pensez-vous que le dosage des D-dimères soit utile ?

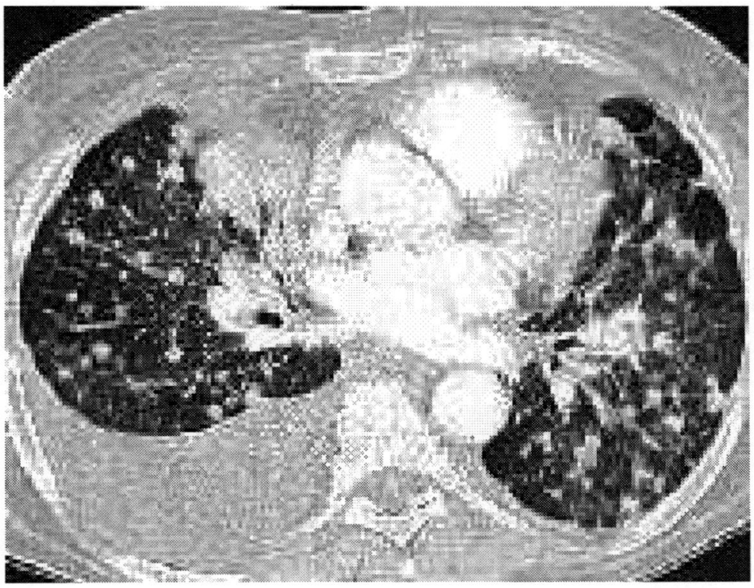

8/ Un angioscanner est finalement réalisé. Il n'y a pas d'embolie pulmonaire. Vous mettez en évidence les lésions visualisées sur l'image ci-dessus. Quelles sont vos hypothèses diagnostiques ? Comment les confirmez-vous ?

CORRECTION DOSSIER 2

1/ Interprétez la radiographie thoracique.	15
Technique : radiographie thoracique de face, en inspiration, allongé (pas de poche à air gastrique)	
Sémiologie :	
• **Syndrome pleural** :	5
- **Comblement des culs de sacs pleuraux** à droite et à gauche	2
- Présence d'une **opacité** homogène, **déclive**, **concave** en haut et en dedans, à limite supérieure floue, **effaçant le bord supérieur du diaphragme** (= ligne de Damoiseau)	2+1+1 1
- Pas de refoulement du médiastin	
• Possible cardiomégalie mais ininterprétable du fait de l'épanchement et de la position allongée	
• Elargissement du hile gauche, syndrome interstitiel modéré : **surcharge** vasculaire (dans le cadre d'un insuffisance cardiaque gauche ?)	-
• Pas de syndrome pariétal, pas de syndrome médiastinal, pas de syndrome alvéolaire	
Conclusion : **pleurésie bilatérale** abondante, **prédominant à droite**	2+1

2/ Quelles étiologies évoquez-vous devant un épanchement pleural ?	20
Transsudat :	
• **Insuffisance cardiaque**	2
• **Syndrome néphrotique**	2
• **Insuffisance hépatocellulaire**	2
• Syndrome de Demon Meigs : tumeur ovarienne + ascite	
• Myxoedème	
Exsudat :	
• Causes infectieuses :	
- **Pneumopathie bactérienne**	2
- **Tuberculose**	2
- Virales, parasitaires	
• Causes inflammatoires :	
- **Maladies systémiques** : lupus	
- Pathologie sous diaphragmatique avec épanchement réactionnel : pancréatite **aiguë**, cancer du pancréas, abcès sous phrénique, hépatite aigue	1 1
- **Pleurésie parapneumonique** : exsudat non infecté associé à une infection pulmonaire homolatérale	1

• Causes tumorales :	
- **Cancer bronchique primitif**	1
- **Métastases**	2
- **Mésothéliome**	1
- Hémopathie (lymphome)	
• **Embolie pulmonaire**	2
• Asbestose	
• **Post radique**	1
Epanchement purulent : infection :	
• Tuberculose	
• Aérobies : pneumocoques, staphylocoques	
• Anaerobies	
Epanchement chyleux : chylothorax	

3/ Une ponction pleurale à visée diagnostique est-elle indiquée ? Sur quels arguments ?	**5**
Oui, la ponction pleurale est indiquée.	4
Dans le cadre d'une pleurésie d'étiologie inconnue, la ponction pleurale est l'examen essentiel pour le **diagnostic étiologique : s'agit-il d'un exsudat ou d'un transsudat ?** (ce qui conditionnera les cadres étiologiques à rechercher, le traitement, le pronostic)	1

4/ Pensez-vous que cet épanchement puisse être lié à une insuffisance cardiaque gauche ?	**10**
Oui, un épanchement pleural bilatéral peut être vu dans une insuffisance cardiaque gauche.	2
• Arguments pour l'origine cardiaque de la pleurésie :	
- Terrain : femme âgée **hypertendue**	1
- Anamnèse : facteur déclenchant potentiel : passage en **tachyarythmie**	1
- Clinique : caractère **bilatéral** de l'épanchement	1
- Paraclinique : **élévation du BNP,** hyponatrémie pouvant entrer dans le cadre d'une insuffisance cardiaque gauche, **surcharge vasculaire** à la radiographie thoracique	1 1
• Arguments contre l'origine cardiaque de la pleurésie :	
- Clinique : **fièvre, douleur thoracique**	1
- Paraclinique : **aspect asymétrique de l'épanchement**, abondance de l'épanchement, **syndrome inflammatoire** biologique avec hyperleucocytose et élévation de la VS	1 1

5/ Si la ponction pleurale réalisée à droite ramène un liquide citrin, clair, avec 32 g/L de protides et 40 UI/L de LDH : comment qualifiez vous cet épanchement ?	**10**
Transsudat :	6
• Le taux de protides est relativement élevé (> 30g/L) mais du fait de l'hyperprotidémie, le **rapport protides pleuraux / protides sériques est < 0,5**	2
• Le taux de LDH pleural est faible avec **rapport LDH pleural / LDH sérique < 0,6**	2

6/ La ponction ramène finalement un liquide séro-hématique, avec 49 g/L de protides et 297 UI/L de LDH. Qu'en concluez-vous ?	**10**
Il s'agit d'un **exsudat** :	4
• Aspect macroscopique **séro-hématique**	2
• Biochimie : protéinopleurie > 35 g/L et **protéinopleurie/protidémie > 0,5** ;	2
rapport LDH pleural / LDH sérique > 0,6	2

7/ Vous évoquez le diagnostic d'embolie pulmonaire, et vous souhaiteriez éliminer cette hypothèse. Pensez-vous que le dosage des D-dimères soit utile ?	**10**
Non, le dosage des D-dimères est inutile :	6
• Ce dosage est **recommandé en cas de faible suspicion d'embolie pulmonaire**, afin d'éliminer le diagnostic.	2
• Il n'est pas recommandé en cas de moyenne ou de forte probabilité d'embolie pulmonaire (a évaluer avec un score validé)	
• La **patiente est évaluée à fort risque d'embolie pulmonaire**, au vu du terrain (âge > 65 ans, cancer actif ou en rémission depuis moins de 1 an, antécédents thrombo-emboliques), de la clinique (douleur thoracique unilatérale, dyspnée, tachycardie, grosses jambes rouges, patiente subfébrile), de la paraclinique (pleurésie séro-hématique)	2

8/ Un angioscanner est finalement réalisé. Il n'y a pas d'embolie pulmonaire. Vous mettez en évidence les lésions visualisées sur l'image ci-dessus. Quelles sont vos hypothèses diagnostiques ? Comment les confirmez vous ?	**20**
Hypothèses diagnostiques : devant un épanchement séro-hématique : • Tumoral • Embolie pulmonaire • Traumatique	

Interprétation du scanner thoracique : **multiples lésions nodulaires** intraparenchymateuses et au contact de la plèvre, bilatérales	4
Diagnostic le plus probable : tumeurs secondaires (**métastases**) : devant : • Terrain : antécédents de cancer colique et du sein • Anamnèse : évolution sur plusieurs semaines • Clinique : altération de l'état général • Paraclinique : pleurésie séro-hématique exsudative, multiples nodules pulmonaires • Arguments de fréquence dans ce contexte	6
Confirmation du diagnostic :	
• **Cytologie du liquide pleural** : recherche de cellules métastatiques	3
• **Biopsies pleurales** :	3
- **Percutanées** à l'aiguille	1
- Ou par **thoracoscopie** pour analyse anatomopathologique	1
• **Biopsies fibroscopiques, scanno-guidées ou chirurgicales de nodules pulmonaires** pour analyse anatomopathologique	2

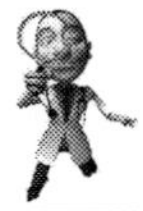

ITEMS ABORDÉS

Item n°135 : Thrombose veineuse profonde et embolie pulmonaire
Item n°157 : Tumeurs du poumon, primitives et secondaires
Item n°198 : Dyspnée aiguë et chronique
Item n°250 : Insuffisance cardiaque de l'adulte
Item n°312 : Epanchement pleural

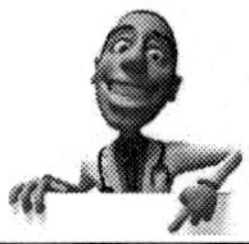

ON REFAIT LE DOSSIER

MESSAGES GENERAUX:

- Examen diagnostic clef dans la pleurésie : la ponction pleurale

QUESTIONS PAS A PAS :

QUESTIONS	COMMENTAIRES
1	Clinique d'une pleurésie : • Interrogatoire : - Douleur thoracique pleurale : basi thoracique, majorée à l'inspiration prodonde - Dyspnée, trépopnée (Dyspnée apparaissant lorsque le malade se couche sur un côté ; elle signe un épanchement pleural ou une obstruction bronchique proximale homolatérale ; lorsque le

	malade se couche sur le côté lésé, la perfusion augmente du côté du poumon non ventilé, aggravant la dyspnée) - Toux sèche aux changements de position • Examen physique : - Inspection : diminution de l'ampliation thoracique - Palpation : diminution des vibrations vocales - Percussion : matité déclive, mobile aux changements de position - Auscultation : diminution du murmure vésiculaire, souffle pleurétique, frottement pleural Radiographie thoracique d'une pleurésie : syndrome pleural : • Emoussement ou comblement du cul de sac pleural (faible abondance) • Opacité homogène, déclive, mobile aux changements de position (radiographies couché sur le côté) non systématisée, à limite supérieure concave en haut et en dedans, effaçant le bord supérieur du diaphragme = ligne de Damoiseau • Refoulement du médiastin (très grande abondance) Explication du tableau biologique sanguin de la patiente : lié à l'augmentation des diurétiques : Déshydratation extracellulaire avec : • Hémoconcentration (protidémie, hématocrite, hémoglobine élevés), • Insuffisance rénale aigue (créatininémie élevée) • Et hyponatrémie par perte de sel non compensée (probable régime hyposodé)
2	Réalisation d'une ponction pleurale : • Après information du patient • Vérification de l'hémostase (sauf urgence vitale) • Asepsie chirurgicale, anesthésie locale • Ponction en pleine matité, au bord supérieur de la côte inférieure, de manière étanche (robinet à 3 voies si évacuation envisagée) • Faire une radiographie de contrôle post ponction (pneumothorax ou hémothorax iatrogène ?) • Analyse macroscopique, biochimique, cytologique, bactériologique (et recherche BK)
5	Résultats de la ponction pleurale : • Transsudat : épanchement mécanique par augmentation de la pression hydrostatique vasculaire ou baisse de la pression oncotique capillaire (la plèvre est normale), en général citrin : - Protides faibles : < 25g/L ou rapport protides pleuraux/protides sériques < 0,5 - LDH du liquide pleural / LDH du liquide sérique < 0,6 • Exsudat : épanchement inflammatoire par atteinte directe de la plèvre : - Protides élevés : > 35 g/L ou rapport protides pleuraux / protides sériques > 0,5 - LDH du liquide pleural / LDH du liquide sérique > 0,6

	Quelques autres points sur la ponction pleurale :
	• Mésothéliome : richesse en acide hyaluronique
	• Hémopathies : taux élevé d'immunoglobuline monoclonale
	• Liquide pleural de pleurésie tuberculeuse : citrin, très riche en protides (environ 50g/L), fortement lymphocytaire (> 80%), adénosine désaminase élevée, BK souvent négatif au direct mais positif dans 50% des cas en culture
	• Pleurésie bactérienne non purulente vs pleurésie parapneumonique réactionnelle (stérile) :
	  - Pleurésie parapneumonique réactionnelle (stérile) : riche en polynucléaires non altérés, glycopleurie normale, LDH < 1000 UI/L, pH > 7,2, liquide stérile au direct et en culture
	  - Pleurésie bactérienne : liquide riche en polynucléaires altérés, glycopleurie diminuée, LDH > 1000 UI/L, pH > 7,2, bactéries au direct ou en culture
	• Pleurésie virale : épanchement lymphocytaire[2]
	• Pancréatite aiguë : amylopleurie > 20 fois les taux d'amylase sériques
	• Chylothorax : taux de triglycérides > 5g/L

6	Etiologies principales des pleurésies séro-hématiques : • Cancers • Embolie pulmonaire • Traumatisme

DOSSIER 3

Vous recevez en consultation un patient de 24 ans, de retour en France après un séjour professionnel au Mali pendant 1 an.

Il présente des lésions des deux jambes, douloureuses et légèrement prurigineuses, depuis 2 jours, ainsi que des douleurs des deux chevilles.

Il ne présente aucun antécédent médical particulier. Sur le plan chirurgical, il a été opéré d'une appendicectomie dans l'enfance, et des ligaments croisés du genou gauche il y a 4 ans.

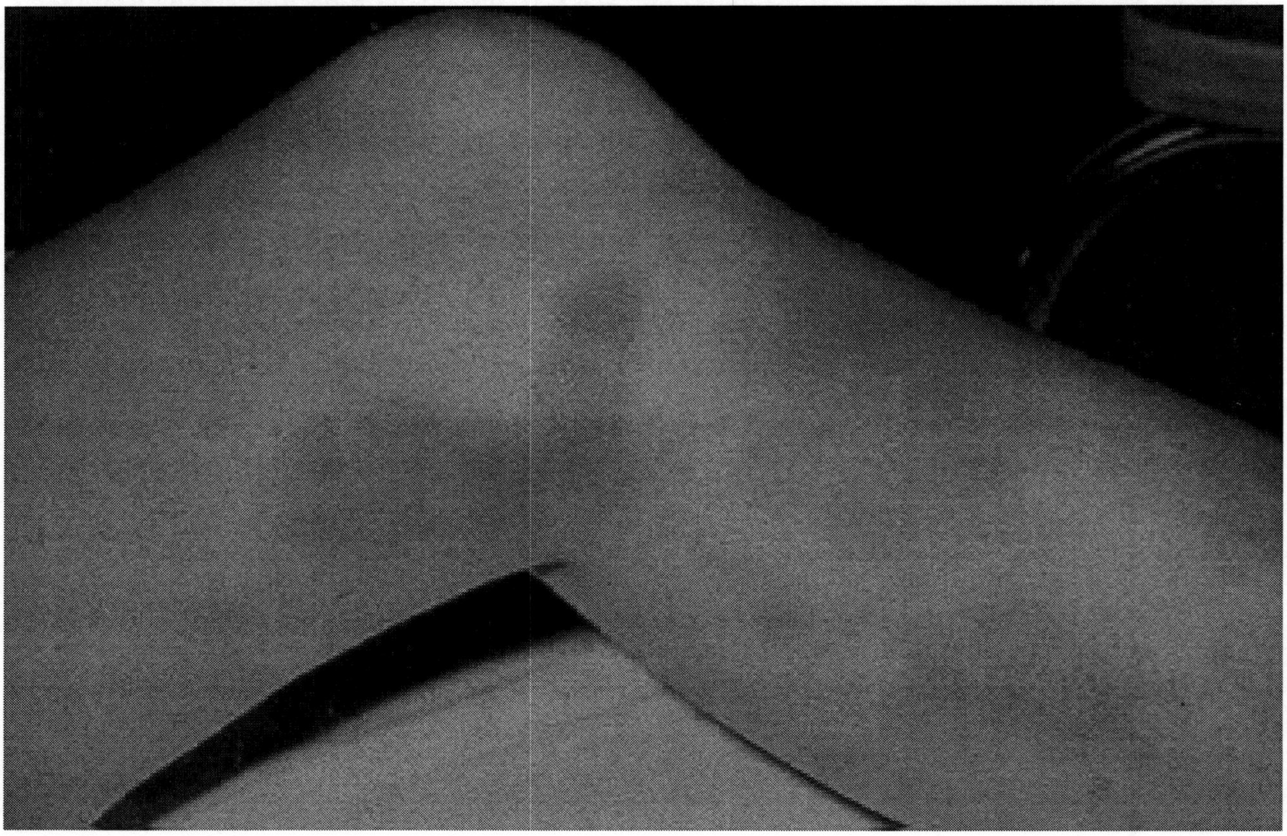

1/ Décrivez les lésions. Quel est votre diagnostic dermatologique?
2/ Quelles sont les étiologies de cette lésion dermatologique?
3/ Que recherchez-vous à l'examen clinique?
4/ Quel est votre bilan paraclinique?
5/ Est-il nécessaire de biopsier cette lésion? Quel serait le résultat d'une biopsie?

La radiographie thoracique est la suivante :

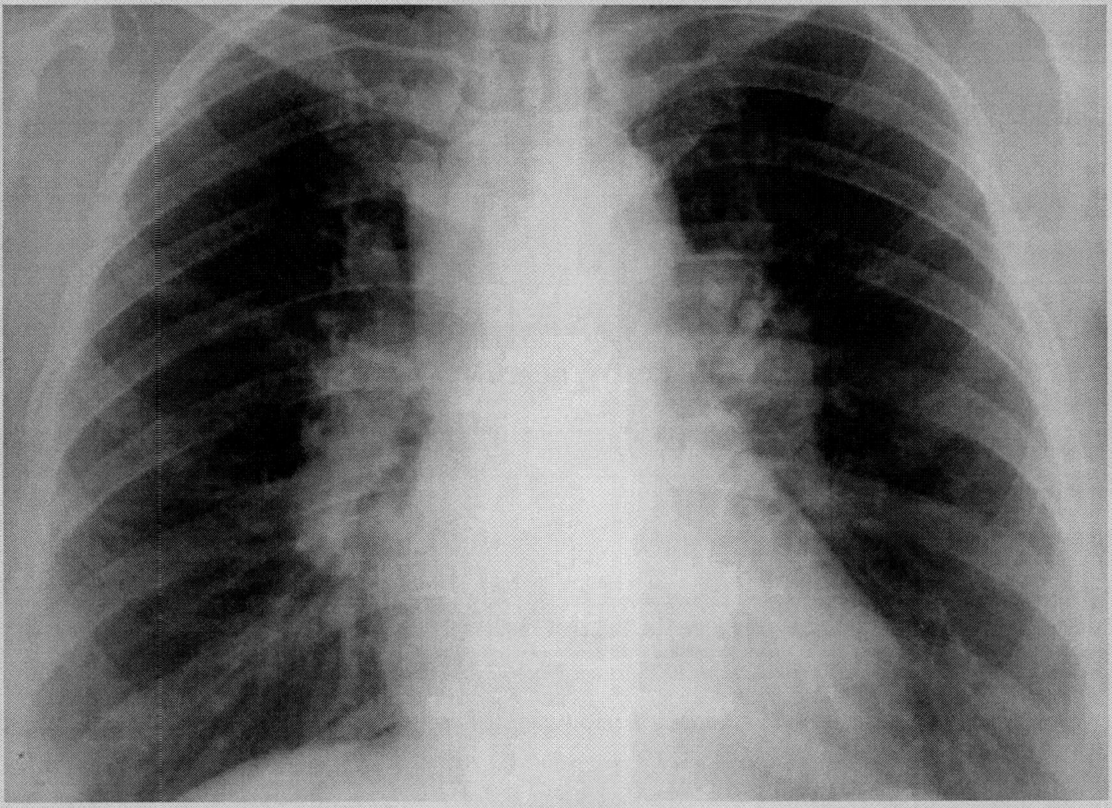

6/ Décrivez cette radiographie. Quel est votre diagnostic?

7/ Quel est votre traitement ?

Quelques mois plus tard, au retour d'une semaine de vacance à l'Ile Maurice, le patient vous reconsulte pour un tableau associant une asthénie sévère, avec anxiété, un amaigrissement, un syndrome polyuro-polydipsique et des nausées et vomissements abondants.

8/ Quelle est votre hypothèse diagnostique? Quel est son mécanisme?

9/ Votre hypothèse est confirmée. Quelle sera votre prise en charge thérapeutique globale?

10/ Par ailleurs, vous notez un épaississement indolore de son ancienne cicatrice d'appendicectomie. Qu'en pensez vous?

CORRECTION DOSSIER 3

1/ Décrivez les lésions. Quel est votre diagnostic dermatologique?	**10**
Description des lésions :	
• Lésions **nodulaires**	1
• **Erythémateuses**	1
• Bien **limitées**	1
• Différentes teintes de couleur correspondant à la **biligénie**	1
• Topographie des lésions **: dermo hypodermique**	1
Diagnostic : **Erythème noueux**	5

2/ Quelles sont les étiologies de cette lésion dermatologique?	**15**
• Infectieuses :	
- **Streptocoque bêta hémolytique (groupe A)**	3
- **Yersiniose**	2
- **Tuberculose** (primo infection +++)	3
- Autres Bactéries : chlamydia, bartonellose, rickettsia, salmonella, mycoplasme, brucella, pasteurella, leptospira, tularensis, campylobacter jejuni, treponema pallidum	
- Virus : EBV, VHB, VHC, Parvorvirus B19, oreillons	
- Parasitaire : toxoplasmose, paludisme, trypanosomiase, helminthiases, histoplasmose	
- Fungiques : dermatophyties	
• Inflammatoires :	
- **Sarcoïdose**	2
- **Maladie intestinale chroniques inflammatoires (MICI)** : Crohn, rectoclite hémorragique	2
- **Behçet**	1
- Autres : lupus, polyarthrite rhumatoïde, Horton, Takayasu, polychondrite atrophiante	
• **Médicamenteuses** (sulfamides, AINS, salicylés, sels d'ors, oestroprogestatifs...)	1
• **Hémopathies** : leucémies, lymphome hodgkiniens et non hodgkinien	1
• Idiopathique, grossesse (l'érythème noueux reste inexpliqué dans 15 à 50% des cas)	

3/ Que recherchez-vous à l'examen clinique?	10
Arguments pour le diagnostic étiologique : rechercher des signes et symptômes évocateurs de certaines étiologies :	
• Streptocoque : **angine** récente, syndrome grippal	1
• Tuberculose : vaccination antituberculeuse, notion de **contage**, **toux**, altération de l'état général, amaigrissement	1+1
• Yersiniose : douleurs abdominales, **diarrhées glairo sanglante**, fièvre	1
• Sarcoïdose : dyspnée, toux, crépitants à l'auscultation pulmonaire, **uvéite**,	1
parotidite, paralysie faciale, **arthralgies**, syndrome sec, syndrome de	1
Raynaud	1
• Behçet : **aphtose** bipolaire	1
• MICI : diarrhées glairo sanglantes, **douleur abdominales**, aphtose	1
• Iatrogénie : **prises médicamenteuses**	1
• Hémopathie : altération de l'état général, amaigrissement, **adénopathies**	

4/ Quel est votre bilan paraclinique?	10
• Biologie :	
- NFS plaquettes, ionogramme, urée, créatininémie, CRP, ASAT ALAT GammaGT PAL Bilirubine	
- **Calcémie** + albuminémie, **calciurie** des 24 h, **enzyme de conversion de l'angiotensine** (sarcoïdose)	1+2+1
- **IDR à la tuberculine** (tuberculose)	2
- **ASLO**, prélèvement de gorge (streptocoque)	1
- **LDH** (hémopathie)	1
- **Coprocultures**, sérologie yersinia (yersinia)	1
• Imagerie	
- Radiographie des deux chevilles : face + profil	
- **Radiographie thoracique** (sarcoïdose, tuberculose)	1
• ECG	
• Selon orientation diagnostique : BK tubage ou BK crachats 3j de suite, sérologie VIH (tuberculose) ; fibroscopie bronchique pour LBA et anapath, biopsies de lésions autres que l'érythème noueux, EFR avec DLCO, consultation ophtalmologique (sarcoïdose) ; coloscopie + biopsie (MICI), ...	

5/ Est-il nécessaire de biopsier cette lésion? Quel serait le résultat d'une biopsie?	5
• **Non**, il ne faut pas biopsier un érythème noueux.	3
• La biopsie d'un érythème noueux n'**apporte aucun élément d'orientation pour le diagnostic étiologique.**	1
• Seul intérêt de la biopsie d'un érythème noueux : pour affirmer qu'il s'agisse bien d'un érythème noueux et différencier la lésion des autres hypodermites.	
• La biopsie montrerait une hypodermite septale (**infiltrat inflammatoire de l'hypoderme et du derme**) sans atteinte vasculaire.	1

6/ Décrivez cette radiographie. Quel est votre diagnostic? **10**

- Radiographie thoracique de face, en inspiration
- Interprétation :
  - **Syndrome hilaire/médiastinal :** 1
    - **Opacités hilaires** 1
    - **Bilatérales** 1
    - **Symétriques** 1
    - **Homogènes** 1
    - **Polylobées** 1
    - Non compressives
    - Interbronchiques
    - Évocatrices **d'adénopathies** 1
  - Absence de syndrome pariétal, de syndrome cardiaque, de syndrome pleural, de syndrome alvéolaire ou interstitiel
- Diagnostic le plus probable : **sarcoïdose** de **stade 1** avec syndrome de Löfgren 2+1

7/ Quel est votre traitement ? **10**

- Ambulatoire ou hospitalisation selon la gravité du tableau
- Traitement de l'érythème noueux : symptomatique :
  - **Repos au lit allongé**, jambes surélevées 3
  - Antalgiques et **anti-inflammatoires** : AINS ou colchicine pendant 15 jours 3
- Traitement de la sarcoïdose : aucun **traitement spécifique dans un syndrome de Löfgren** (pas d'indication à une corticothérapie) car évolution spontanément favorable dans la majorité des cas. 3
- Prévention des complications de décubitus : anticoagulation préventive si hospitalisation
- Mesures associées :
  - **Arrêt de travail** 1
  - Education à la sarcoïdose (arrêt du tabac, pas d'exposition solaire, ...)
- Surveillance clinique et paraclinique de la tolérance et de l'efficacité du traitement :
  - Clinique de l'érythème noueux
  - Paraclinique de la sarcoïdose : calcémie et calciurie des 24h, enzyme de conversion de l'angiotensine, gazométrie artérielle, EFR avec DLCO, radiographie thoracique

8/ Quelle est votre hypothèse diagnostique? Quel est son mécanisme ? **10**

- **Hypercalcémie** compliquant une sarcoïdose 5
- Mécanisme :
  - Les **granulomes sarcoïdosiques** (composés de macrophages) produisent en grande quantité (non régulés par l'organisme) de la **1** 1 1

alpha hydroxylase	
- La 1 alpha hydroxylase est une enzyme qui **transforme le précurseur de la vitamine D (25-hydroxycholecalciferol) en vitamine D active (1,25-dihydroxycholecalciferol)**	1
- Lors d'une **exposition solaire** (séjour à l'Ile Maurice), l'organisme secrète en grande quantité du cholecalciferol	1
- En cas de sarcoïdose, l'organisme ne régule plus la transformation de vitamine D inactive en vitamine D active : une exposition solaire entraîne une **hypervitaminose D**	
- L'hypervitaminose D entraîne une hypercalcémie	1

9/ Votre hypothèse est confirmée. Quelle sera votre prise en charge thérapeutique globale ?	**15**

- Urgence thérapeutique
- Hospitalisation en **réanimation** ou en soins intensifs — 2
- Mise en conditions :
  - Repos au lit
  - Scope : monitorage cardio-tensionnel et SpO2
  - Oxygénothérapie si besoin
- Traitement de l'hypercalcémie :
  - **Réhydratation abondante** (avec supplémentation en potassium selon ionogramme) — 2
  - **Biphosphonates injectables** : Pamidronate AREDIA®, acide zolédronique ZOMETA® — 2
  - Calcitonine
  - Diurétiques de l'anse (furosémide) : uniquement après rehydratation abondante
  - Si échec : **épuration extra-rénale** — 1
- Traitement de la sarcoïdose :
  - **Corticothérapie** : traitement d'attaque (0,5 à 1 mg/kg/j) puis traitement d'entretien avec décroissance lente et progressive, pour une durée d'environ 18 mois à 2 ans — 2
  - **Mesures associées** à la corticothérapie : — 1
    - o Régime sans sel, pauvre en graisses saturées et en sucres rapides, riche en protides
    - o Supplémentation potassique
    - o **Pas de supplémentation vitamino-calcique systématique (surveillance de la calcémie et supplémentation en cas d'hypocalcémie)** — 1
    - o **Eradication de l'anguillulose par ivermectine STROMECTOL** — 1
    - o Biphosphonates si besoin
    - o Education de la patiente : ne jamais arrêter brutalement les corticoïdes (risqué d'insuffisance surrénalienne)
- Traitement symptomatique : antalgiques, antiémétiques
- Prévention des complications de décubitus (anticoagulation préventive), de l'ulcère de stress (inhibiteurs de la pompe à protons)

• Mesures associées : - **Eviter l'exposition solaire** (qui stimule la production de vitamine D donc accroît le risque d'hypercalcémie) - Arrêt du tabac - Déclaration affection longue durée, **prise en charge à 100%** - Arrêt de travail • Surveillance clinique et paraclinique de la tolérance et de l'efficacité du traitement : - Clinique : conscience, constantes (TA, fc, fr, diurèse, température), douleurs - Paraclinique : **calcémie**, ionogramme, urée créatininémie, ECG	1 1 1

10/ Par ailleurs, vous notez un épaississement indolore de son ancienne cicatrice d'appendicectomie. Qu'en pensez-vous?	**5**
• Hypertrophie des cicatrices avec infiltration érythémateuse = **phénomène de Koebner** • Evocateur de poussée de sarcoïdose	5

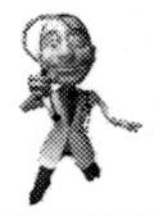

ITEMS ABORDÉS

Item n°120 : Pneumopathie interstitielle diffuse
Item n°124 : Sarcoïdose
Item n°116 : Pathologies auto-immunes : Aspects épidémiologiques, diagnostiques et principes de traitement
Item n°319 : Hypercalcémie
Item n°204 : Grosse jambe rouge aiguë

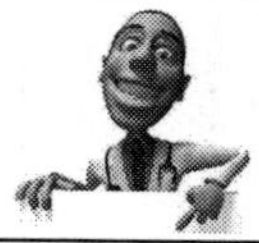

ON REFAIT LE DOSSIER

MESSAGES GENERAUX:

- Erythème noueux : pas de biopsie!
- Sarcoïdose : arrêt du tabac, photoprotection
- Tableau neurologique, digestif, rénal chez une sarcoïdose : évoquer l'hypercalcémie

QUESTIONS PAS A PAS :

QUESTIONS	COMMENTAIRES
6	<u>Syndrome de Löfgren :</u> • Fièvre • Arthralgie • Erythème noueux • Uvéite • Adénopathies médiastinales (sarcoïdose stade 1 la radiographie) • Anergie tuberculinique à l'IDR <u>Syndrome de Heerfordt :</u> • Fièvre • Parotidite • Uvéite • Paralysie faciale périphérique <u>Syndrome de Mikulicz :</u> • Parotidite • Sous-maxiliite • Syndrome sec • Tuméfaction des glandes salivaires <u>Diagnostic de certitude d'une sarcoïdose</u> Le diagnostic d'une sarcoïdose est histologique sauf dans le cadre du syndrome de Löfgren où la clinique suffit… • Le diagnostic de certitude est histologique : présence d'un granulome épithélioïde et giganto cellulaire sans nécrose caséeuse • Sites de biopsie possibles : - Cutanées (modifications de la cicatrice d'appendicectomie) - Glandes salivaires accessoires - Adénopathies périphériques - Biopsies bronchiques ou transbronchiques - Biopsies ganglionnaires profondes par médiastinoscopie - Biopsie hépatique
7	<u>Lésions dermatologiques de la sarcoïdose :</u> • Non spécifiques : érythème noueux • Spécifiques (granulomes à la biopsie) : - Sarcoïdes cutanées à petits ou à gros nodules (macules papules ou plaques, fermes, non oedémateux, non inflammatoires, couleur variant du jaune au violet, aucun signe fonctionnel : pas de prurit ni de douleur, aspect lupoïde à la

	vitropression = disparition de l'oedème et apparition de grains jaunâtres à al vitropression, pas de topographie éléctive mais forte prévalence au visage, évolution chronique sur plusieurs mois ou années) • Lupus pernio • Nodules buccaux • Phénomène de Koebner
8	<u>Sarcoïdose et hypercalcémie :</u> • Hypercalcémie dans 10% des sarcoïdose • Hypercalciurie dans 35% des sarcoïdoses ➔ intérêt de surveiller la calciurie, une hypercalciurie étant un fréquent signe de rechute de sarcoïdose <u>Etiologies des hypercalcémies :</u> • Causes tumorales : cancers et hémopathies : - Myélome - Métastases osseuses ostéolytiques (cancers du sein, ...) - Sécretion paranéoplasique de PTHrp • Causes endocriniennes : - Hyperparathyroïdie primaire (adénome parathyroïdien ou hyperplasie des parathyroïdes) - Hyperthyroïdie - Insuffisance surrénalienne - Phéochromocytome • Causes infectieuses/inflammatoires : granulomatoses : - Sarcoïdose - Tuberculose • Causes iatrogènes : - Vitamine D - Diurétiques thiazidiques - Sels de calcium • Causes génétiques : hypercalcémie hypocalciurique bénigne familiale • Autres : immobilisation prolongée, ...

Vous recevez en consultation un patient de 67 ans pour des crachats hémoptoïques récurrents évoluant depuis 3 semaines.

Cet homme est tabagique à 1 paquet par jour depuis son adolescence, non sevré.

Il est actuellement responsable du personnel d'une entreprise de plomberie au sein de laquelle il a débuté comme apprenti chauffagiste il y a plus de 40 ans. Il a présenté deux infarctus il y a 3 et 5 ans et un accident ischémique transitoire il y a 2 ans. Il est traité pour une hypertension artérielle. Il vous dit qu'il prend des bombes aérosols pour mieux respirer.

Il ets fatigué et tousse depuis plusieurs mois, et a perdu environ 5 kg.

Il a apporté son « test de souffle » réalisé il y a 2 ans, lors de son bilan de santé ainsi que le compte rendu de la radiographie qui avait été réalisé à l'époque (qui conclut : « - image thoracique normale »).

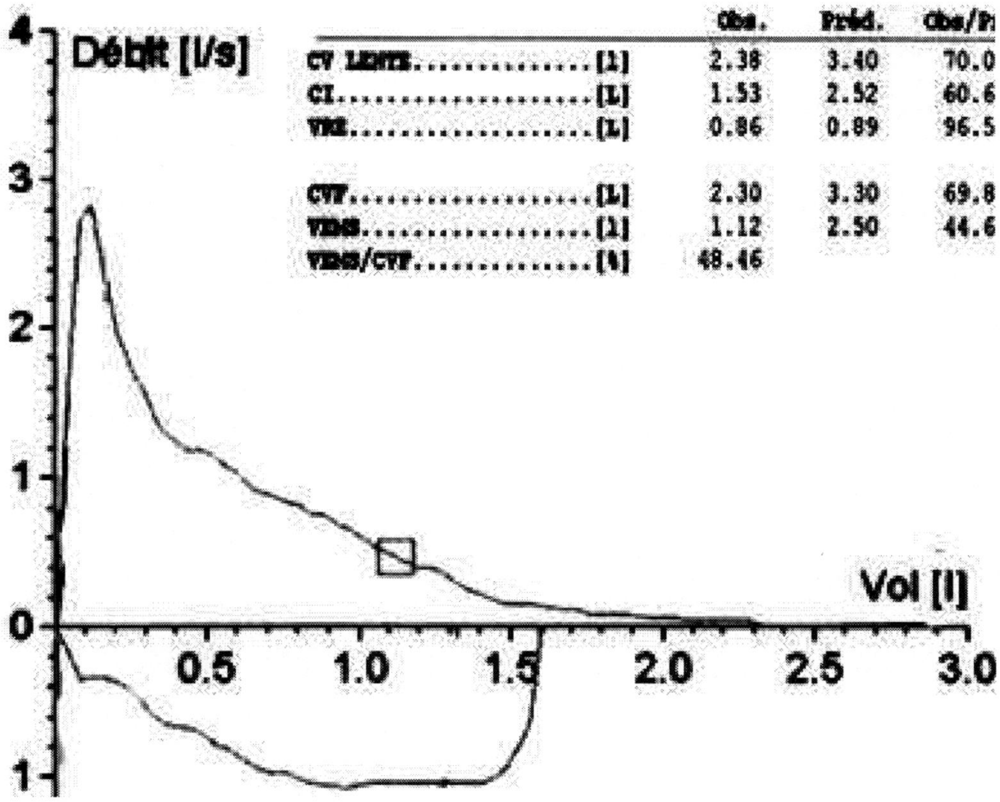

	Obs.	Préd.	Obs/Pr
CV LENTE..............[L]	2.38	3.40	70.0
CI....................[L]	1.53	2.52	60.6
VRE...................[L]	0.86	0.89	96.5
CVF...................[L]	2.30	3.30	69.8
VEMS..................[L]	1.12	2.50	44.6
VEMS/CVF..............[%]	48.46		

1/ Interpréter cet examen

Il vous montre son cliché thoracique actuel.

Cliché de thorax actuel

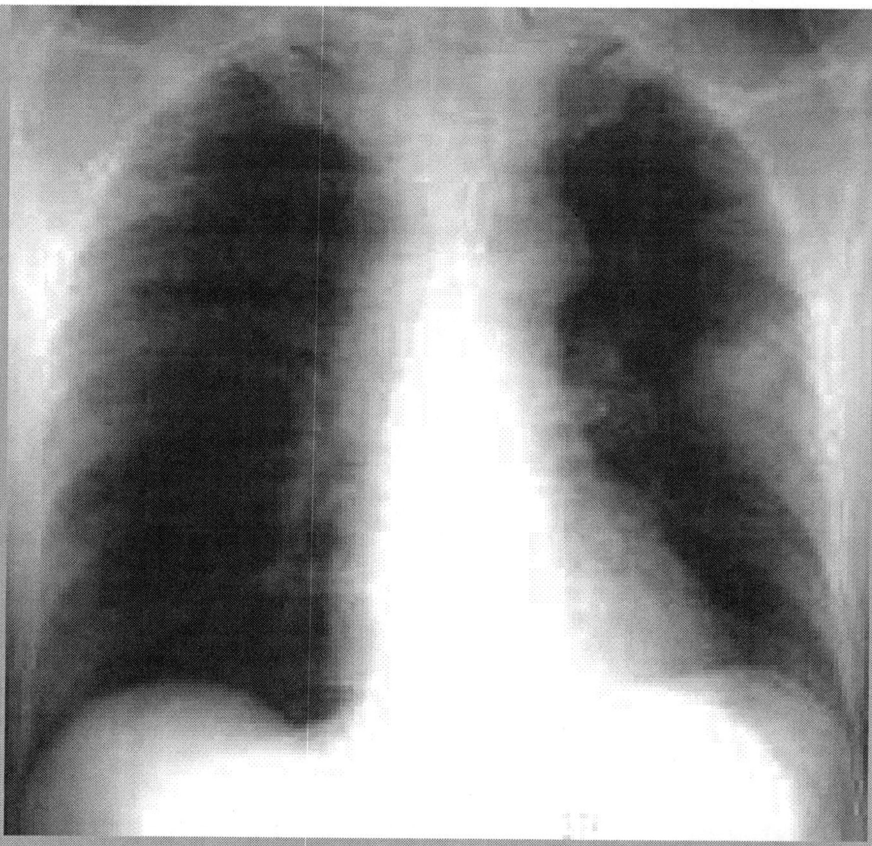

Scanner thoracique :

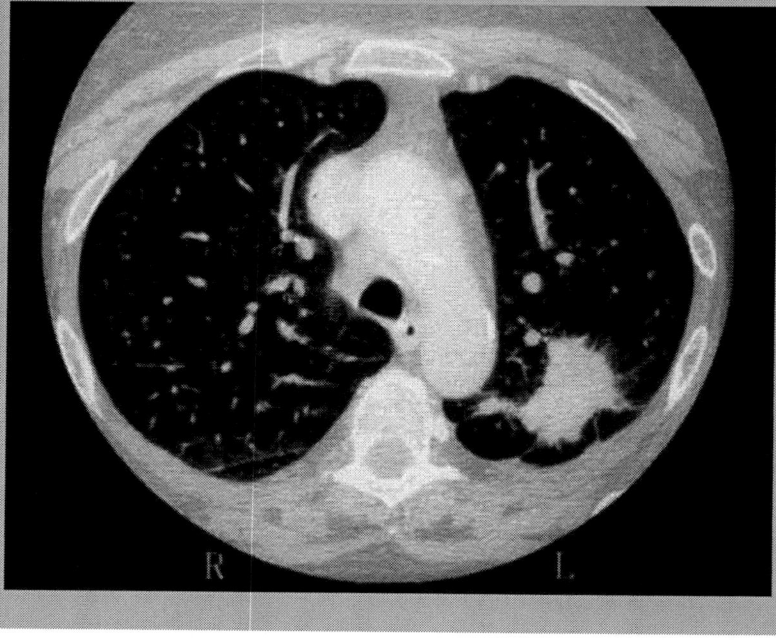

2/ Interprétez ces clichés

Les conclusions des examens sont les suivantes : masse pulmonaire lobaire supérieure gauche qui mesure 34 mm de plus grand diamètre, adénopathie de la loge paratrachéale inférieure gauche dont le plus petit diamètre est mesuré à 19 mm.

3/ Pensez-vous que la probabilité que cette masse soit de nature cancéreuse est élevée ? Pourquoi ?

4/ Quelle(s) information(s) supplémentaire(s) vous apporterait(aient) la Tomographie à Emission de Positons (TEP) au 18fluor desoxiglucose (18FDG) ?

5/ Comment envisageriez vous d'obtenir le diagnostic histologique de cette tumeur ?

6/ En plus d'une probable tumeur pulmonaire, de quelles autres pathologies respiratoires souffre ou pourrait souffrir votre patient ?

Le diagnostic a été confirmé (adénocarcinome), le bilan d'extension est négatif, et l'adénopathie médiastinale n'est pas métastatique. A ce stade cette tumeur est considérée comme résécable.

7/ Y a-t-il des limites à l'opérabilité de ce patient ? Lesquelles ?

8/ Que proposez-vous pour améliorer l'état respiratoire du patient et le rendre éventuellement opérable ?

Vous avez établi un certificat médical initial descriptif, indiquant la nature de la maladie, ainsi que la prise en charge et les suites probables.

9/ Quelles sont les deux démarches administratives que le patient entreprendra auprès de la Caisse d'Assurance Maladie, pour lesquelles ce certificat est nécessaire ?

CORRECTION DOSSIER 4

1/ Interpréter cet examen	10
• Épreuve fonctionnelle respiratoire	
• Mise en évidence d'un syndrome obstructif : VEMS/CV < 70%	
• Dans le contexte du patient et en l'absence de réversibilité de ce syndrome obstructif, il s'agirait d'une bronchopneumopathie chronique obstructive de stade 3 de Gold (VEMS entre 30 et 50% de la théorique)	

2/ Interprétez ces clichés	15
Radiographie thoracique de face, en jnspiration :	
• Sémiologie :	
- Présence d'une **opacité** du **lobe supérieur gauche** : de plus de 3 cm, spiculée, mal limitée	2+2
- Pas de syndrome pariétal, silhouette cardiaque normale, pas de syndrome hilaire ou médiastinal, pas de syndrome pleural	
- Horizontalisation des côtes, **distension thoracique**	1
• Conclusion : **masse** du lobe supérieur gauche suspecte de malignité	2
Scanner thoracique en coupes transversale, fenêtre parenchymateuse	
• Sémiologie :	
- Présence d'une opacité	
- Au niveau du lobe supérieur gauche	
- De **taille > 3 cm**	2
- **Spiculée**	2
- **Mal limitée**	2
• Conclusion : masse du lobe supérieur gauche **suspecte de malignité**	2

3/ Pensez-vous que la probabilité que cette masse soit de nature cancéreuse est élevée ? Pourquoi ?	15
Oui	5
Justification :	
• Terrain : homme de **plus de 50 ans**, exposé à plusieurs carcinogènes (**tabagisme** important, **exposition professionnelle à l'amiante** probable), souffrant d'une BPCO	1 1+1
• Anamnèse : **croissance rapide de la tumeur** (absente sur les clichés il y a 2 ans)	1
• Clinique : masse symptomatique : **hémoptysie** ; toux ; asthénie ; **amaigrissement**	1 1
• Paraclinique : morphologie (**taille > 3 cm**, contours **irréguliers**, **spiculés**) et topographie (lobe supérieur) suspects de cancer	1+1+1
• **Argument de fréquence**	1

4/ Quelle(s) information(s) supplémentaire(s) vous apporterait(aient) la Tomographie à Emission de Positons (TEP) au 18fluor desoxiglucose (18FDG) ?	**5**
• **Hyperfixation du FDG sur la masse** : argument pour une étiologie maligne	2
• **Hyperfixation du FDG de l'adénopathie** de la loge paratrachéale inférieure gauche : argument pour une métastase ganglionnaire médiastinale homolatérale (tumeur cN2).	2
• La TEP permettrait aussi de réaliser en un seul examen le **bilan d'extension** à distance (sauf l'encéphale).	1

5/ Comment envisageriez vous d'obtenir le diagnostic histologique de cette tumeur ?	**15**
Biopsie pour **analyse anatomopathologique** (et immunohistochimique) :	3
• De la tumeur :	
- **Fibroscopie bronchique + biopsie**	2
- **Ponction biopsie transpariétale scanno-guidée** ou échoguidée	2
- **Biopsie transbronchique**	2
- **Biopsie chirurgicale** par thoracoscopie ou thoracotomie	2
• De **l'adénopathie** (par endoscopie bronchique ou oesophagienne ou par médiastinoscopie)	2
• D'une éventuelle **extension à distance (métastase)**	2

6/ En plus d'une probable tumeur pulmonaire, de quelles autres pathologies respiratoires souffre ou pourrait souffrir votre patient ?	**10**
Bronchopneumopathie chronique obstructive :	5
• Syndrome obstructif avec VEMS/CV < 70% chez un tabagique chronique	
• De **stade 3** de Gold (VEMS entre 30 et 50% de la théorique)	3
Asbestose (du fait de son exposition à l'amiante)	2

7/ Y a-t-il des limites à l'opérabilité de ce patient ? Lesquelles ?	**10**
Oui, il y a des limites à l'opérabilité de ce patient :	3
• Comorbidité cardiaque et vasculaire : **cardiopathie ischémique** (2 infarctus du myocarde) et **hypertensive** à évaluer. Une insuffisance cardiaque sévère est une contre indication chirurgicale	2 2
• Comorbidité respiratoire : liée à sa **BPCO** : un VEMS prédictif post opératoire < 30% de la théorique ou < 1L ets une contre indication à la chirurgie	2

Il y a donc **nécessité à réaliser un bilan pré-opératoire** : cardiovasculaire (ECG, échographie cardiaque, épreuve d'effort, +- coronographie, echodoppler de stroncs supra-aortiques) et respiratoire (gazométrie artérielle, nouvelles EFR, test de marche, ...) avant de décider d'une éventuelle intervention chirurgicale	1

8/ Que proposez-vous pour améliorer l'état respiratoire du patient et le rendre éventuellement opérable ?	**10**
• **Arrêt complet et définitif de toute intoxication tabagique**	4
• **Compléter l'EFR par un test de réversibilité** pour instaurer un traitement bronchodilatateur (corticoïdes et/ou bronchodilatateurs inhalés).	3
• **Réhabilitation cardio-respiratoire**	3

9/ Quelles sont les deux démarches administratives que le patient entreprendra auprès de la Caisse d'Assurance Maladie, pour lesquelles ce certificat est nécessaire ?	**10**
• Déclaration **d'affection longue durée** (ALD) pour une prise en charge à 100% de son cancer.	5
• Déclaration de **maladie professionnelle** du fait d'une exposition professionnelle à l'amiante (si les conditions de durée d'exposition et de délai de prise en charge sont remplies).	5

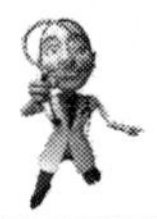

ITEMS ABORDÉS

Item n°5: Indications et stratégies d'utilisation des principaux examens d'imagerie.
Item n°45 : Addiction et conduites dopantes : épidémiologie, prévention, dépistage. Morbidité, comorbidité et complications. Prise en charge, traitements substitutifs et sevrage : alcool, tabac, psycho-actifs et substances illicites
Item n°109 : Accidents du travail et maladies professionnelles : définitions
Item n°157 : Tumeurs du poumon, primitives et secondaires
Item n°227 : Bronchopneumopathie chronique obstructive
Item n°317 : Hémoptysie
Item n°324 : Opacités et masse intra-thoraciques

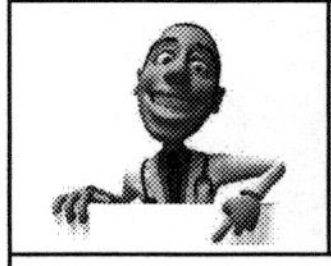

ON REFAIT LE DOSSIER

MESSAGES GENERAUX:

- Une masse thoracique chez un sujet âgé est tumorale jusqu'à preuve du contraire
- Cancer pulmonaire : toujours rechercher la notion d'exposition professionnelle ! (maladie professionnelle)
- Comorbidités et patient difficilement opérable : possibilité d'améliorer l'opérabilité par une réhabilitation cardiorespiratoire, une optimisation du traitement et un arrêt du tabac !
- Ne jamais oublier le sevrage tabagique en pneumologie !

Vous recevez aux urgences monsieur A, 62 ans, qui consulte pour une détresse respiratoire aiguë.

Il s'agit d'un patient tabagique chronique (intoxication tabagique de l'ordre de 2 paquets par jour depuis l'âge de 14 ans), ayant des antécédents d'hypertension artérielle bien équilibrée par AVLOCARDYL (Bêta bloquant) et COVERSYL (inhibiteur de l'enzyme de conversion de l'angiotensine 2). Il prend par ailleurs de temps en temps quelques gouttes de VALIUM (benzodiazépines) pour s'endormir le soir.

Depuis plusieurs années, il tousse et crache le matin au réveil pendant tous les mois de l'automne, du printemps et de l'hiver.

Sa femme vous indique qu'il a de plus en plus de mal à respirer depuis déjà plusieurs années. Ce1pendant, monsieur A refuse tout suivi médical et refuse d'arrêter de fumer.

Depuis environ deux jours, le patient se plaint d'une aggravation de sa dyspnée : il a du mal à respirer, tousse beaucoup. Ses crachats habituellement blanc gris sont devenus abondants et verdâtres. Il dit avoir de la fièvre. Il se plaint également de céphalées. Son nez coule, ses yeux le piquent et il a mal à la gorge.

A l'examen clinique :

1m75 pour 53 kg

Constantes : pression artérielle 175/90 mmHg, température 38,2°C, fréquence cardiaque 70/min, fréquence respiratoire à 22/min, SpO2 88% en air ambiant

Auscultation cardiaque normale, pas de signe d'insuffisance cardiaque

Distension thoracique, difficultés respiratoires avec expiration lèvres pincées, tirage sus claviculaire, pas de cyanose. Vibrations vocales symétriques, pas de tympanisme ni de matité à la percussion. Râles bronchiques bilatéraux diffus à l'auscultation.

L'examen des mains retrouve l'aspect suivant :

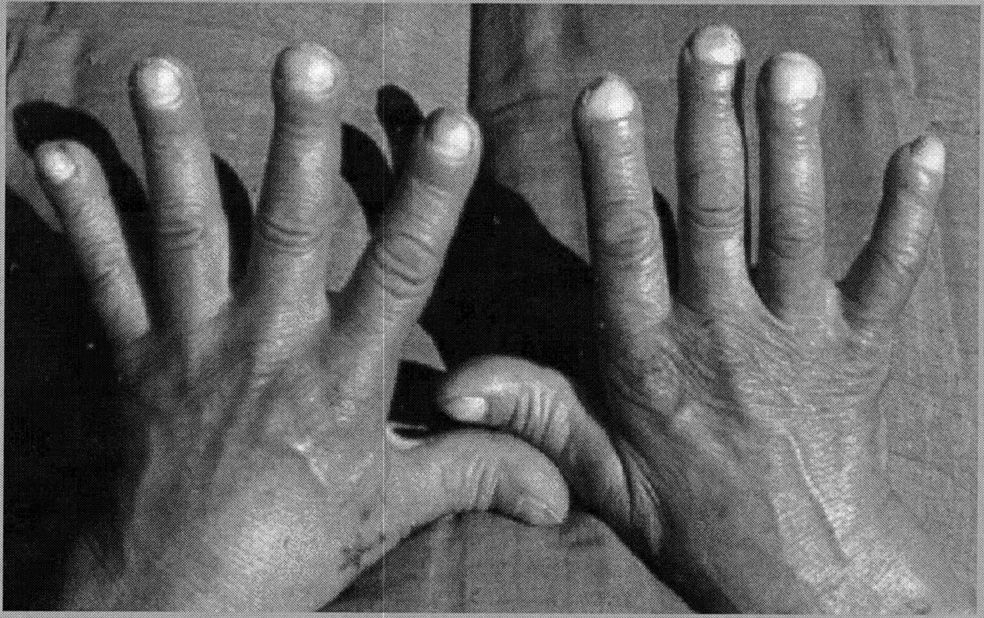

Examen neurologique et abdominal normal par ailleurs

1/ Le patient dit qu'il tousse et crache tous les matins pendant plusieurs mois par an. Comment appelle t'on cette pathologie ? Quels en sont les critères ?

2/ Quel est votre diagnostic concernant l'épisode ayant amené le patient aux urgences ?

3/ Quelles sont les causes qui peuvent faire décompenser la maladie sous jacente du patient ?

4/ Quel bilan paraclinique réalisez-vous ?

5/ Des gazs du sang sont réalisés et retrouvent : pH = 7,27 ; PaO2 = 54 mmHg, PaCO2 = 69 mmHg, HCO3- = 42 mmHg. Interprétez.

6/ Quelle est votre prise en charge pour les premiers jours ?

7/ Des épreuves fonctionnelles respiratoires sont réalisées et retrouvent : CPT 115% de la théorique, CV 82% de la théorique, VR 120% de la théorique, VEMS/CV 60%, VEMS 45% de la théorique, DLCO/VA 85%. Interprétez ces résultats.

8/ Quelle est votre prise en charge thérapeutique au long cours ?

9/ La femme du patient vous parle d'oxygène à domicile, ce que le patient refuse avec vigueur. Quelles sont les indications de l'oxygénothérapie longue durée ?

10/ Comment se nomme l'aspect des doigts du patient ? Quelles en sont les causes ?

CORRECTION DOSSIER 5

1/ Le patient dit qu'il tousse et crache tous les matins pendant plusieurs mois par an. Comment appelle t'on cette pathologie ? Quels en sont les critères ? — **5**

Diagnostic : **bronchite chronique** — 2

Critères :

- **Toux et expectoration matinale** — 1
- Au minimum **3 mois par an** — 1
- Depuis **2 ans ou plus** — 1

2/ Quel est votre diagnostic concernant l'épisode ayant amené le patient aux urgences ? — **10**

- **Détresse respiratoire aiguë** — 2
- Sur une **exacerbation aiguë** — 2
- De **BPCO** — 2
- D'origine probablement **infectieuse** — 2
- **Viral** probable — 1
- Favorisée par le traitement bêta bloquant et la prise de sédatifs = **iatrogénie** — 1

3/ Quelles sont les causes qui peuvent faire décompenser la maladie sous jacente du patient ? — **10**

Causes des exacerbations aiguës de BPCO :

- **Infectieuses** : bronchite virale ou bactérienne, pneumopathie — 1
- Poussée **d'insuffisance cardiaque gauche** (OAP), syndrome coronarien aigu — 2
- **Pneumothorax** — 2
- **Embolie pulmonaire** — 1
- **Cancer** — 1
- **Médicamenteux**/iatrogène — 1
- **Anémie** — 1
- **Sevrage d'un traitement** au long cours de la BPCO — 1

4/ Quel bilan paraclinique réalisez-vous ? — **10**

Biologie :

- « Standard » :
  - **NFS plaquettes** — 1
  - Ionogramme
  - Urée, créatininémie
  - ALAT ASAT GammaGT PAL Bilirubine
  - **CRP** — 1
  - Troponine, BNP

• Bilan infectieux : - **Hémocultures** si fièvre - ECBC - **Antigénurie légionelle** et pneumocoque	 1 1
Imagerie : • **Radiographie thoracique** • Scanner thoracique en cas d'anomalie à la radiographie	 2
Autre : • **Gazométrie artérielle** + lactates • **Explorations fonctionnelles respiratoires** • **ECG**	 2,PMZ 1 1

5/ Des gazs du sang sont réalisés et retrouvent : pH = 7,27 ; PaO2 = 54 mmHg, PaCO2 = 69 mmHg, HCO3- = 42 mmHg. Interprétez.	**10**
Interprétation : • pH < 7,38 : **Acidose** • PaCO2 > 40 mmHg : **hypercapnie** ➔ acidose respiratoire • PaO2 < 70 mmHg : **hypoxémie** • Hco3- > 28 mmol/L : alcalose métabolique	 1 2 2
Conclusion : • **Acidose respiratoire** • **Partiellement compensée** • **Hypoventilation alvéolaire** car PaO2 + PaCO2 > 120 mmHg ➔ Compatible avec une exacerbation aigue de BPCO	 2 1 2

6/ Quelle est votre prise en charge pour les premiers jours ?	**15**
Urgence **Hospitalisation**	1 1
Mise en condition : • Repos au lit • **Surveillance rapprochée** de la saturation, de la fréquence respiratoire, des signes de détresse respiratoire	 1
Arrêt des médicaments aggravants : • **Arrêt des bêtas bloquant et contre indication** • **Arrêt des sédatifs et contre indication**	 1 1
Traitement symptomatique : • **Oxygénothérapie** pour SpO2 entre 90 et 94% • Discuter **VNI** (ventilation non invasive) • **Bronchodilatateurs** : aérosols de bêta 2 mimétiques de courte durée d'action (salbutamol, terbutaline) • **Corticothérapie** per os de courte durée (3 à 7 jours) • **Kinésithérapie respiratoire**	 2,PMZ 1 1 1

Traitement étiologique :

- **Antibiothérapie** simple, probabiliste, active contre les bactéries respiratoires les plus fréquentes (pneumocoque, haemophilus, moraxella catarrhalis) ; à bonne diffusion respiratoire : amoxicilline + acide clavulanique (AUGMENTIN) per os pendant 7 jours 1
- **Sevrage tabagique** + aide au sevrage 1

Prévention des complications de décubitus : **anticoagulation à dose préventive** par héparine (HBPM ou HNF) 1

Mesures associées : 1

- Prise en charge à 100%
- Déclaration ALD

Surveillance clinique et paraclinique de la tolérance et de l'efficacité du traitement :

- Clinique :
  - Constantes : SpO2, fréquence respiratoire, température 1
  - Signes de lutte
  - Toux et dyspnée
- Paraclinique :
  - Gazométrie artérielle
  - TCA si HNF, plaquettes 2x/semaine si héparines

7/ Des épreuves fonctionnelles respiratoires sont réalisées et retrouvent : CPT 115% de la théorique, CV 82% de la théorique, VR 120% de la théorique, VEMS/CV 60%, VEMS 45% de la théorique, DLCO/VA 85%. Interprétez ces résultats. **10**

Description :

- CPT et CV normales : **pas de syndrome restrictif** 2
- **VEMS/CV < 70%** : **syndrome obstructif** 1+2
- Pas d'amélioration avec les broncho-dilatateurs : syndrome obstructif **non réversible** 2
- VEMS comprise entre 30 et 50% de la théorique : BPCO stade 3 de GOLD

Conclusion :

- **BPCO** 2
- **Stade 3** de Gold 1

8/ Quelle est votre prise en charge thérapeutique au long cours ? **15**

Traitement de la BPCO : ambulatoire avec surveillance régulière

- Traitement symptomatique : amélioration de la ventilation :
  - **Réhabilitation respiratoire à l'effort** 1
  - **Kinésithérapie respiratoire** 2
  - **Bronchodilatateurs** : inhalation de bêta 2 mimétiques de courte durée d'action à la demande, et de bêta 2 mimétiques de longue durée d'action en systématique 1
  - **Corticoïdes inhalés** 1
  - Discuter l'oxygénothérapie à domicile si les critères sont remplis

• Traitement étiologique :	
- **Sevrage tabagique**	3,PMZ
- **Aide au sevrage** : thérapie cognitivo comportementale, substituts nicotiniques, antidépresseurs (bupropion), analogues de la nicotine (varéniciline)	1
• Education du patient :	
- Eviter le risque infectieux :	
▪ **Vaccination antigrippale** chaque année et	2
antipneumococcique tous les 5 ans	1
▪ **Eradication des foyers infectieux**	1
- **Contre indications médicamenteuses** : Bêta bloquants, sédatifs (benzodiazépines), antitussifs	1
- Connaître les signes de décompensation et consulter en urgence si besoin	
• **Surveillance** clinique et paraclinique régulière de la tolérance et de l'efficacité du traitement	1

9/ La femme du patient vous parle d'oxygène à domicile, ce que le patient refuse avec vigueur. Quelles sont les indications de l'oxygénothérapie longue durée ?	**10**
• A l'état **stable**	1
• Sur **2 gazs du sang** en **air ambiant** à **au moins 3 semaines d'intervalle**	1+1+1
• 2 possibilités :	
- soit **PaO2 < 55 mmHg**	1
- soit **PaO2 entre 55 et 60 mmHg** avec au moins 1 autre critère :	1
o **HTAP**	1
o **Insuffisance cardiaque droite**	1
o **Polyglobulie**	1
o **Désaturation nocturne non apnéique**	1

10/ Comment se nomme l'aspect des doigts du patient ? Quelles en sont les causes ?	**5**
Hippocratisme digital	2
Causes :	
• **Respiratoires** :	1
- Insuffisance respiratoire chronique	
- Fibrose pulmonaire	
- Emphysème, BPCO	
- Mucoviscidose et dilatation des bronches	
- Cancer bronchopulmonaire	
• **Cardiaques** :	1
- Cardiopathies cyanogènes	
- Endocardite infectieuse subaigues d'Osler	
• **Digestives** :	1
- Cirrhose, insuffisance hépatique	
- Maladies intestinales chroniques inflammatoires (MICI) : Crohn,	

rectocolite hémorragique
- Maladie coeliaque
- Autres : endocrinienne (hypothyroïdie, acromégalie), dermatologiques, …

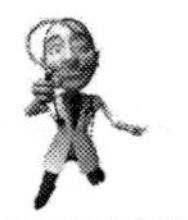	**ITEMS ABORDÉS**

Item n°193 : Détresse respiratoire aiguë du nourrisson de l'enfant et de l'adulte. Corps étranger des voies aériennes supérieures
Item n°227 : Bronchopneumopathie chronique obstructive
Item n°254 : Insuffisance respiratoire chronique
Item n°181 : Iatrogénie. Diagnostic et prévention
Item n°177 : Prescription et surveillance des psychotropes
Item n°172 : Automédication
Item n°157 : Tumeurs du poumon, primitives et secondaires

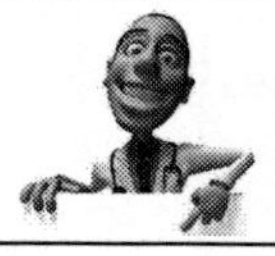	**ON REFAIT LE DOSSIER**

MESSAGES GENERAUX:

- Attention aux contre indications médicamenteuses dans la BPCO
- Premier traitement de la BPCO : sevrage tabagique

QUESTIONS PAS A PAS :

QUESTIONS	COMMENTAIRES
2	Justification : • Terrain : tabagique chronique • Anamnèse : - BPCO : bronchite chronique + dyspnée depuis plusieurs années - Exacerbation aiguë : aggravation brutale de la dyspnée sur quelques jours • Clinique : - Détresse respiratoire aiguë : signes de lutte (tirage), céphalées secondaires à une probable hypercapnie - BPCO : distension thoracique, râles bronchiques à l'auscultation - Exacerbation aiguë d'origine infectieuse : augmentation de la dyspnée, du volume de l'expectoration et de la purulence de l'expectoration - Virale probable : rhinorrhée, mal de gorge, pas de foyer infectieux pulmonaire

	• Paraclinique : rien dans l'énoncé • Argument de fréquence • Signe négatifs : pas de foyer infectieux, pas de signe évocateur de pneumothorax, pas d'insuffisance cardiaque

DOSSIER 6

Jeune pneumologue, ayant enfin réussi à prendre un stage d'assistant en périphérie à la campagne, vous faites votre première garde. Votre premier patient est un homme de 51 ans, fermier. Il est amené par les pompiers car il a de la fièvre et du mal à respirer. Il a un suivi médical anarchique, a seulement été opérer d'une fracture du bras droit suite à un accident lors de son travail. Il est fumeur, non sevré, à 1 paquet par jour depuis l'âge de 14 ans.

Vers 19h, en rentrant de sa journée de travail, il a présenté un essoufflement brutal. Son épouse a décidé d'appeler des secours car il ne retrouvait pas son souffle.

A l'arrivée aux urgences, le patient est fébrile à 39,2℃. Sa fréquence cardiaque est à 127/min, sa pression artérielle à 163/87mmHg, sa fréquence respiratoire à 31/min, sa saturation en oxygène à 87% en, air ambiant. Il est cyanosé au niveau des lèvres. Il tousse sans arrêt mais expectore très peu. Vous visualisez un tirage sus claviculaire bilatéral et symétrique.

1/ Voici la gazométrie artérielle de votre patient : pH 7,42, PaO2 57 mmHg, PaCO2 31 mmHg, HCO3- 22 mmol/L. Interprétez les gazs du sang. Votre externe évoque une exacerbation de bronchopneumopathie chronique obstructive. A la lecture de la gazométrie artérielle, qu'en pensez-vous ?

2/ Quelle est votre première hypothèse diagnostique ? Quels examens complémentaires demanderez-vous immédiatement pour affirmer cette hypothèse ?

3/ Quelle serait votre prise en charge thérapeutique ?

Votre patient est traité.

Quelques semaines plus tard, vous le revoyez en consultation. Malgré votre traitement, il a eu plusieurs autres épisodes fébriles. Sa toux ne s'est en rien améliorée.

Il craint avoir attrapé la tuberculose. Son médecin traitant lui a fait réaliser une radiographie thoracique et vous l'a adressé.

4/ Quels arguments pour la tuberculose rechercheriez vous sur cette radiographie ?

5/ En cas de doute diagnostic, quel bilan paraclinique demanderiez vous pour affirmer ce diagnostic de tuberculose ?

6/ Votre patient vous annonce qu'il souhaite arrêter de fumer, mais qu'il pense ne pas être capable de réussir seul. Que lui proposez vous ?

La radiographie thoracique est anormale :

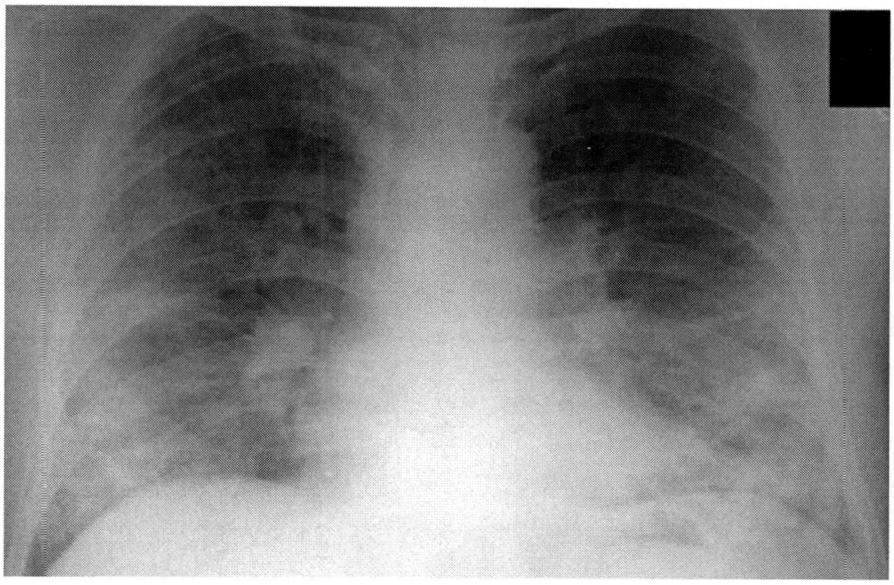

Le scanner réalisé est le suivant :

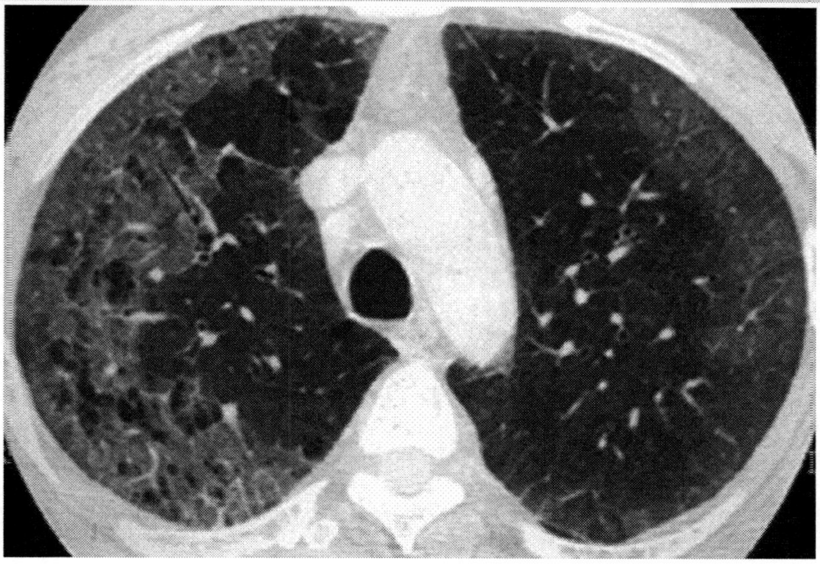

7/ Interprétez la radiographie et le scanner thoracique.

Vous perdez de vue le patient.

Dans les mois qui suivent, ces accès de dyspnée fébrile se répètent quasi quotidiennement, à prédominance vespérale. Finalement, le patient est hospitalisé dans votre service pour exploration.

8/ Quels examens complémentaires proposez-vous ? Que recherchez-vous ?

Une fibroscopie bronchique sera réalisée. Elle retrouve une alvéolite lymphocytaire à prédominance de CD8+.

9/ Quel est votre diagnostic ? Quel autre examen biologique vous aurait fortement orienté vers ce diagnostic ?

CORRECTION DOSSIER 6

1/ Voici la gazométrie artérielle de votre patient : pH 7,42, PaO2 57 mmHg, PaCO2 31 mmHg, HCO3- 22 mmol/L. Interprétez les gazs du sang. Votre externe évoque une exacerbation de bronchopneumopathie chronique obstructive. A la lecture de la gazométrie artérielle, qu'en pensez-vous ?	**10**
Interprétation des gazs du sang :	
• **pH normal** (limite de l'alcalose), HCO3- normaux (limite de l'acidose métabolique)	1
• PaO2 < 70 mmHg : **hypoxémie**	1
• PaCO2 < 40 mmHg : **hypocapnie** (expliquant la part d'alcalose rspiratoire)	1
• PaO2 + PaCO2 < 120 mmHg : **effet shunt**	2
Il s'agit d'une d'une atteinte respiratoire avec hypoxémie par problème de l'échangeur respiratoire et hypocapnie par hyperventilation compensatrice, avec effet shunt	
Aux gazs du sang, une exacerbation de BPCO est responsable d'un tableau **d'hypoxémie** avec **hypercapnie** par **hypoventilation alvéolaire.**	1+1+1
La gazométrie du patient ne correspond pas du tout à une exacerbation de BPCO.	
Non, le patient ne présente probablement pas une exacerbation de BPCO	2

2/ Quelle est votre première hypothèse diagnostique ? Quels examens complémentaires demanderez vous immédiatement pour affirmer cette hypothèse ?	**10**
Diagnostic :	
• **Pneumopathie infectieuse**	1
• **Aigue**	1
• **Bactérienne**	1
• **Communautaire**	1
• **Grave**	1
• A **germes typiques** (pneumocoque probablement)	1
Examens complémentaires pour affirmer ce diagnostic : stratégie « invasive » car présence de signes de gravité :	
• Biologie non spécifique :	
- NFS plaquettes (hyperleucocytose à polynucléaires neutrophiles)	
- CRP, **PCT** (élevés)	1
- Ionogramme, urée, créatininémie	
- Cause favorisante : glycémie à jeun (diabète associé), sérologie VIH avec l'accord du patient (VIH), électrophorèse des protéines sériques (hypogammaglobulinémie et immunodépression)	

• Examens bactériologiques (spécifiques) : - **Hémocultures** : au moins 3, aéro et anaérobies, répétées aux pics fébriles, avant toute antibiothérapie et sans la retarder, pour examen direct (à la recherche de diplocoques GRAM+ évocateurs de pneumocoques), culture et antibiogramme - Prélèvement local : ECBC (peu contributif), aspiration trachéale, prélèvement distal protégé, lavage broncho alvéolaire par fibroscopie - **Antigénurie légionelle** et **pneumocoque** - Sérologies chlamydia, légionelle et mycoplasme répétées à J15 (intérêt dans le diagnostic différentiel) • Imagerie : Radiographie thoracique debout de face et de profil (recherche d'un foyer infectieux : opacité alvéolaire systématisée)	1 1+1

3/ Quelle serait votre prise en charge thérapeutique ?	**10**
Hospitalisation en soins intensifs ou réanimation (car fréquence respiratoire > 30/min et présence de signes de détresse respiratoire)	1
Mise en condition : • Repos au lit • Scope / monitorage cardiotensionnel et SpO2 • **Oxygénothérapie** pour SpO2 > 92%	1
Traitement étiologique : • **Antibiothérapie** • **Double,** synergique, bactéricide, probabiliste, • Active sur les **germes typiques et les atypiques** • **Secondairement adaptée** à l'antibiogramme - Amoxicilline+acide clavulanique ou céphalosporines de 3ème génération (Ceftriaxone) - Et macrolide (Spiramycine) ou quinolone injectable (Levofloxacine)	1 1 1 1 2 si exact
Traitement symptomatique : • Antalgiques • Antipyrétiques uniquement si fièvre mal tolérée	
Mesures associées : • Information et éducation du patient et de sa famille • **Kinésithérapie respiratoire** • Prévention des complications de décubitus par anticoagulation à dose préventive • **Sevrage tabagique**, prévoir une aide au sevrage à distance	1 1
Surveillance clinique et paraclinique de la tolérance et de l'efficacité du traitement	

4/ Quels arguments pour la tuberculose rechercheriez vous sur cette radiographie ?	**10**
Diagnostic positif : signes évocateurs de tuberculose :	
• Lésions parenchymateuses :	
- **Nodules** (sans excavation), **cavernes** (excavation), **infiltrats**	2+2+1
- Prédominant aux segments supérieurs des lobes supérieurs et inférieurs	
• **Adénopathies médiastinales** non calcifiées ou **calcifiées** (tuberculose ancienne)	2+1
• Lésions pleurales : **calcifications pleurales** (classiquement décrites en « os de seiche »), **pachypleurite**	1 1
Diagnostic différentiel : recherche de lésions évocatrices d'un autre diagnostic : syndrome alvéolaire systématisé évocateur d'une pneumopathie infectieuse bactérienne, pneumopathie interstitielle ou fibrose pulmonaire, …	

5/ En cas de doute diagnostic, quel bilan paraclinique demanderiez vous pour affirmer ce diagnostic de tuberculose ?	**10**
Biologie :	
• **IDR à la tuberculine**	2
• **Dosage de l'interféron (Quantiferon**)	2
• Recherche du germe (BK) par examen direct (coloration de Ziehl à la recherche de bacilles acido alcoolo résistantes) culture (sur milieu de Lowenstein) puis antibiogramme :	
- **Expectorations 3 matins de suite** (« BK crachats »)	1
- **Tubage gastrique 3 matins de** suite (« BK tubage »	2
- **Fibroscopie bronchique** pour aspiration et lavage broncho-alvéolaire ; puis BK crachats post fibroscopie	1
• Comorbidités : **sérologie VIH avec l'accord du patient** (immunodépression)	1 zéro si pas « accord »
Imagerie :	
• Radiographie thoracique face + profil	
• **Scanner thoracique**	
Histologie : prélèvement par fibroscopie bronchique, cytoponction ganglionnaire, thoracotomie, … : mise en évidence d'un granulome épithélioïde et giganto-cellulaire	1

6/ Votre patient vous annonce qu'il souhaite arrêter de fumer, mais qu'il pense ne pas être capable de réussir seul. Que lui proposez vous ?	**10**
Objectif : **Arrêt total et définitif du tabac**	1
Prise en charge multidisciplinaire, globale, en réseau de soins	
Projet thérapeutique de sevrage adapté au patient.	
• Evaluation initiale : (en centre/consultation spécialisée en tabacologie)	
- Terrain : Exposition professionnelle, tabagisme passif	
- Histoire tabagique : âge de début, consommation cumulée (paquets années), tentatives de sevrage	
- Co-addiction	

- Evaluation : dépendance : **test de Fagerström** : comportement tabagique : test de Horn ; motivation du patient : entretiens motivationnels 1
- Dépistage des complications liées au tabac :

- Information du patient, à l'oral et à l'écrit : sevrage tabagique toujours bénéfique (diminution du risque relatif, arrêt de l'évolution d'une maladie liée au tabac, intérêt pour une éventuelle grossesse, ...)
- Projet thérapeutique :
  - **Prise en charge multidisciplinaire** en réseau de soins 1 **Consultation spécialisée** en tabacologie ou addictologie 1
  - Prise en charge des dépendances :
  - Dépendance psychique :
    - **Soutien psychologique, psychothérapie de soutien** 1
    - **Thérapie cognitivo-comportementale** 2
  - Dépendances physique : traitement pharmacologique :
    - **Substituts nicotiniques :** 2
    - **Antidépresseur : Bupropion** ZYBAN 1
    - Analogue de la nicotine : Varénicline CHAMPIX
  - Règles hygiéno-diététiques : prise en charge nutritionnelle (éviter au maximum la prise de poids qui est un facteur de rechute)
  - Fiche d'auto-observation
- Surveillance à long terme

7/ Interprétez la radiographie et le scanner thoracique **13**

Interprétation de la radiographie :

Technique : Radiographie thoracique de face, en inspiration

Sémiologie :

- **Syndrome interstitiel** (opacités fines, linéaires, bien limitées, non systématisées, sans bronchogramme aérique) **diffus**, bilatéral et **symétrique**, prédominant aux **bases** 1 1 1+1
- Pas de syndrome pariétal, cœur d'aspect normal, pas de syndrome médiastinal ou hilaire, pas de syndrome pleural

Conclusion : **pneumopathie interstitielle** 2

Interprétation du scanner :

Technique :

- Scanner thoracique, en coupe transversale
- Visualisation du poumon droit uniquement
- Fenêtre parenchymateuse

Sémiologie :

- **Syndrome alvéolo-interstitiel** avec opacités en **verre dépoli** à prédominance périphérique 2+2
- Signes négatifs : pas d'image de fibrose en rayon de miel

Conclusion : aspect de **pneumopathie interstitielle** avec images en verre dépoli : images évocatrices de : 3

- Causes infectieuses : pneumocystose, pneumopathies bactériennes

atypiques, pneumopathies virales • Œdème pulmonaire • Pneumopathies d'hypersensibilité (alvéolite allergique extrinsèque) • Pneumopathies médicamenteuses • Pneumopathies associées aux connectivites • Hémorragie intra-alvéolaire	

8/ Quels examens complémentaires proposez-vous ? Que recherchez-vous ?	**12**
Biologie	
• NFS : Anémie ferriprive évocatrice d'hémorragie intra-alvéolaire ? Lymphopénie évocatrice de sarcoïdose ? Hyperleucocytose évocatrice d'infection ?	
• VS, CRP : syndrome inflammatoire ?	
• Ionogramme, urée, créatininémie, transaminases	
• **Calcémie** : hypercalcémie évocatrice de sarcoïdose	1
• Electrophorèse des protéine sériques : hypergammaglobulinémie polyclonale des infections et maladies inflammatoires, pic monoclonal ou hypogammaglobulinémie dans un lymphome, ...	
• **Sérologie VIH avec l'accord du patient** : immunodépression et pneumocystose ; immunodépression et tuberculose	1
• **ACAN**, facteurs rhumatoïdes, anticorps anti MBG : oriente vers une maladie systémique	1
• **ECA** (enzyme de conversion de l'angiotensine) : élevé dans la sarcoïdose	1
• IDR à la tuberculine : recherche d'une tuberculose ; anergie tuberculinique de la sarcoïdose	
• Recherche de BK : BK crachats, BK tubages gastriques, Dosage de l'interféron (QUANTIFERON)	
• **Précipitines sériques** : élevées dans le cadre des alvéolites allergiques extrinsèques	2
EFR : syndrome restrictif ? Troubles de la diffusion ?	2
Fibroscopie bronchique avec LBA	2
Biopsies transbronchiques ou pulmonaires (endoscopiques ou chirurgicales) à discuter selon rapport bénéfice (diagnostic de certitude possible) vs risque (pneumothorax, hémoptysies, ...) en cas de négativité du bilan	2
ECG	

9/ Quel est votre diagnostic ? Quel autre examen biologique vous aurait fortement orienté vers ce diagnostic ?	**10**
• Diagnostic **d'alvéolite allergique extrinsèque** :	5
- Terrain : **exposition antigénique** : foin, oiseau (poumon de fermier, d'éleveur d'oiseau)	-
- Anamnèse :	
o signes pulmonaires rythmés par l'exposition : syndrome grippal d'apparition **semi retardée (4 à 10h) après l'exposition**	-
o arrêt à l'éviction, rechute à l'exposition	
- Clinique :	
o 4 à 10 heures après exposition	
o **Fièvre élevée**	-
o Dyspnée avec toux	

- Paraclinique : o Biologie : précipitines sériques élevées o Imagerie : images en verre dépoli o Fibroscopie bronchique avec LBA : **alvéolite lymphocytaire** (avec > 50% de lymphocytes) avec **prédominance de CD8** - Signes négatifs : pas de signe pour une autre étiologie	- -
• Autre examen biologique vous orientant fortement vers ce diagnostic : positivité du dosage des **précipitines sériques**	5

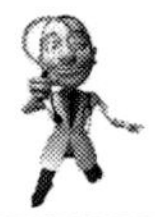

ITEMS ABORDÉS

Item n°120 : Pneumopathie interstitielle diffuse
Item n°124 : Sarcoïdose
Item n°116 : Pathologies auto-immunes : Aspects épidémiologiques, diagnostiques et principes de traitement
Item n°254 : Insuffisance respiratoire chronique
Item n°198 : Dyspnée aiguë et chronique
Item n°109 : Accidents du travail et maladies professionnelles : définitions

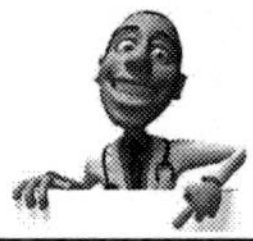

ON REFAIT LE DOSSIER

MESSAGES GENERAUX:

- Une pneumopathie fébrile n'est pas toujours infectieuse
- Tabac : arrêt du tabac
- Penser à l'alvéolite allergique extrinsèque devant des épisodes de dyspnée fébrile répétés dans un contexte allergique (fermier, éleveur d'oiseau)

QUESTIONS PAS A PAS :

QUESTIONS	COMMENTAIRES
2	Justification du diagnostic : • Pneumopathie communautaire bactérienne : - Terrain : pas de contexte évocateur de pneumopathie infectieuse - Clinique : détresse respiratoire fébrile - Signes négatifs : pas d'arguments pour une infection virale (pas de signes ORL, de syndrome grippal) • Pneumocoque : - Anamnèse : début brutal - Clinique : Fièvre importante - Paraclinique : GDS : effet shunt

	• Grave : - Clinique : o Tachycardie > 130/min, o Tachypnée > 30/min, signe de détresse respiratoire avec cyanose - Paraclinique : gazométrie artérielle : hypoxémie < 60 mmHg
8	<u>LBA dans les pneumopathies interstitielles diffuses :</u> • LBA normal = 150 000 cellules/mm3 ; 85 à 95% de macrophages ; 5 à 15% de lymphocytes (CD4/CD8 entre 1 et 2) ; < 2% de PNN • Alvéolite à lymphocytes : - Sarcoïdose : lymphocytose modérée < 50%, prédominance de CD4+ avec rapport CD4/CD8 élevé - Alvéolite allergique extrinsèque : lymphocytose très élevée > 50%, prédominance de CD8 avec rapport CD4/CD8 abaissé - Pneumopathies médicamenteuses : lymphocytose à CD8 ou formule panachée - Connectivites : Gougerot Sjögren, Lupus - Lymphomes : lymphocytes monoclonaux - Infections • Alvéolites à neutrophiles : - Fibrose pulmonaire primitive/idiopathique (la présence d'éosinophiles est un facteur de mauvais pronostic par absence de réponse aux corticoïdes) - Connectivites : Sclérodermie, Polyarthrite rhumatoïde • Alvéolite à macrophages : pneumoconioses ; présence de particules minérales (corps asbestosiques dans l'asbestose, ...) • Alvéolite à éosinophiles : Churg et Strauss, pneumopathie médicamenteuse, infections parasitaires, • LBA hémorragique (riche en fer : sidérophages) : hémorragies intra-alvéolaires • Histiocytose X : LBA panaché, macrophagique, ou éosinophilique avec hypercellularité majeure • Autres paramètres à rechercher : - Recherche de BK dans le cadre d'une recherche d'une miliaire tuberculeuse - Recherche d'agents infectieux (pneumocystose, ...) - Immunomarquage et biologie moléculaire des lymphocytes si suspicion de lymphome (➔ population monoclonale ?) - Etude minéralogique (fibres asbestosiques, ...)

Notes personnelles :

De garde aux urgences, vous recevez en consultation un jeune patient de 23 ans pour dyspnée te douleur thoracique.

Ce jeune homme, sportif, sans antécédent particulier, tabagique à 5 paquets années non sevré (cigarette et cannabis), mesurant 1m80 pour 67 kg, a présenté une douleur thoracique localisée à droite alors qu'il courait pour attraper le bus.

1/ Quel diagnostic suspectez-vous en priorité? Quels arguments cliniques recherchez-vous pour ce diagnostic?

Votre patient est installé dans un box des urgences. Ses constantes sont les suivantes : fréquence respiratoire 21/min, fréquence cardiaque 98/min, pression artérielle 14/8 cmHg, saturation en oxygène 95% en air ambiant, température 37,4℃. La radiographie suivan te et réalisée.

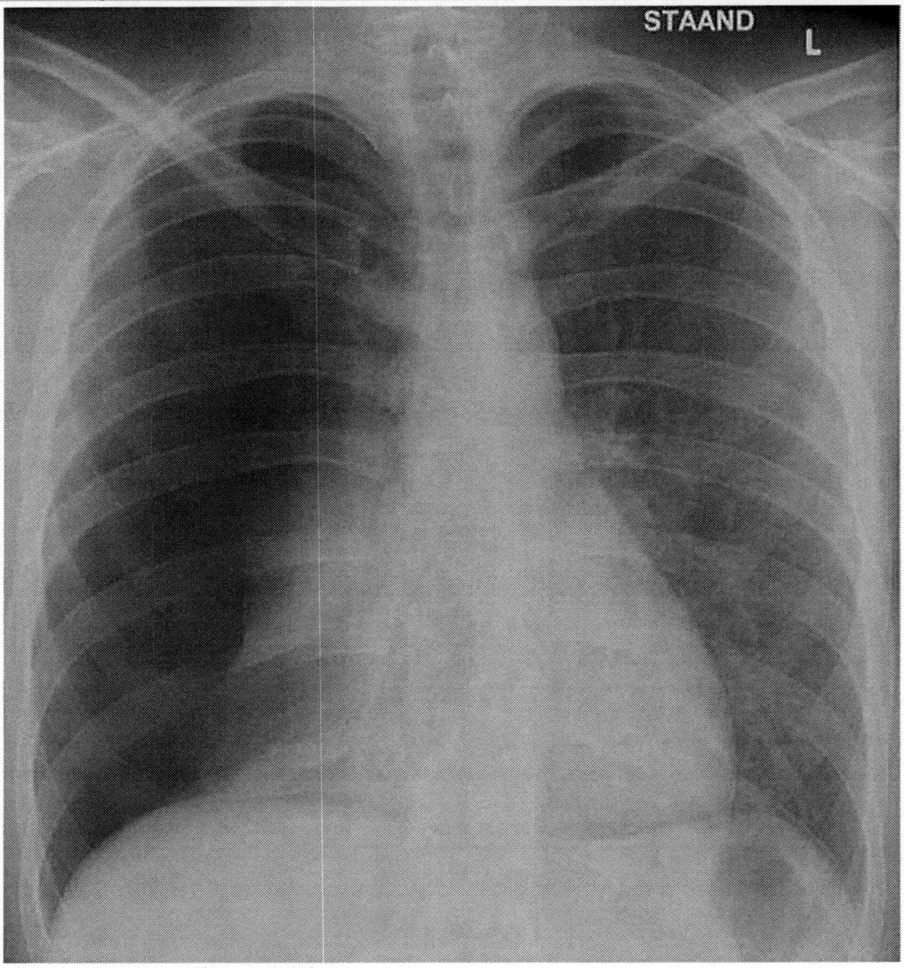

2/ Décrivez cette radiographie.

3/ Quel est votre diagnostic?

4/ Quels signes de gravité clinique et radiographique devez vous rechercher dans cette pathologie?

Aucun de ces signes n'est présent.

5/ Quelle est votre prise en charge thérapeutique des premières heures?

6/ Finalement, un drain thoracique est posé. Après 12 heures, il ne bulle plus. Quelle va être votre démarche en vue de retirer le drain?

7/ Quelles informations donnez-vous au patient à la sortie de l'hôpital?

8/ Quelles sont les causes de la pathologie présentée par le patient? Est il nécessaire de rechercher toutes ces étiologies chez ce jeune homme?

CORRECTION DOSSIER 7

1/ Quel diagnostic suspectez-vous en priorité? Quels arguments cliniques recherchez-vous pour ce diagnostic?	15
Pneumothorax	5
Signes cliniques du pneumothorax :	
• Terrain : homme jeune, grand et maigre	
• Anamnèse : **début brutal spontané ou lors d'un effort** (sport, toux, instrument à vent)	2
• Symptômes : **douleur thoracique, dyspnée, toux sèche**	2
• Signes physiques :	
- Inspection : diminution de l'ampliation thoracique du côté de la lésion, dilatation de l'hémithorax (si abondant)	
- Palpation : **diminution des vibrations vocales** du côté de la lésion	2
- Percussion : **tympanisme** du côté de la lésion	2
- Auscultation : **abolition du murmure vésiculaire** du côté de la lésion	2
• Argument de fréquence	
• Signes négatifs : pas d'argument pour une autre étiologie : apyrexie, pas de crépitants à l'auscultation pulmonaire, examen cardiaque et digestif normal	

2/ Décrivez cette radiographie.	15
Type d'image :	
• Radiographie thoracique	
• Debout (poche à air gastrique visible),	
• De face (symétrie des clavicules),	
• En inspiration (le 6ème arc costal antérieur croise le diaphragme en son milieu),	
• Bien pénétrée (trame vasculaire visible jusqu'à 1cm de la plèvre)	
Sémiologie :	
• **Syndrome pleural** :	2
- Hémithorax droit **distendu, clair, déshabité**, sans parenchyme pulmonaire	2
- **Poumon réduit à un simple moignon hilaire**	2
• Absence de signes de gravité : lésion unilatérale, non compressive, sans épanchement hémorragique, sans brides, sur un parenchyme pulmonaire d'allure saine	
• Diagnostic différentiel : absence de :	
- Syndrome pariétal	
- Syndrome cardiaque	
- Syndrome médiastinal	
- Syndrome hilaire	
- Epanchement pleural	
- Syndrome alvéolaire ou interstitiel	
Conclusion : **pneumothorax complet** (de grande abondance) **droit**	3+3+3

3/ Quel est votre diagnostic?	5
• **Pneumothorax**	1
• **Droit**	1
• **Complet**, de grande abondance	1
• **Spontané** (sans facteur déclenchant pathologique)	1
• **Primitif** (sur poumon sain)	1

4/ Quels signes de gravité clinique et radiographique devez vous rechercher dans cette pathologie?	20
Signes de gravité cliniques :	
• Signes de **détresse respiratoire** :	2
- Signes de **lutte** : tachypnée, tirage intercostal et sus clavier, balancement thoraco-abdominal	1
- Signes **d'hypoxie** : cyanose, tachypnée, tachycardie, désaturation en oxygène	1
- Signes **d'hypercapnie** : HTA, tachycardie, sueurs, somnolence, agitation	1
• Signes de **pneumothorax compressif** :	2
- **Refoulement controlatéral des bruits du coeur**	1
- **Instabilité hémodynamique** : tachycardie, hypotension artérielle	1
- Signes **d'insuffisance cardiaque droite** ("tamponnade gazeuse") : turgescence jugulaire, reflux hépatojugulaire, oedèmes des membres inférieurs, hépatomégalie molle douloureuse	1
- Distension et tympanisme majeurs du côté de l'hémithorax lésé	
Signes de gravité radioraphiques :	2
• **Pneumothorax bilatéral**	2
• **Pneumothorax compressif**	2
• **Hémopneumothorax**	2
• **Présence de brides**	2
• **Parenchyme pulmonaire sous jacent pathologique**	

5/ Quelle est votre prise en charge thérapeutique des premières heures?	20
Hospitalisation en urgence	
Mise en condition : **repos au lit**, monitorage cardiotensionnel et SpO2,	2
oxygénothérapie	2
Traitement étiologique : indication à un **drainage pleural** :	4
• Après **vérification de l'hémostase** et bilan pré-transfusionnel : NFS plaquettes, TP TCA fibrinogène, groupe sanguin rhésus RAI	1

- Information et recueil du consentement du patient
- Sous **anesthésie locale** 1
- **Asepsie chirurgicale** 1
- Pose du drain thoracique dans la partie supérieure de la plèvre droite
- **Evacuation au bocal puis en aspiration douce** 1
- **Radiographie de contrôle systématique** 2

Traitement symptomatique : **antalgiques** de palier adapté à la douleur 2

Mesures associées : information et éducation du patient, **arrêt de travail**, inciter au 2
sevrage tabagique et proposer une aide au sevrage 2

Surveillance régulière de la tolérance et de l'efficacité du traitement :

- Clinique : constantes (SpO2), douleur, dyspnée, du drain (bullage, oscillation, traire le drain)
- Paraclinique : radiographie thoracique, gazométrie artérielle si détresse respiratoire

6/ Finalement, un drain thoracique est posé. Après 12 heures, il ne bulle plus. Quelle va être votre démarche en vue de retirer le drain? **10**

S'assurer que le drain ne bulle plus car la plèvre est recollée :

- Absence de bullage mais poursuite d'une oscillation à la respiration (s'il n'y a plus d'oscillation, le drain est peut-être bouché)
- **Radiographie thoracique** debout de face en inspiration puis **en expiration** 2
(sensibilise la recherche d'un petit pneumothorax) afin de d'assurer de 2
l'absence d'épanchement gazeux pleural

Après 24 à 48h de plèvre recollée sous drain en aspiration, mettre le **drain au bocal** 2

Si la plèvre est toujours recollée à 24 heures de la mise au bocal (sur une radiographie de contrôle) : **retrait du drain** : 2

- En expiration
- Pansement propre
- Radiographie de contrôle post retrait du drain

Recontrôler la radiographie à 24 heures du retrait du drain : si la plèvre est toujours recollée, le patient peut sortir d'hospitalisation 2

7/ Quelles informations donnez-vous au patient à la sortie de l'hôpital? **10**

- Information claire et compréhensible
- **Risque important de récidive (> 25%)** 3
- **Nécessité d'arrêter le tabac et le cannabis** qui sont des facteurs favorisants d'une récidive 3
- **Eviter les efforts pendant 1 mois** 2
- **Eviter l'hyperpression thoracique** : instruments à vent, plongée sous-marine, efforts à glotte fermée 2

8/ Quelles sont les causes de la pathologie présentée par le patient? Est il nécessaire de rechercher toutes ces étiologies chez ce jeune homme?	**5**
Idiopathique/spontané (le plus fréquent)	1
Secondaire :	
• Pathologie pulmonaire :	
- **Asthme, BPCO**	1
- **Emphysème**	1
- Mucoviscidose, dilatation des bronches	
- Infectieuse : BK, pneumocystose, coqueluche	
- Néoplasique (cancer, métastase)	
- Plus généralement toute cause de toux chronique	
• **Post traumatique**	1
• **Iatrogène** : ponction pleurale, cathétérisme central sous clavier ou jugulaire interne, ventilation assistée, chirurgie	1

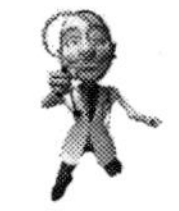

ITEMS ABORDÉS

Item n°198 : Dyspnée aiguë et chronique
Item n°312 : Epanchement pleural
Item n°197 : Douleur thoracique aiguë et chronique

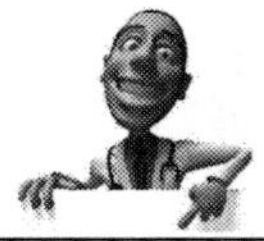

ON REFAIT LE DOSSIER

MESSAGES GENERAUX:

- Pneumothorax : rechercher des signes de gravité cliniques ou radiographiques
- Pneumothorax : risque de récidive +++
- Insister sur l'éducation et l'information du patient
- Tabagisme : sevrage tabagique

QUESTIONS PAS A PAS :

QUESTIONS	COMMENTAIRES
3	<u>En donnant un diagnostic de pneumothorax, insister sur :</u> • Aspect partiel ou complet • Faible ou grande abondance • Spontané ou déclenché • Primitif ou secondaire
5	<u>Traitement du pneumothorax :</u> • Pneumothorax de faible abondance < 1 cm : repos au lit, oxygénothérapie, radiographie quotidienne

	• Pneumothorax de 1 à 3 cm : exsufflation à l'aiguille • Pneumothorax > 3 cm : drainage pleural Un décollement complet du pneumothorax de 2cm = aliénation de 50% du volume de l'hémithorax (d'où pneumothorax complet de plus de 2 cm = grand pneumothorax) Un décollement complet du pneumothorax de 1cm = aliénation de 25% du volume de l'hémithorax. Si décollement partiel : une distance entre décollement pleural et apex à plus de 3 cm = équivalent "grand" pneumothorax. La plèvre résorbe quotidiennement un volume de gaz de 1,5% du volume de l'hémithorax. Ainsi, un pneumothorax complet de 1cm, soit 25% du volume de l'hémithorax, mettra 15 jours à se résorber spontanément si la brèche poumon/plèvre est fermée. Ceci explique la nécessité d'exsufflation ou de drainer un pneumothorax de grande abondance.
7	• Prise en charge en cas de récidive : indication à une symphyse pleurale par thoracotomie ou à un talcage pleural par thoracoscopie : • D'emblée (1er épisode) si pneumothorax bilatéral ou si intérêt professionnel (plongeur, trompettiste, ...) • Après 1 récidive si la récidive est controlatérale • Après 2 récidives si les récidives sont homolatérales

Notes personnelles :

Une patiente de 67 ans se présente un soir aux urgences parce qu'elle a des crachats de sang lorsqu'elle tousse.

Elle a craché 4 verres depuis ce matin. Elle vous révèle qu'elle tousse et crache souvent, alors qu'elle a cessé de fumer. Elle a déjà craché du sang quelques fois au cours des derniers mois, mais jamais avec une telle abondance.

Son fils, qui l'a conduite aux urgences, vous apprend qu'elle a été hospitalisée il y a 5 mois pour une pneumonie infectieuse. Depuis, elle ne fume plus (elle fumait environ un paquet par jour depuis l'age de 20 ans). Elle s'attendait à prendre du poids lors du sevrage tabagique, mais en réalité elle a perdu plus de 8 kg.

Son fils vous dit aussi que ça fait des années qu'elle est essoufflée dès qu'elle marche. Cependant, elle n'a jamais souhaité avoir un suivi médical.

Votre examen clinique est le suivant :

Constantes : fréquence cardiaque 95/min, pression artérielle 149/78 mmHg, polypnée à 25/min, SpO2 à 89% en air ambiant, température 37,7°C, glycémie capillaire 9 mmol/L.

Examen physique : haleine alcoolisée, angiomes stellaires, franche hépatomégalie, quelques râles sifflants expiratoires dans les deux champs pulmonaires, auscultation cardiaque : rythme régulier sans souffle, pouls périphériques perçus, pas d'oedèmes des membres inférieurs, pas de turgescence jugulaire, pas de reflux hépatojugulaire, examen neurologique sans particularité.

Un bilan biologique est réalisé : Hb à 13 g/100 ml ; GDS en air ambiant : PaO2 53 mmHg, PaCO2 49 mmHg, pH 7,42, bicarbonates 38 mmol/L

Quelques minutes après votre examen, la patiente refait devant vous un épisode de saignement assez abondant...

1/ Comment confirmeriez-vous qu'il s'agit d'une hémoptysie et non d'un saignement d'autre origine potentiellement crédible chez cette patiente ?

2/ Interprétez le résultat de ses gaz du sang

3/ Dans l'hypothèse d'une hémoptysie comment qualifieriez-vous sa sévérité ?

Un cliché de thorax a été pratiqué

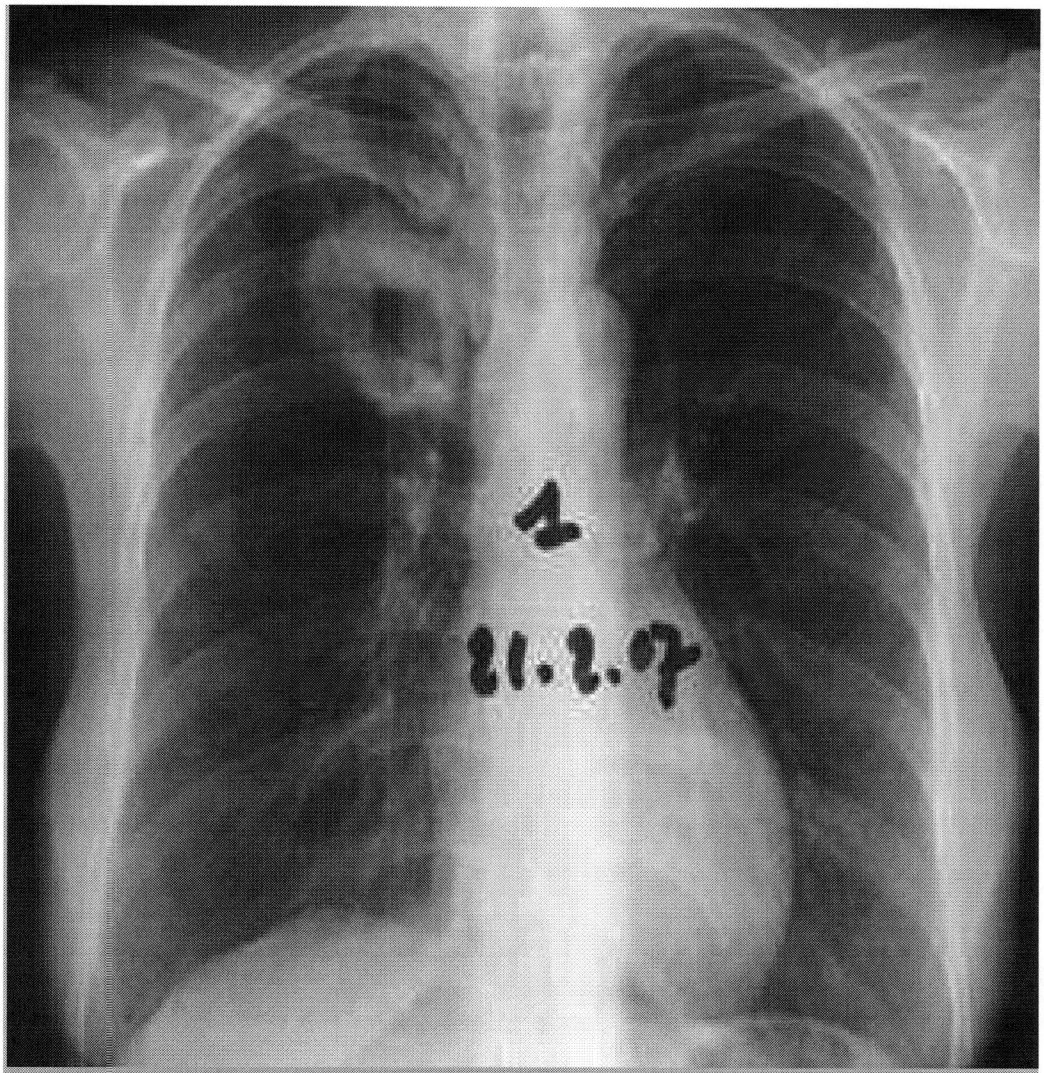

4/ Interpréter la radiographie. Comment décrivez-vous la lésion pulmonaire de cette patiente ?

5/ Quelles sont les étiologies des hémoptysies ?

6/ Sur la base de l'histoire clinique et de la radio de thorax quelles sont les 2 causes les plus probables de l'hémoptysie de cette patiente ?

7/ Outre l'information sur la cause du saignement, quelles autres informations, notamment utiles au traitement du saignement attendez-vous du scanner thoracique ?

8/ Quel(s) examen(s) biologique(s) à visée diagnostique prescrivez-vous dans le cas de cette patiente, justifiez ?

9/ Quelle est votre prise en charge thérapeutique des premières heures ?

CORRECTION DOSSIER 8

1/ Comment confirmeriez-vous qu'il s'agit d'une hémoptysie et non d'un saignement d'autre origine potentiellement crédible chez cette patiente ?	**10**
Diagnostics différentiels de l'hémoptysie :	
• Hématémèse	
• Epistaxis abondant	
• Saignement ORL	
• Œdème aigu du poumon	
Arguments pour l'hémoptysie :	
• Terrain à risque de cancer bronchique (tabagisme) ou de pathologie bronchopulmonaire	
• Anamnèse : émission de sang lors de la toux (d'après la patiente), antécédents d'hémoptysie	
• Examen clinique :	
- S'assurer que le sang soit émis à l'occasion **d'effort de toux**	1
- **Sang rouge vif, aéré**	1
- **Pas de conséquences hémodynamiques** (sauf hémorragie intra-alvéolaire)	1
- Conséquences sur l'hématose	
• Paraclinique :	
- **Hémoglobine normale**	1
- **Fibroscopie bronchique** : mise en évidence d'un saignement provenant des voies aériennes sous glottiques	1
Eliminer l'Hématémèse :	
• Nécessité d'évoquer l'hématémèse car terrain à risque de cirrhose	
• Pas d'émission de sang lors **d'effort de vomissements**	1
• Pas d'émission de **sang noir,** pas de **débris alimentaires**	1+1
• Pas de **méléna** (hématémèse depuis plusieurs jours : méléna obligatoire)	1
• Pas de conséquences hémodynamiques, hémoglobine normale (hématémèse abondante : conséquences hémodynamiques)	
Eliminer l'épistaxis :	
• Au cours d'une épistaxis abondante le sang peut être partiellement inhalé et être émis à l'occasion d'un effort de toux, en imposant alors par erreur pour une hémoptysie.	
• Pour l'éliminer, il faut s'assurer de **l'absence d'émission par le nez de sang rouge vif**	1
Eliminer l'œdème aigu du poumon : pas d'argument pour une insuffisance cardiaque : pas de signes d'insuffisance cardiaque droite et gauche, pas de crépitants	

2/ Interprétez le résultat de ses gaz du sang	**10**
• **Hypoxémie sévère** (insuffisance respiratoire aiguë) justifiant une oxygénothérapie	2+2
• **Hypercapnie** modérée	2
• **Acidose respiratoire compensée** (car pH normal avec augmentation de la capnie compensée par une augmentation des bicarbonates)	4

3/ Dans l'hypothèse d'une hémoptysie comment qualifieriez-vous sa sévérité ?	**10**
Hémoptysie **grave** :	5
• **Terrain à risque** : très probable BPCO	1
• Anamnèse : **abondance importante** (4 verres = 200 cc/24h, avec récidives	1
hémorragiques)	1
• Clinique : **signes de mauvaise tolérance respiratoire : polypnée**	
• Paraclinique : gazométrie artérielle :	1
- **Hypoxémie sévère**	1
- **Hypercapnie** malgré hypoxémie sévère (montre que le patient ne peut hyperventiler pour compenser l'hypoxie, du fait de la BPCO ou de l'obstruction bronchique par des caillots ➔ il n'a aucune « réserve physiologique » pour compenser l'hypoxémie)	

4/ Interpréter la radiographie. Comment décrivez-vous la lésion pulmonaire de cette patiente ?	**10**
Radiographie thoracique de face en inspiration :	
• Opacité lobaire supérieure droite :	
- **Masse** (car plus de 3 cm de diamètre)	2
- **Excavée** (à paroi épaisse),	2
- **Lobaire supérieure droite**,	2
- A **contours irréguliers**	2
• **Distension thoracique** :	2
- Aplatissement des coupoles diaphragmatiques	
- Ouverture de l'angle costo-diaphragmatique	
- Horizontalisation des côtes (des arcs costaux postérieurs)	
- Hyperclarté parenchymateuse diffuse, essentiellement au lobe supérieur gauche	
• Pas de syndrome pariétal, pas de syndrome pleural, pas de syndrome alvéolaire ou interstitiel, pas de syndrome médiastinal, cœur de morphologie normale	
Conclusion : aspect compatible avec un cancer bronchopulmonaire ou une caverne tuberculeuse.	

5/ Quelles sont les étiologies des hémoptysies ?	12
• Causes tumorales : **cancer bronchopulmonaire**	-
• Causes infectieuses :	
- **Tuberculose pulmonaire**	-
Chez un ancien tuberculeux : rechute, cancer sur cicatrice, DDB séquellaire, aspergillome, broncholithiase	
- **Pneumopathie**, bronchite	2
• **Dilatation des bronches**	2
• **Mucoviscidose**	2
• Causes cardiovasculaires :	
- **Embolie pulmonaire**	2
- Œdème aigu du poumon	
• Causes inflammatoires : **hémorragies intra-alvéolaires** (Goodpasture, Wegener, ...)	2 2
• **Malformations vasculaires / angiomes** (maladie de Rendu Osler)	

6/ Sur la base de l'histoire clinique et de la radio de thorax quelles sont les 2 causes les plus probables de l'hémoptysie de cette patiente ?	8
Cancer du poumon (excavé):	4
• Terrain (plus de 50 ans, antécédent de tabagisme à 44 paquets années),	
• Histoire respiratoire (hémoptysies depuis deux mois),	
• Altération de l'état général (amaigrissement de 6 kg)	
• Aspect de la lésion (masse à contours irréguliers).	
Tuberculose pulmonaire :	4
• Aspect excavé de la lésion, situation (lobe supérieur),	
• Notion d'hémoptysies depuis deux mois	
• Amaigrissement.	

7/ Outre l'information sur la cause du saignement, quelles autres informations, notamment utiles au traitement du saignement attendez-vous du scanner thoracique ?	10
Scanner non injecté :	
• **Morphologie précise** de la lésion	2
• **Localisation précise** de la lésion qui saigne, en l'occurrence ici probablement le lobe supérieur droit.	2
• **Lésions associées** (infiltrats, bronchectasies par exemple)	2
- Guide l'embolisation artérielle bronchique voire le geste chirurgical en cas d'échec de l'embolisation.	
Scanner **avec injection :**	2
• réalise une **cartographie vasculaire bronchique** précise	2
- Guide l'embolisation artérielle	

8/ Quel(s) examen(s) biologique(s) à visée diagnostique prescrivez-vous dans le cas de cette patiente, justifiez ?	**10**
Compte tenu de l'hypothèse tuberculeuse :	
• **IDR à la tuberculine**	2
• **Dosage de l'interféron** (Quantiferon)	2
• **BK crachats** 3j de suite : examen direct à la recherche de BAAR (coloration de Ziehl), culture sur milieu de Lowenstien - Si échec : BK tubages gastriques 3j de suite, - Si échec : fibroscopie bronchique pour aspiration et LBA + BK crachats post fibroscopie ➔ inutile ici car la fibroscopie sera réalisée d'emblée	2
• Recherche de BK sur le produit d'aspiration des sécrétions respiratoires recueillies lors de la **fibroscopie bronchique**	2
• Sérologie VIH avec l'accord du patient	
Compte tenu de la probable cirrhose sous-jacente :	
• Bilan de coagulation **: NFS plaquettes, TP TCA fibrinogène** à la recherche d'un trouble de coagulation (allongement du TP, thrombopénie)	2
• un bilan hépatique : ALAT ASAT GammaGT PAL Bilirubine et albuminémie.	
Compte tenu de l'hémorragie :	
• Bilan pré-transfusionnel : groupe sanguin ABO – Rhésus – RAI	

9/ Quelle est votre prise en charge thérapeutique des premières heures ?	**20**
Urgence vitale Hospitalisation en urgence en soins intensifs ou **réanimation**	2
• Mise en condition	
- Repos au lit, **position assise**	1
- A jeun	
- Scope – Monitorage cardio-tensionnel et SpO2	
- Pose de 2 VVP de bon calibre	
- **Crachoir** pour quantifier l'hémoptysie	1
- **Isolement respiratoire** car suspicion de tuberculose	1
• Prise en charge de l'insuffisance respiratoire aigue :	
- **Libération des voies aériennes supérieures**	1
- **Oxygénothérapie avec débit adapté pour SpO2 entre 90 et 92%**	2
- Si insuffisant, discuter VNI ou intubation oro-trachéale et ventilation mécanique	
- Si hématose incontrôlable : **intubation sélective**	1

- Prise en charge de l'hémoptysie :
  - **Traitement vasoactif : Terlipressine GLYPRESSINE** IV (hors contre-indications = patiente coronarienne) 2
  - Fibroscopie bronchique à visée diagnostique +- geste d'hémostase local : utilisation de vasoconstricteurs locaux (sérum glacé, xylocaïne adrénalinée, glypressine).
  - **Radioembolisation de l'artère responsable du saignement** 2
    - o Consentement éclairé et signé
    - o Artériographie bronchique par voie artérielle fémorale
    - o **Repérage de l'artère d'Adamkiewicz** 2
    - o Embolisation sélective de l'artère responsable de l'hémoptysie
  - Si échec : **traitement chirurgical** : lobectomie voire pneumonectomie d'hémostase 1

- Traitement symptomatique : antalgiques, ...

- **Prévention du délirium tremens** : 2
  - Hydratation abondante
  - Vitaminothérapie
  - **Eviter si possible les benzodiazépines** en l'absence d'intubation oro-trachéale car effet dépresseur respiratoire Zéro si BZD

- A distance :
  - Prise en charge étiologique du cancer ou de la tuberculose
  - Prise en charge de la BPCO
  - Prise en charge de sa cirrhose et de son étiologie (alcool, hépatite virale, hémochromatose, ...)

- Surveillance clinique et paraclinique de la tolérance et de l'efficacité du traitement
  - Clinique : constantes, conscience, hémoptysie
  - Paraclinique : Gazométrie artérielle

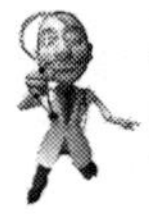

ITEMS ABORDÉS

Item n°227 : Bronchopneumopathie chronique obstructive
Item n°254 : Insuffisance respiratoire chronique
Item n°157 : Tumeurs du poumon, primitives et secondaires :
Item n°317 : Hémoptysie
Item n°324 : Opacités et masse intra-thoraciques
Item n°228 : Cirrhose et complications
Item n°106 : Tuberculose

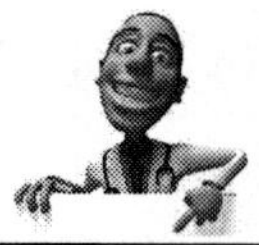

ON REFAIT LE DOSSIER

MESSAGES GENERAUX:

- Hémoptysie : urgence diagnostique
- Hémoptysie de grande abondance : urgence thérapeutique, risque vital (asphyxie)
- Contre indication de la terlipressine si patient coronarien

QUESTIONS PAS A PAS :

QUESTIONS	COMMENTAIRES
2	Pour aller plus loin sur l'interprétation des gaz du sang : • pH à 7,42 = anormal car il n'y a jamais surcompensation ; une acidose respiratoire compensée devrait avoir un pH à 7,40 maximum • Hypercapnie → hypoventilation alvéolaire • $PaO_2 + PaCO_2 < 120$ → effets shunt → troubles de l'hématose → Explication : • Pathologie chronique = hypercapnie chronique par hypoventilation alvéolaire dans le cadre d'une BPCO, responsable d'une acidose respiratoire compensée ▪ Exemple : pH = 7,39 ; $PaCO_2$ = 55 mmHg ; PaO_2 = 80 mmHg ▪ PaO_2 = 150 mmHg – ($PaCO_2$ / 0,8) environ → hypoventilation alvéolaire seule • Sur quoi se rajoute une pathologie aigue = troubles des échanges gazeux par inondation alvéolaire du fait de l'hémoptysie → entraîne une hypoxie sans modifier la ventilation alvéolaire ▪ Exemple : pH = 7,39 ; $PaCO_2$ = 55 mmHg ; PaO_2 = 47 mmHg • L'hypoxie entraîne une hyperventilation compensatoire (mécanisme d'adaptation qui se met en place en quelques minutes) d'où baisse de la capnie d'où augmentation du pH ▪ pH = 7,42 ; $PaCO_2$= 49 mmHg ; PaO_2 = 53 mmHg • Le mécanisme d'adaptation métabolique (baisse des HCO_3^-) se met en place en quelques heures ou jours pour ramener le pH vers 7,40 → ici il n'a pas eu le temps de se mettre en place → montre que la pathologie aigue surajoutée est récente (moins de 48 heures)
4	Différencier masse pulmonaire (plus de 3 cm) et nodule pulmonaire (moins de 3 cm)

Vous accueillez aux urgences un homme de 41 ans, consultant pour une dyspnée fébrile, avec douleur thoracique brutale ce matin.

Vendeur dans la mode, il est célibataire, sans enfant.

Il signale des rapports sexuels non protégés avec des partenaires multiples depuis une dizaine d'année.

Il est fumeur à 1 paquet par jour depuis l'âge de 19 ans et consomme quotidiennement un ou deux verres de vin.

Il vit seul dans un appartement climatisé au centre-ville.

Il ne signale pas de consommation de drogue et n'a pas d'antécédent médical particulier.

Depuis une semaine, il présente une dyspnée d'effort inhabituelle, ainsi qu'une toux sèche, d'aggravation progressive.

Il est fébrile depuis plusieurs jours, malgré un traitement par Telithromycine pris en automédication sur conseil d'un ami traité l'an dernier pour une pneumopathie.

Ce matin, peu après le réveil, il a été pris d'une douleur thoracique gauche brutale qui l'a poussé à consulter.

Examen clinique :

Fr = 27/min, T°= 39,3℃, Fc = 132/min, TA = 131/69 mmHg, poids = 66 kg, taille : 1m78

Etat de conscience normal

Auscultation pulmonaire : vibrations vocales et percussion symétriques, murmure vésiculaire bilatéral et symétrique aux bases, mais moins bien perçu à l'apex gauche

Bruits du cœur réguliers, sans souffle

Légère cyanose périphérique

Abdomen souple et indolore sans hépatosplénomégalie

Examen neurologique normal

Adénopathies multiples infracentimétriques palpables

Muguet buccal

Examens biologiques :

NFS : 2,9 x 10^9 GB/L, PNN = 2,7 x 10^9/L, lymphocytes = 0,2 x 10^9/L ; Hb = 13,3 g/dL, plaquettes = 155 G/L

Ionogramme : Na = 134 mmol/L, K = 3,7 mmol/L ; Créatinine = 100 micromol/L, urée = 6,9 mmol/L, bicarbonates = 18 mmol/L

CRP = 155 mg/L

ASAT = 135 U/L ; ALAT = 97 U/L, Bilirubine libre = 3 mmol/L, LDH = 785 UI/L, Gamma GT = 60 UI/L, PAL = 120 UI/L

Gazométrie artérielle : pH = 7,31 ; PaCO2 = 35 mmHg, PaO2 = 76 mmHg, SaO2 = 87%, HCO3- = 18 mmol/L

Une radiographie thoracique est réalisée.

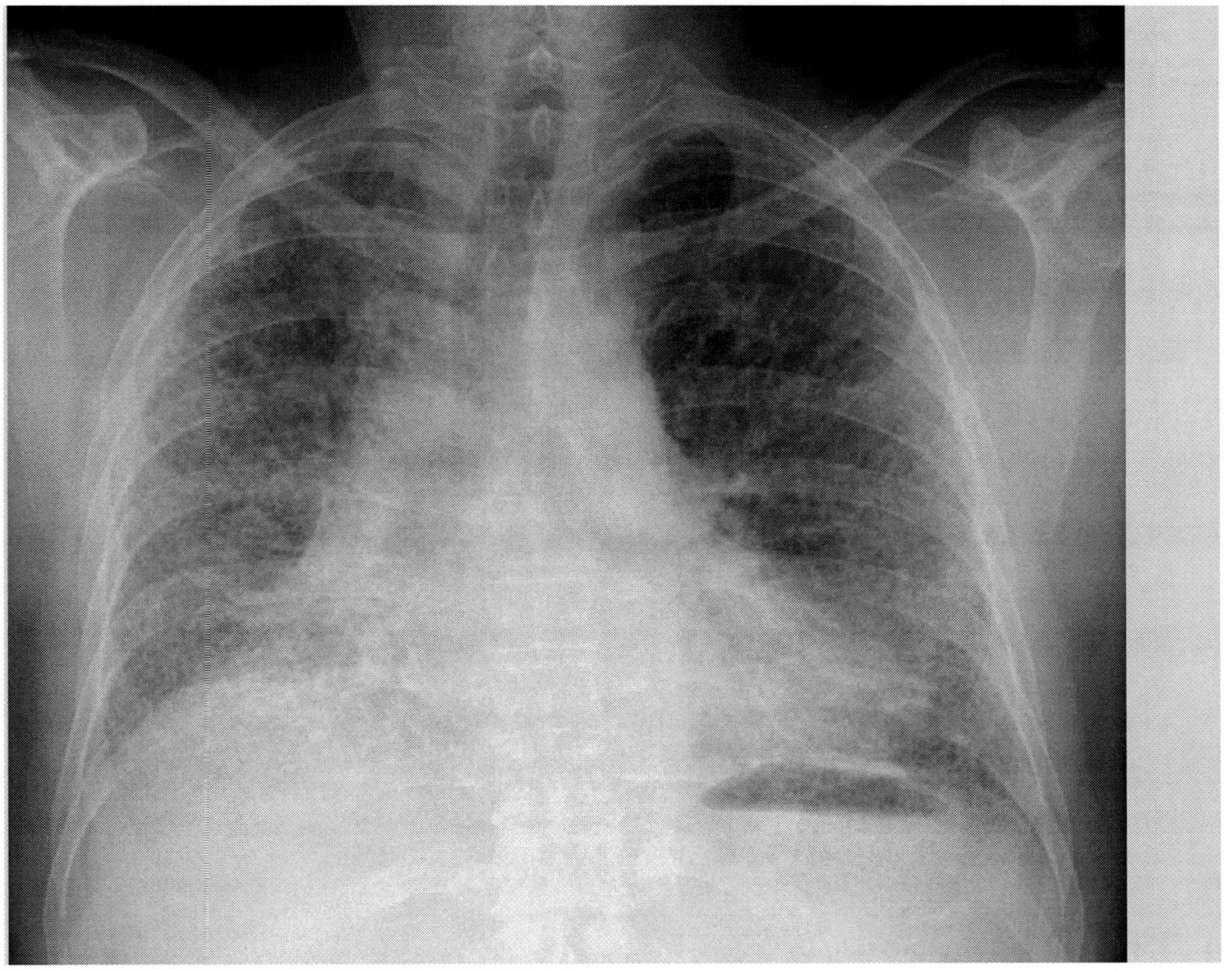

1/ Décrire les images radiologiques.

2/ Quelle est votre hypothèse diagnostique principale ? Justifiez

3/ Un traitement initial est mis en place : le patient est perfusé de sérum physiologique et reçoit une oxygénothérapie au masque à haute concentration. Il est transféré en service de pneumologie. Quel bilan paraclinique réalisez-vous ?

4/ Comment réalise t'on le diagnostic d'infection à VIH ?

5/ La sérologie VIH revient positive. Comment annoncer le diagnostic ?

6/ Malgré le traitement initial, l'hypoxémie s'aggrave (gazs du sang : pH = 7,31 ; $PaCO_2$ = 30 mmHg, PaO_2 = 52 mmHg, SaO_2 = 81%) : Quelle est votre prise en charge des premiers jours vis à vis de la pathologie respiratoire du patient ?

7/ Le bilan réalisé montre un taux de lymphocytes CD4+ à 128/mm3 et une charge virale à 80 000 copies d'ARN/mL.

Quelle est votre prise en charge vis-à-vis de l'infection VIH ? Quels conseils de prévention donnez-vous au patient ?

8/ Au cours des soins infirmiers, l'élève infirmier se pique avec une aiguille souillée par le sang du patient. Quelle est la prise en charge d'un tel accident d'exposition au sang ?

CORRECTION DOSSIER 9

1/ Décrire les images radiologiques.	10
• Radiographie thoracique de face, en inspiration • Signes radiologiques : - **Syndrome interstitiel bilatéral** : Opacités non confluentes, non systématisées, bien limitées, sans bronchogramme aérien Aspect réticulo-nodulaire prédominant aux bases	7
- **Pneumothorax** de faible abondance de l'apex gauche : bande périphérique claire sans structure parenchymateuse	3
- Signes négatifs : pas de syndrome pariétal ; pas de syndrome alvéolaire ; pas de syndrome médiastinal/hilaire/d'adénopathies ; pas de syndrome bronchique, image cardiaque normale • Conclusion : - Pneumopathie interstitielle bilatérale compliquée d'un pneumothorax apical gauche de faible abondance - Aspect compatible avec une pneumocystose pulmonaire	

2/ Quelle est votre hypothèse diagnostique principale ? Justifiez	10
Diagnostic :	
• **Détresse respiratoire aigue**	2
• Secondaire à une **pneumocystose pulmonaire**	2
• Compliquée d'un **pneumothorax** apical gauche modéré	2
• Chez un patient ayant une **infection VIH** en phase **SIDA**	2+2
Justification : • Terrain : homme jeune célibataire ➔ VIH • Anamnèse : - Rapports sexuels non protégés ➔ VIH - Aggravation progressive sur quelques jours ➔ pneumocystose - Douleur thoracique brutale ➔ pneumothorax • Clinique : - Tachycardie, tachypnée, cyanose ➔ détresse respiratoire aigue - Fièvre + toux + dyspnée à auscultation normale ➔ pneumocystose - Auscultation : murmure vésiculaire plus faible à l'apex gauche ➔ pneumothorax - Adénopathies multiples, muguet buccal ➔ VIH • Paraclinique : - Leucopénie, Lymphopénie, cytolyse ➔ VIH - LDH élevés ➔ pneumocystose - GDS : hypoxémie, hypocapnie, effet shunt ➔ pneumopathie hypoxémiante ; acidose métabolique ➔ acidose lactique débutante probable	Zéro si non justifié

- RT → pneumocystose, pneumothorax
- Argument de fréquence
- Signes négatifs : Echec de la telithromycine → élimine des pneumopathies infectieuses à germes classiques

3/ Un traitement initial est mis en place : le patient est perfusé de sérum physiologique et reçoit une oxygénothérapie au masque à haute concentration. Il est transféré en service de pneumologie. Quel bilan paraclinique réalisez-vous ? 10

- En urgence
- Sans retarder la prise en charge thérapeutique

- Bilan de pneumocystose
  - Diagnostic : **fibroscopie bronchique avec lavage broncho-alvéolaire** (si l'état respiratoire le permet, sinon prélèvement de crachats, d'aspirations trachéales, ...) : recherche de **pneumocystii jiroveci** par examen direct à la coloration de Gomori-grocott, immunofluorescence, PCR 3 2
  - Pronostic : **LDH**, gazométrie artérielle, lactates 1
  - Diagnostic différentiel : autres pneumopathies infectieuses : Hémocultures ; ECBC - aspiration simple - Prélèvement distal protégé - Fibroscopie+LBA pour analyse bactériologique ; antigénurie pneumocoque et légionella ; sérologie légionelles, chlamydia, mycoplasme à répéter à J15

- Bilan de pneumothorax :
  - Diagnostic : Scanner thoracique non injecté en coupes fines en fenêtres parenchymateuses et médiastinales :
    - o Recherche d'une étiologie du pneumothorax
    - o Recherche de signes de gravité
    - o Bilan de la pneumopathie interstitielle
  - Pré-thérapeutique : bilan d'hémostase (TP, TCA, fibrinogène, plaquettes) si l'on envisage une exsufflation à l'aiguille ou un drainage thoracique
  - Diagnostic différentiel d'une douleur thoracique : **ECG** 18 dérivations, marqueurs de nécrose myocardique (troponine, enzymes cardiaques = CPK myoglobine) avec cycle enzymatique 1

- Bilan du VIH :
  - Diagnostic :
    - o **Sérologie VIH 1 et 2 avec l'accord du patient**, à répéter si positif 3
    - o Antigénémie p24
    - o Charge virale plasmatique
    - o Taux de lymphocytes CD4+
    - o Génotypage de résistance
  - Recherche d'IST associées :
    - o Sérologie hépatite B : AgHBs, Ac anti HBs, Ac anti HBc
    - o Sérologie hépatite C : Ac anti VHC, RT PCR VHC

o Sérologie syphilis : TPHA-VDRL o PCR chlamydia 1er jet urinaire o + Dépistage des IST et du VIH chez les partenaires sexuels et enfants - Recherche de pathologies opportunistes : o Pneumocystose : RT (déjà réalisé) o Toxoplasmose : sérologie toxoplasma gondii o CMV : sérologie CMV, Fond d'oeil, PCR CMV o Tuberculose : IDR, RT - Bilan pré-thérapeutique : o Biologie : NFS plaquettes, ionogramme, urée créatininémie, amylases, ASAT ALAT gammaGT PAL bilirubine, glycémie, bilan lipidique o ECG (QT long)	

4/ Comment réalise t'on le diagnostic d'infection à VIH ?	**10**
• **Sérologie VIH avec l'accord du patient** :	2
- 1er prélèvement :	
o **2 techniques de dépistage dont 1 ELISA** (détection des anticorps anti VIH 1 et 2)	1
o Si positif ou discordant : **confirmation par Western Blot** (recherche directe des protéines virales) : positif si mise en évidence de : Au moins 1 protéine interne : anti p24 Au moins 1 protéine d'enveloppe : anti GP41, anti GP120, antiGP160	1
- **2ème prélèvement** : confirmation : 2 techniques de dépistage dont un ELISA	2
- La sérologie ne se positive qu'après environ 3 semaines, seul un deuxième prélèvement négatif à 3 mois permettra d'éliminer une infection VIH.	
• **Antigénémie p24** : se positive en 1 semaines, se négative en quelques semaines	2
• **Charge virale** : très rapidement positif : ARN VIH plasmatique détecté par PCR	2

5/ La sérologie VIH revient positive. Comment annoncer le diagnostic ?	**10**
Annonce diagnostique classique :	
• Obligatoire	
• **Cadre légal** : Loi du 4 Mars 2002	-
• Annonce personnalisée, **par le médecin qui a fait le diagnostic**, après diagnostic de certitude	-
• Information claire, loyale, appropriée, adaptée au niveau de compréhension du patient, avec empathie	
• Où : Au calme (ne pas être dérangé : bip, téléphone, ...), dans son bureau ou en chambre individuelle close	

- Quand :
  Diagnostic de certitude établi (histologique si cancer) 1
  Annonce diagnostique **la plus précocement possible**
- Qui : Patient accompagné d'un proche ou de la personne de confiance (avec les 2 parents si enfant) s'il le désire (non applicable au VIH)
- Comment :
  - Rechercher ce que le patient sait et ce qu'il veut savoir (non applicable au VIH)
  - Information progressive, en prenant son temps
  - Informations sur :
    - Le diagnostic : en nommant la maladie (citer le nom de la maladie !)
    - Les investigations
    - L'évolution probable et le pronostic, les complications
    - La prise en charge pluridisciplinaire : les différentes thérapeutiques envisagées, leurs bénéfices et leurs risques
  - **S'assurer de la bonne compréhension** du patient en lui demandant de reformuler 1
  - Evaluer l'impact psychologique de l'annonce et proposer un **soutien psychologique** 1
  - Information régulière, réactualisée et renouvelée ; proposer au patient de le revoir en consultation pour répondre à ses questions
  - Orienter la fin de l'entretien vers les possibilités thérapeutiques et le **projet thérapeutique** : établir un projet thérapeutique qui suscite l'adhésion et le consentement éclairé du patient 1
  - Consigner l'information dans le dossier du patient

Spécificité de l'annonce du VIH :

- Après vérification de la sérologie par un deuxième prélèvement, avec confirmation par Western Blot
- **Consultation pré-test et consultation post-test** 2
- **Conseils de prévention du VIH** : 2
  - Rapports sexuels protégées (préservatifs)
  - Exclusion des dons du sang
  - Pas d'échange de seringue si toxicomane
- **Garantir la confidentialité** de l'information / le secret médical 2

6/ Malgré le traitement initial, l'hypoxémie s'aggrave (gazs du sang : pH = 7,31 ; PaCO2 = 30 mmHg, PaO2 = 52 mmHg, SaO2 = 81%) : Quelle est votre prise en charge des premiers jours vis à vis de la pathologie respiratoire du patient ? **20**

- Urgence vitale
- Hospitalisation en urgence en réanimation
- Mise en condition :
  - **Isolement respiratoire** 2
  - Repos au lit, à jeun
  - Pose de VVP

- Scope

- Prise en charge de la détresse respiratoire : 2
  - **Oxygénothérapie fort débit pour SpO2 > 92%**
  - Si insuffisant : Ventilation non invasive en l'absence de troubles de la conscience ; voire **intubation orotrachéale et ventilation mécanique** avec FiO2=100% 2
- Prise en charge du pneumothorax : discuter exsufflation à l'aiguille ou drainage pleural si aggravation du pneumothorax ou si insuffisance respiratoire aigue réfractaire
- Prise en charge de la pneumocystose : 3
  - **Cotrimoxazole BACTRIM** forte dose pendant 21 jours + acide folinique (IV puis per os)

  Alternative : Pentamidine 3
  - **Corticothérapie** 1mg/kg/j pleine dose pendant 7j puis décroissance progressive pour une durée totale de 3 semaines (car PaO2 < 70 mmHg) 2
  - **Kinésithérapie respiratoire**
  - A distance : prophylaxie secondaire par Cotrimoxazole faible dose (ou Pentamidine) 2
- Traitement symptomatique :
  - **Antalgiques**
  - Antipyrétiques
  - Rééquilibration hydro-électrolytique
- Prévention : 1
  - Des complications de décubitus : **anticoagulation** à dose préventive, bas de contention
  - De l'ulcère de stress
- Mesures associées : 2
  - **Sevrage tabagique** 1
- **Surveillance** clinique et paraclinique de la tolérance et de l'efficacité du traitement :
  - Clinique :
    - Efficacité : constantes, conscience, signes d'hypoxémie, signes d'hypercapnie, signes de lutte, palpation des mollets (TVP), douleur (EVA)
    - Tolérance : signes cutanés (allergie au BACTRIM)
  - Paraclinique :
    - Efficacité : gazométrie artérielle, Radiographie thoracique
    - Tolérance : transaminases, NFS (BACTRIOM : risque de cytolyse et d'agranulocytose)

7/ Le bilan réalisé montre un taux de lymphocytes CD4+ à 128/mm3 et une charge virale à 80 000 copies d'ARN/mL. Quelle est votre prise en charge vis-à-vis de l'infection VIH ? Quels conseils de prévention donnez-vous au patient ?	**20**
Prise en charge de l'infection à VIH	

- Diagnostic : Bilan du VIH :
  - Diagnostic :
    - Sérologie VIH 1 et 2 avec l'accord du patient, à répéter si positif (déjà réalisé)
    - Antigénémie p24
    - Charge virale plasmatique (déjà réalisé)
    - Taux de lymphocytes CD4+ (déjà réalisé)
    - Génotypage de résistance
  - **Recherche d'IST associées** : 2
    - Sérologie hépatite B : AgHBs, Ac anti HBs, Ac anti HBc
    - Sérologie hépatite C : Ac anti VHC, RT PCR VHC
    - Sérologie syphilis : TPHA-VDRL
    - PCR chlamydia 1er jet urinaire
    - **+ Dépistage des IST et du VIH chez les partenaires sexuels et enfants** 2
  - Recherche de pathologies opportunistes :
    - Pneumocystose : RT (déjà réalisé)
    - Toxoplasmose : sérologie toxoplasma gondii
    - CMV : sérologie CMV, Fond d'oeil, PCR CMV
    - Tuberculose : IDR, RT
  - Bilan pré-thérapeutique :
    - Biologie : NFS plaquettes, ionogramme, urée créatininémie, amylases, ASAT ALAT gammaGT PAL bilirubine, glycémie, bilan lipidique
    - ECG (QT long)

- Thérapeutique
  - Multidisciplinaire, spécialisée
  - Traitement ambulatoire avec bilans hospitaliers réguliers
  - Traitement spécifique : **trithérapie antirétrovirale** : 2
    - **A distance de l'épisode infectieux** 2
    - **Après consultation d'observance** 2
    - 2 inhibiteurs nucléosidiques de la reverse transcriptase + 1 inhibiteur non nucléosidiques de la reverse transcriptase ou 1 inhibiteur des protéases
  - **Prévention des infections opportunistes** : 2
    - CD4<200/mm3 : pneumocystose et toxoplasmose : BACTRIM faible dose
    - Alternative : Dapsone (contre pneumocystose et toxoplasmose), Pentamidine (contre pneumocystose), Pyriméthamine + acide folinique (contre Toxoplasmose)
    - CD4+<75/mm3 : mycobactéries atypiques : azithromycine
  - Mesures associées :
    - **Prise en charge du muguet buccal par traitement antifongique local** 2
    - Education du patient :
      Prévention de la transmission : rapports sexuels protégés (préservatifs), exclusion des dons du sang, pas d'échange de

seringue si toxicomane Observance nécessaire o Soutien psychologique o **ALD, 100%** o Arrêt de travail o **Déclaration obligatoire anonyme à la DDASS** (de toute infection VIH, de tout stade SIDA) - Surveillance clinique et paraclinique de la tolérance et de l'efficacité du traitement, rapproché au début (mensuel) puis plus espacé (1x/3 mois si <500 CD4+/mm3 ; 1x/6 mois si >500 CD4+/mm3)	2 -
Prévention : • Du VIH et des MST : - **Prévention de la transmission** : rapports sexuels protégées (préservatifs), exclusion des dons du sang, pas d'échange de seringue si toxicomane - Dépistage des partenaires sexuels et des enfants - Proposer vaccination anti-hépatite B • De la pneumocystose : prophylaxie secondaire par BACTRIM • **Du pneumothorax** : - Pas d'effort pendant 1 mois - Éviter l'hyperpression thoracique : efforts à glotte fermée, instruments à vent, plongée sous-marine - Prévenir du risque de récidive	2 2

8/ Au cours des soins infirmiers, l'élève infirmier se pique avec une aiguille souillée par le sang du patient. Quelle est la prise en charge d'un tel accident d'exposition au sang ?	**10**
• Urgence médicale +++ • Réalisation de **soins locaux** : - Nettoyage de la plaie à l'eau et au savon - Rinçage la plaie - Antisepsie : désinfection avec dérivé chloré (Dakin*), eau de Javel diluée, bétadine, alcool pendant au moins 5 minutes - Rinçage avec du sérum salé isotonique pendant 10 minutes. • **Détermination du statut sérologique du patient contaminant et du patient cible (victime) avec leur accord** : - Sérologie VIH 1 et 2, antigénémie p24, Charge virale si patient séropositif - Sérologie hépatite C : anticorps anti VHC - Sérologie hépatite B : antigène HBs • Contacter le médecin référent de l'hôpital, en urgence, - Evaluation du risque de transmission : - Décision ou non de **traitement post-exposition** : pour le VIH o En urgence : au mieux dans les 4 heures, recommandée dans les 48h o Trithérapie antirétrovirale prophylactique de l'infection au VIH :	1 2 2

- 2 analogues nucléosidiques de la reverse transcriptase (dont Tenofovir) + 1 inhibiteur des protéases
- Pendant 28 jours au maximum

- **Déclaration d'accident du travail** 2
- **Education de la victime** : 1
  - Rapports sexuels protégés pendant 3 mois
  - Conseils de prévention des AES
- **Surveillance clinique et sérologique de la victime par le médecin du travail** : pendant 3 mois (après la fin du traitement → 4 mois si trithérapie de 28 jours) : 2
  - VIH :
    - Ag p24 à 1 mois
    - Sérologie VIH à 3 mois
  - Hépatites B et C : Transaminases, Ag HBs, Ac anti VHC à J8

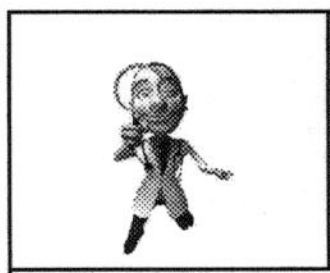

ITEMS ABORDÉS

Item n°85 : Infection à VIH
Item n°81 : Fièvre aiguë chez un malade immunodéprimé
Item n°86 : Infections broncho-pulmonaires du nourrisson, de l'enfant et de l'adulte
Item n°1 : La relation médecin-malade. L'annonce d'une maladie grave. La formation du patient atteint de maladie chronique. La personnalisation de la prise en charge médicale
Item n°193 : Détresse respiratoire aiguë du nourrisson de l'enfant et de l'adulte. Corps étranger des voies aériennes supérieures
Item n°202 : Exposition accidentelle au sang (conduite à tenir).

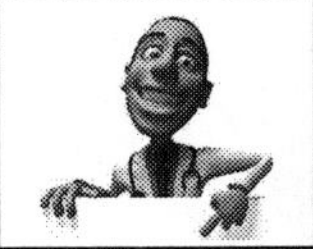

ON REFAIT LE DOSSIER

MESSAGES GENERAUX:

- Suspicion de VIH : demander l'accord du patient avant de réaliser la sérologie VIH (médicolégal)
- IST : recherche et dépistage chez les partenaires sexuels, recherche d'autres infections sexuellement transmissibles, prévention de la transmission
- Pneumocystose : nécessité de prévention secondaire au long cours par Bactrim

QUESTIONS PAS A PAS :

QUESTIONS	COMMENTAIRES
1	75% des pneumothorax des patients séropositifs sont dus à une pneumocystose, 10% des pneumocystoses pulmonaires se présentent par un pneumothorax
3	Les LDH sont élevés dans les pneumocystoses (en général entre 1000 et 2000)

Un patient de 71 ans, vous consulte car il présente depuis environ 2 mois des oedèmes des membres inférieurs.

Le patient est tabagique à 60 paquets années, non sevré. Il tousse et crache régulièrement les matins, particulièrement en ce moment. Il ne boit pas d'alcool. Il a pour seul antécédent un mélanome opéré il y a 10 ans, sans complication.

Il est épuisé depuis plusieurs semaines. Il n'a cependant pas perdu de poids : il s'est pesé la veille, et a été étonné de voir qu'il avait grossi de 6 kg en un an. Il se lève chaque nuit environ 2 fois pour uriner depuis plusieurs années, sans aggravation récente.

A l'examen physique : TA = 12/7, fc = 75/min, taille 1m68, poids 76 kg (+3 kg sur les deux derniers mois). Présences d'oedèmes des membres inférieurs, bilatéraux, symétriques, blancs, mous, indolores, prenant le godet. Vous ne retrouvez aucun signe d'insuffisance cardiaque.

La palpation abdominale est normale, sans masse palpable. Le toucher rectal retrouve une prostate légèrement hypertrophiée, régulière, indolore. L'examen neurologique est normal.

Une BU est réalisée : hématies + protéines +++

1/ Quels examens simples allez vous pratiquer pour préciser le bilan rénal ?

Un bilan biologique retrouve : Hb = 13,5 g/dL, plaquettes = 185 000/mm3, leucocytes 8000/mm3, créatininémie 75 micromol/L, urée = 7 mmol/L, protidémie 50 g/L, albuminémie 18 g/L, protéinurie 4g/24h. L'ECBU retrouve 5 hématies / mm3, 5 leucocytes / mm3. Une électrophorèse des protides urinaires retrouve une protéinurie de type sélective.

2/ Quel est votre diagnostic syndromique ?

3/ Quel traitement symptomatique proposez-vous ?

Vous perdez de vue votre patient pendant quelques semaines, avant qu'il ne soit hospitalisé en urgence dans votre service pour un syndrome confusionnel, avec céphalées et majoration de l'altération de l'état général.

Vous notez l'aspect suivant au niveau des mains du patient :

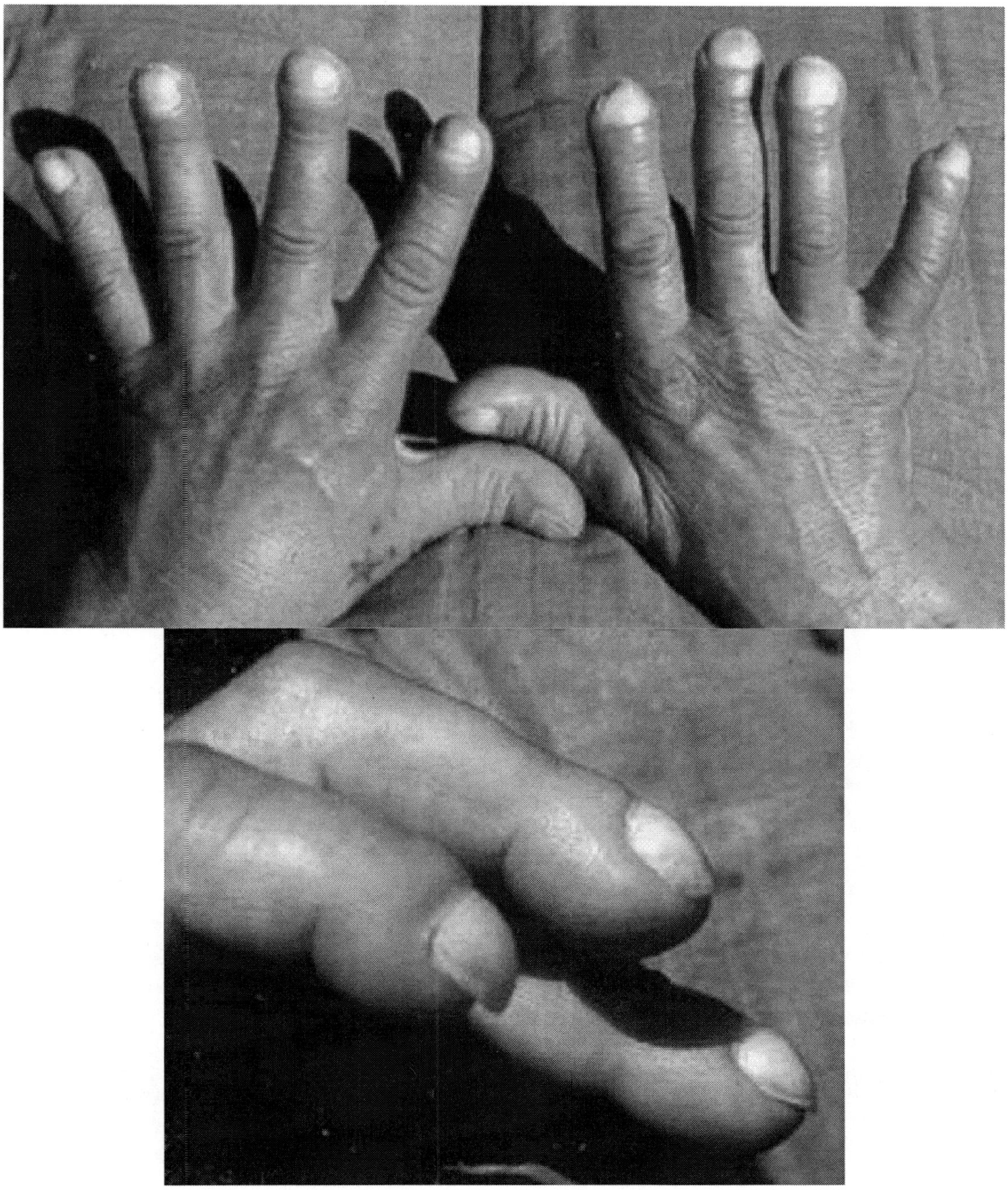

4/ Quel est ce symptôme ? Quelles en sont les étiologies ?

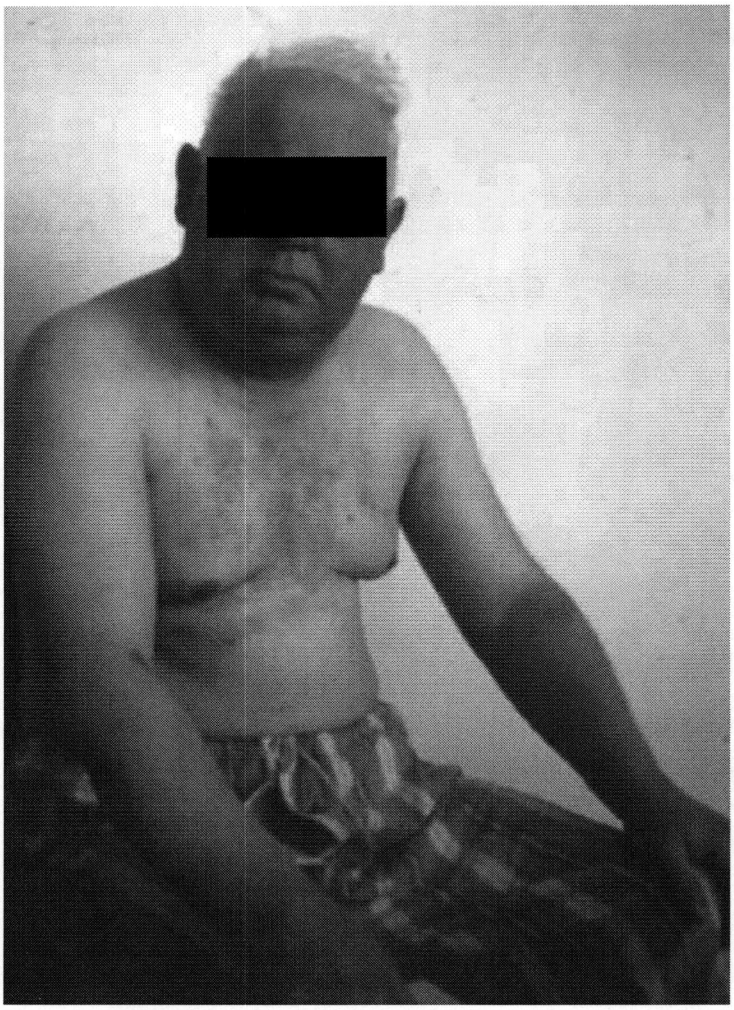

5/ Alors que l'œdème des membres inférieurs du patient a régressé, vous êtres frappé par un œdème du visage (cf photo). Quel diagnostic suspectez-vous ? Quels en sont les symptômes ?

La radiographie thoracique du patient est la suivante :

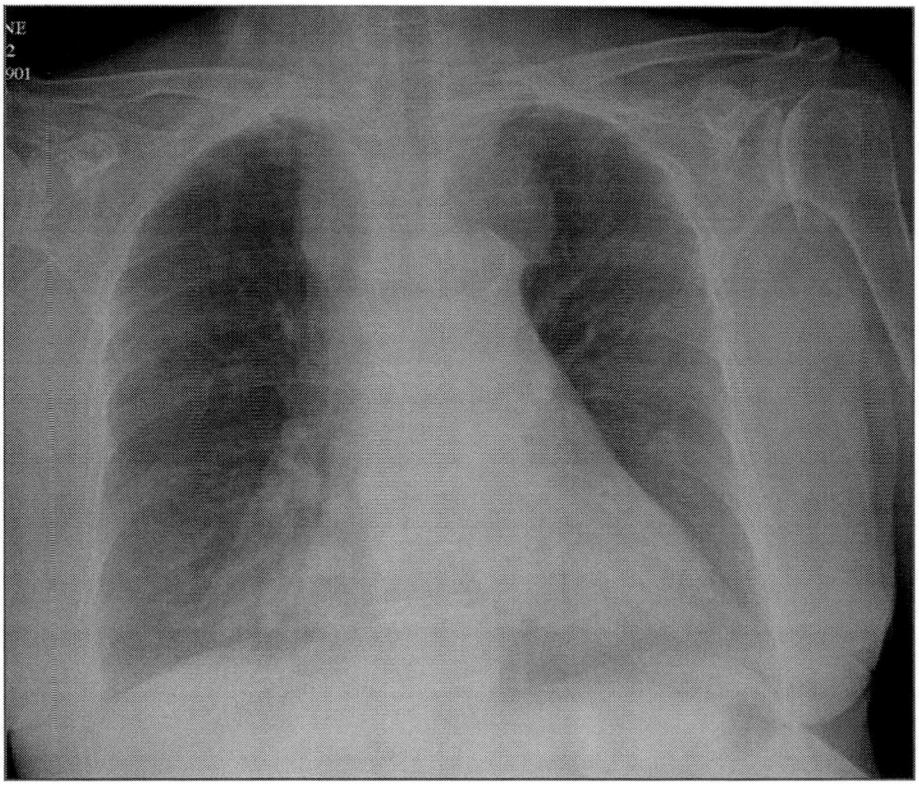

6/ Décrivez cette radiographie. Quelles sont les deux étiologies que vos devez évoquer devant ce type d'image ?

Le bilan retrouve une hyponatrémie à 124 mmol/L.

7/ Quel est le diagnostic le plus probable expliquant cette hyponatrémie ? Comment expliquez-vous la confusion du patient ?

La masse est finalement biopsiée : le diagnostic est celui de cancer bronchique à petites cellules.

8/ Quel est votre bilan paraclinique ?

9/ Quelle est votre prise en charge thérapeutique ?

CORRECTION DOSSIER 10

1/ Quels examens simples allez vous pratiquer pour préciser le bilan rénal ?	8
• Urée, **créatininémie**, calcul du DFG	2
• **Protéinurie des 24h**	2
• **Analyse du sédiment urinaire** ou **ECBU**	2
• **Echographie rénale**	2

2/ Quel est votre diagnostic syndromique ?	10
• **Syndrome néphrotique** - Protéinurie > 3g/j - Protidémie < 60 g/L - Albuminémie < 30 g/L	5
• **Pur** - Absence d'hypertension artérielle - Absence d'insuffisance rénale - Absence d'hématurie - Protéinurie sélective	5

3/ Quel traitement symptomatique proposez-vous ?	12
<u>Traitement symptomatique du syndrome néphrotique</u> Hospitalisation en néphrologie Mise en condition : **repos au lit strict**	2
Traitement du syndrome oedémateux : • **Régime sans sel strict** (< 2 g de Nacl/j) / restriction hydrosodée (ne pas restreindre les apports hydriques en l'absence de signes clinqiues ou biologiques d'hyperhydratation)	4
• **Diurétiques** à **posologie croissante** : l'obtention de la réponse natriurétique doit être progressive pour éviter hypokaliémie et risque de thrombose veineuse par hémoconcentration : - Diurétiques de l'anse par voie parentérale, en 2 prises par jour, à posologies croissantes (40mgx2 puis 80mgx2/j) - Si insuffisant : ajouter diurétique thiazidique : Hydrochlorothiazide ESIDREX (25 à 50 mg/j) - Si insuffisant : ajouter diurétique épargneur de potassium (Spironolactone ALDACTONE)	2+2
Traitement étiologique : du cancer pulmonaire (non demandé dans cette question)	

Prévention : du risque thrombotique : **anticoagulation** à dose efficace (systématique dans les syndromes néphrotiques si albuminémie < 20g/L, indiqué également du fait de la prothèse aortique mécanqiue) par héparine Surveillance de la tolérance et de l'efficacité du traitement : • Clinique : poids, diurèse • Paraclinique : ionogramme (natrémie, kaliémie), urée créatininémie	2

4/ Quel est ce symptôme ? Quelles en sont les étiologies ?	**5**
Hippocratisme digital Causes :	2
• **Respiratoires :** - Insuffisance respiratoire chronique - Fibrose pulmonaire - Emphysème, BPCO - Mucoviscidose et dilatation des bronches - Cancer bronchopulmonaire	1
• **Cardiaques :** - Cardiopathies cyanogènes - Endocardite infectieuse subaigues d'Osler	1
• **Digestives :** - Cirrhose, insuffisance hépatique - Maladie intestinales chroniques inflammatoire (MICI) : Crohn, rectocolite hémorragique - Maladie coeliaque • Autres : endocrinienne (hypothyroïdie, acromégalie), dermatologiques, ...	1

5/ Alors que l'œdème des membres inférieurs du patient a régressé, vous êtres frappé par un œdème du visage (cf photo). Quel diagnostic suspectez-vous ? Quels en sont les symptômes ?	**10**
Syndrome cave supérieur Symptômes :	5
• **Œdème en pèlerine**	1
• **Erythrose faciale**, cyanose des lèvres et des doigts	1
• **Turgescence jugulaire**	1
• **Circulation veineuse collatérale thoracique supérieure**	1
• Signes neurologiques : **céphalées**, malaise	1
• Rechercher d'autres signes de compression : dysphonie, voix bitonnale, dysphagie	

6/ Décrivez cette radiographie. Quelles sont les deux étiologies que vos devez évoquer devant ce type d'image ?	10
Description de la radiographie :	
• **Elargissement du médiastin supérieur**	3
• Aspect de **thorax en cheminée**	3
2 étiologies principales :	
• **Cancers bronchiques à petites cellules**	2
• **Lymphome**	2

7/ Quel est le diagnostic le plus probable expliquant cette hyponatrémie ? Comment expliquez-vous la confusion du patient ?	10
Diagnostic le plus probable concernant l'hyponatrémie :	
• **Syndrome de sécretion inappropriée d'ADH** (SIADH) = syndrome de Schwartz-Bartter	2
• **Paranéoplasique** dans un contexte de tumeur bronchique (à petites cellules)	2
Hypothèses concernant la confusion du patient :	
• **Hyponatrémie**	2
• **Syndrome cave supérieur**	2
• Autres :	
- **Métastase cérébrale**	1
- Autre trouble métabolique (**hypercalcémie** sur métastase osseuse)	1
- Thrombose veineuse cérébrale (tumeur = contexte prothrombogène)	
- Hypoglycémie (à évoquer systématiquement)	
- Défaillance respiratoire avec hypercapnie ou hypoxie	
- Insuffisance hépatique sur métastase shépatiques	
- Iatrogénie	
- Fécalome, rétention aigue d'urine	

8/ Quel est votre bilan paraclinique ?	15
Bilan d'extension :	
• Imagerie :	
- **Scintigraphie osseuse** au Tc99m*, complété par des radiographies osseuses sur les zones douloureuses	2
- Recherche envahissement médullaire par **myélogramme** +/- **ponction biopsie osseuse**	3+3
- Echographie abdominale	
- Scanner cérébral sans et avec injection de produit de contraste +- IRM cérébrale	
- Scanner thoraco-abdomino-pelvien sans et avec injection avec coupes	

sur les surrénales — 2
- **PET scan** — 2
- Biologie : marqueurs tumoraux : **NSE**, LDH

Bilan pré-thérapeutique : préchimiothérapie :
- Clinique : recherche de co intoxication (alcool), bilan nutritionnel (poids taille IMC), recherche de comorbidité cardio respiratoire
- Paraclinique :
  - Biologique : **bilan nutritionnel** (albuminémie, pré-albuminémie) ; NFS plaquettes, TP TCA fibrinogène, ionogramme urée créatininémie — 2
  - Bilan cardiovasculaire : ECG, **échographie cardiaque**, test d'ischémie — 1

9/ Quelle est votre prise en charge thérapeutique ?	20

Généralités :
- Prise en charge globale (bio psycho sociale)
- **Pluridisciplinaire** — 1
- Après **réunion de concertation pluridisciplinaire** — 1
- Et réalisation d'un **projet de soins personnalisé** — 1
- **Annonce diagnostique** — 1
- Traitement curatif (si tumeur extirpable) ou palliatif selon les résultats du bilan d'extension et pré-thérapeutique
- Hospitalisation pour mise en place du traitement

Mise en condition du patient
- **Renutrition** — 1
- **Arrêt impératif du tabac, aide au sevrage tabagique** — 1
- Traitement des pathologies associées

Traitement du syndrome de sécrétion inappropriée d'ADH :
- **Restriction hydrique** (< 500 cc/24h) pour **correction lente** de l'hyponatrémie (< 0,5 mmol/L/h) — 1+1
- Si nécessaire : perfusion de sérum physiologique, diurétiques de l'anse
- Bloqueur de l'ADH : **déméclocycline** (Ledermycine) — 1

Traitement du syndrome cave supérieur
- **Oxygénothérapie** — 1
- **Corticothérapie** — 1
- **Anticoagulation** dose curative — 1
- Pose **endoprothèse vasculaire** veine cave supérieur — 1

Traitement du cancer bronchique à petites celulles
- Pas de chirurgie
- Forme localisée — 1
  - Association **chimiothérapie-radiothérapie** — 1

- **Irradiation prophylactique cérébrale** 1
- Forme diffuse : **polychimiothérapie seule**

Traitement symptomatique médical : **antalgique** IV adapté à l'auto évaluation de la douleur par EVA jusqu'à palier 3 OMS 1

Mesures associées

- Prévention complications immobilité et décubitus
- **Déclaration ALD, prise en charge à 100%** 1
- **Soutien psychologique** 1
- Prévention des décompensations respiratoires
  - Recherche et traitement des foyers infectieux ORL dentaire
  - Vaccination anti grippale annuelle et anti pneumococcique tous les 5 ans
  - Oxygénothérapie, kinésithérapie, aérosols

Surveillance régulière à vie

- Clinique
  - **Poids** (AEG) 1
  - Examen pulmonaire
  - Examen abdominal, neurologique, osseux
- Paraclinique
  - Biologique : bilan hépatocellulaire, calcémie, albuminémie, marqueurs tumoraux
  - Imagerie : TDM TAP avec injection de PCI

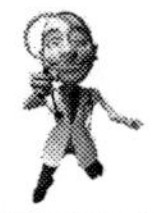

ITEMS ABORDÉS

Item n°109 : Accidents du travail et maladies professionnelles : définitions
Item n°157 : Tumeurs du poumon, primitives et secondaires
Item n°317 : Hémoptysie
Item n°324 : Opacités et masse intra-thoraciques
Item n°188 : Céphalée aiguë et chronique
Item n°199 : Etat confusionnel et trouble de conscience
Item n°219 : Troubles de l'équilibre acido-basique et désordre hydro-électrolytique

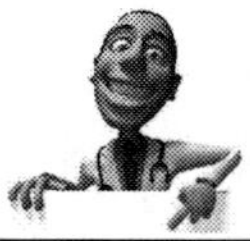

ON REFAIT LE DOSSIER

MESSAGES GENERAUX:

- Glomérulonéphrite : rechercher une pathologie générale : infection (endocardite), tumeur, maladie systémique
- Cancers pulmonaires : penser aux syndromes paranéoplasiques

QUESTIONS PAS A PAS :

QUESTIONS	COMMENTAIRES
1	<u>Etiologies des oedèmes des membres inférieurs</u> • Oedèmes localisés : - Obstacle veineux : thrombose veineuse, varices - Obstacle lymphatique : envahissement tumoral ganglionnaire, lymphoedème primitif, parasitose (filariose) - Pathologie inflammatoire : érysipèle, algodystrophie, piqûre d'insecte, traumatisme, allergie - Iatrogène : inhibiteurs calciques • Oedèmes généralisés : - Cause cardiaque : Insuffisance cardiaque droite Insuffsance cardiaque globale - Cause rénale : Insuffisance rénale aigue ou chronique (avec apports sodés non adaptés) Syndrome néphrotique Syndrome néphritique - Cause hépatique : cirrhose, insuffisance hépatique - Dénutrition - Autres : Oedèmes cycliques idiopathiques (de la femme en période d'activité génitale : prise de poids rapide en 1 ou 2 jours de 1 à 2 kg, avec oligurie, liés au cycle menstruel) Pré-éclampsie Choc septique (trouble de la perméabilité capillaire)
2	<u>Hématurie et protéinurie</u> Une hématurie est définie par la présence de plus de 10 hématies / mm3 à l'examen cytologique urinaire quantitatif (ECBU) Une protéinurie est dite sélective lorsqu'elle est composée de plus de 80% d'albumine <u>Complications des syndromes néphrotiques :</u> • Aigues : - Insuffisance rénale aiguë (fonctionnelle, nécrose tubulaire aiguë ou thrombose de la veine rénale) - Thrombose (fuite d'antithrombine 3) : notamment thrombose des veines rénales, thrombose cérébrale ➔ anticoagulation efficace si albuminémie < 20 g/L durable (attention : AVK difficiles à équilibrer car hypoalbuminémie....), éviter la déplétion hydrosodée brutale (restriction hydrique + diurétiques de l'anse à posologie croissante, l'objectif étant de ne pas perdre plus d'un kg par jour), éviter l'immobilisation prolongée

- Infections (perte d'immunoglobulines) : risque avec les germes encapsulés : pneumocoques, haemophilus, klebsielle ; infections surtout cutanées (cellulites) ou péritonites primitives
- Surdosages médicamenteux (par baisse de l'albumine sérique donc augmentation de la fraction libre des médicaments) ➔ risque avec AVK, AINS, statines

- Chroniques :
  - Insuffisance rénale chronique (néphrotoxicité de la protéinurie, atteinte rénale liée à l'HTA et liée à la néphropathie responsable du syndrome néphrotique)
  - Hyperlipidémie : hypercholestérolémie (augmentation de la production des VLDL et LDL et baisse de leur catabolisme) ➔ statines à doses progressivement croissantes (risque accru de rhabdomyolyse car fraction liée à l'albumine abaissée) si syndrome néphrotique durable
  - Hypertension artérielle ➔ objectif tensionnel < 130/80 mmHg avec protéinurie < 0,5 g/L
  - Dénutrition (par fuite protéique), carences en minéraux (fer, cuivre, zinc), en protéines porteuses (céruléoplasmine, transferrine)

<u>Etiologies des syndromes néphrotiques :</u>

- Syndrome néphrotique primitif :
  - Glomérulonéphrite extra-membraneuse (GEM)
  - Glomérulonéphrite à lésions glomérulaires minimes (LGM)
  - Hyalinose segmentaire et focale (HSF)
  - Glomérulonéphrite membrano-proliférative primitive
- Syndrome néphrotique secondaire :
  - Diabète
  - Amylose
  - Lupus
  - Infections (VHB, VHC, VIH)
  - Tumeurs (cancer bronchique)

Dans ce contexte de cancer pulmonaire, la cause la plus probable de ce syndrome néphrotique est une glomérulonéprhite extra-membraneuse :

<u>Etiologies des glomérulonéphrites extra-membraneuses</u>

- Idiopathique
- Tumoral (surtout si âge > 50 ans) : cancer du poumon, colique, du rein, mélanome, ...
- Inflammatoire : lupus (surtout si femme jeune), sarcoïdose, Gougerot, ...
- Infectieux : hépatite B, syphilis, lèpre, filariose
- Iatrogène / médicamenteuse : D pénicillamine, sels d'or, Captopril

7	<u>Etiologies des hyponatrémies :</u>
	
	Fausses hyponatrémies = hyponatrémies sans hypo-osmolalité
	• Hyponatrémie à osmolalité normale :
	    - Hyperprotidémie
	    - Hyperlipidémie (hypercholestérolémie, hypertriglycéridémie)
	• Hyponatrémie à osmolalité élevée : autre produit osmotiquement actif :
	    - Hyperglycémie majeure (coma hyperosmolaire, ...)
	    - Mannitol
	    - Intoxication à l'éthanol ou au méthanol
	
	Hyponatrémies de déplétion = hyperhydratation intra-cellulaire + déshydratation extra-cellulaire = perte de sel et d'eau avec perte de sel > perte d'eau :
	• Natriurèse inadaptée > 40 mmol/L : cause rénale :
	    - Insuffisance surrénalienne (carence en aldostérone)
	    - Diurétiques thiazidiques
	    - Néphropathie interstitielle
	    - Syndrome de lever d'obstacle
	
	• Natriurèse adaptée < 20 mmol/L : cause extra-rénale :
	    - Pertes cutanées : brûlures, sueur
	    - Pertes digestives : diarrhées, ...
	
	Hyponatrémies de dilution = hyperhydratation intra-cellulaire + secteur extra-cellulaire normal = réserve sodée constante mais augmentation de l'eau
	• SIADH (osmolalité urinaire inadaptée/élevée) :
	    - Sécrétion tumorale ectopique ou paranéoplasique d'ADH :
	        o Cancer bronchique à petites cellules
	        o Cancers prostatiques, cancers digestifs
	        o Lymphomes
	    - Sécrétion hypothalamique :
	      - Atteinte du SNC :
	        o Infectieuses : méningite, méningo-encéphalite
	        o Vasculaire : AVC, hémorragie
	        o Inflammatoire : SEP
	        o Traumatique
	        o Tumoral
	      - Atteinte pulmonaire :
	        o Infectieuse : légionellose, tuberculose
	        o Ventilation mécanique
	      - Iatrogène : post-opératoire
	      - Médicamenteux : antidépresseurs (IRS, Tricycliques), Carbamazépine, cyclophosphamide, vincristine, vinblastine
	    - Endocrinopathie :
	      - Hypothyroïdie

	- Insuffisance corticotrope - Apports exogènes d'ADH • Reset osmostat (seuil de déclenchement de la sécrétion d'ADH anormalement bas) • Potomanie, buveurs de bière, buveurs de thé (osmolalité urinaire adaptée/basse) • Hypothyroïdie • Insuffisance corticotrope • Diurétiques thiazidiques • TURP syndrome Hyponatrémies avec inflation hydrosodée = hyperhydratation intracellulaire et extracellulaire = augmentation des stocks de sel et d'eau avec augmentation de l'eau > augmentation du sel • Insuffisance cardiaque • Insuffisance hépatocellulaire • Syndrome néphrotique • Insuffisance rénale chronique sévère/terminale • Dénutrition
8	<u>Les syndromes paranéoplasiques existants dans les cancers pulmonaires :</u> • Syndrome de Cushing (sécrétion inappropriée d'ACTH) • SIADH (syndrome de Schwartz Bartter: (sécrétion inappropriée d'ADH) • Syndrome myasthénique de Lambert Eaton • Syndrome de Denny Brown : neuropathie périphérique sensitive • Hypoglycémie (sécrétion inappropriée d'insulineà • Polyglobulie (sécrétion inappropriée d'EPO) • Gynécomastie bilatérale (sécrétion inappropriée de beta HCG ou de prolactine) • Fièvre, AEG, asthénie (sécrétion inappropriée de TNF et cytokines pro inflammatoires) • Hypercalcémie maligne (sécrétion inappropriée de PTH rp) • Pathologies thrombo-emboliques • Dermatomyosite • Glomérulonéphrites extra membraneuses • Ostéoarthropathie hypertrophiante pneumique de Pierre Marie et Foix • Hippocratisme digital
9	<u>Il n'y a pas de classification TNM des cancers bronchiques à petites cellules. On ne distingue que deux formes :</u> • Cancer bronchique à petites cellules localisé (pouvant être inclus dans un champ d'irradiation) • Cancers bronchiques à petites cellules étendus

DOSSIER 11

Nouvellement installé dans votre cabinet, vous voyez en consultation un homme de 67 ans, adressé par son médecin traitant pour dyspnée d'apparition progressive depuis 15 mois avec une aggravation progressive majorée sur les dernières semaines. Pendant un an, il a été limité lors des efforts importants, tels que la montée des escaliers. Depuis quelques semaines, une simple marche sur plat l'essoufle et lui donne l'impression d'étouffer. A côté de ça, il tousse beaucoup, fréquemment, mais sa toux est sèche. Il se sent épuisé et a perdu du poids (environ 3 kg en 6 mois), alors qu'il mange à sa faim (même s'il n'a plus très faim....)

Cet ancien charpentier, marié et père d'une fille de 42 ans, est tabagique à 52 paquets années, sevré depuis 3 mois en raison de la dyspnée. Il est hypertendu traité. Son seul antécédent chirurgical ets celui donne fracture de la jambe gauche lors d'un accident de la voie publique il y a plus de 30 ans. Il est traité par Coversyl et du Xanax le soir au coucher depuis quelques années.

Votre examen physique retrouve une pression artérielle à 128/71 mmHg ; une fréquence cardiaque à 89/min, une fréquence respiratoire à 16/min pour une SpO2 à 91% en air ambiant. Le patient est apyrétique. Votre examen physique note un hippocratisme digital et une légère cyanose labiale. Le patient présente des oedèmes modérés au niveau des membres inférieurs, remontant à mi-jambe.
L'auscultation pulmonaire retrouve des râles crépitants bilatéraux prédominant aux bases.

Une radiographie thoracique est réalisée :

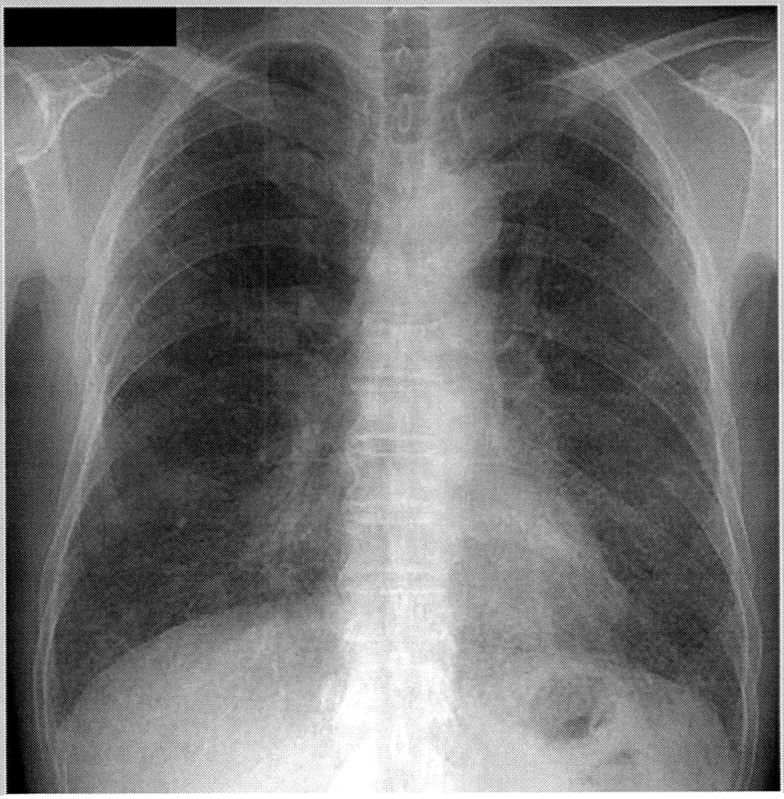

1/ Interprétez la radiographie thoracique

2/ On évoque une pneumopathie infiltrative diffuse. Sur quels arguments cliniques ?

3/ Quelles sont les étiologies des pneumopathies interstitielles diffuses ?

4/ Quel bilan paraclinique complémentaire réalisez-vous ? Que recherchez-vous ?

5/ Quels éléments cliniques et paracliniques seraient évocateurs d'une sarcoïdose ?

6/ Quels éléments cliniques et paracliniques seraient évocateurs d'une fibrose pulmonaire idiopathique ?

7/ Quels éléments cliniques et paracliniques seraient évocateurs d'une alvéolite allergique extrinsèque ?

8/ Quels éléments cliniques et paracliniques seraient évocateurs d'une pneumoconiose ?

9/ Quels éléments cliniques et paracliniques seraient évocateurs d'une histiocytose langerhansienne ?

Un scanner thoracique est réalisé :

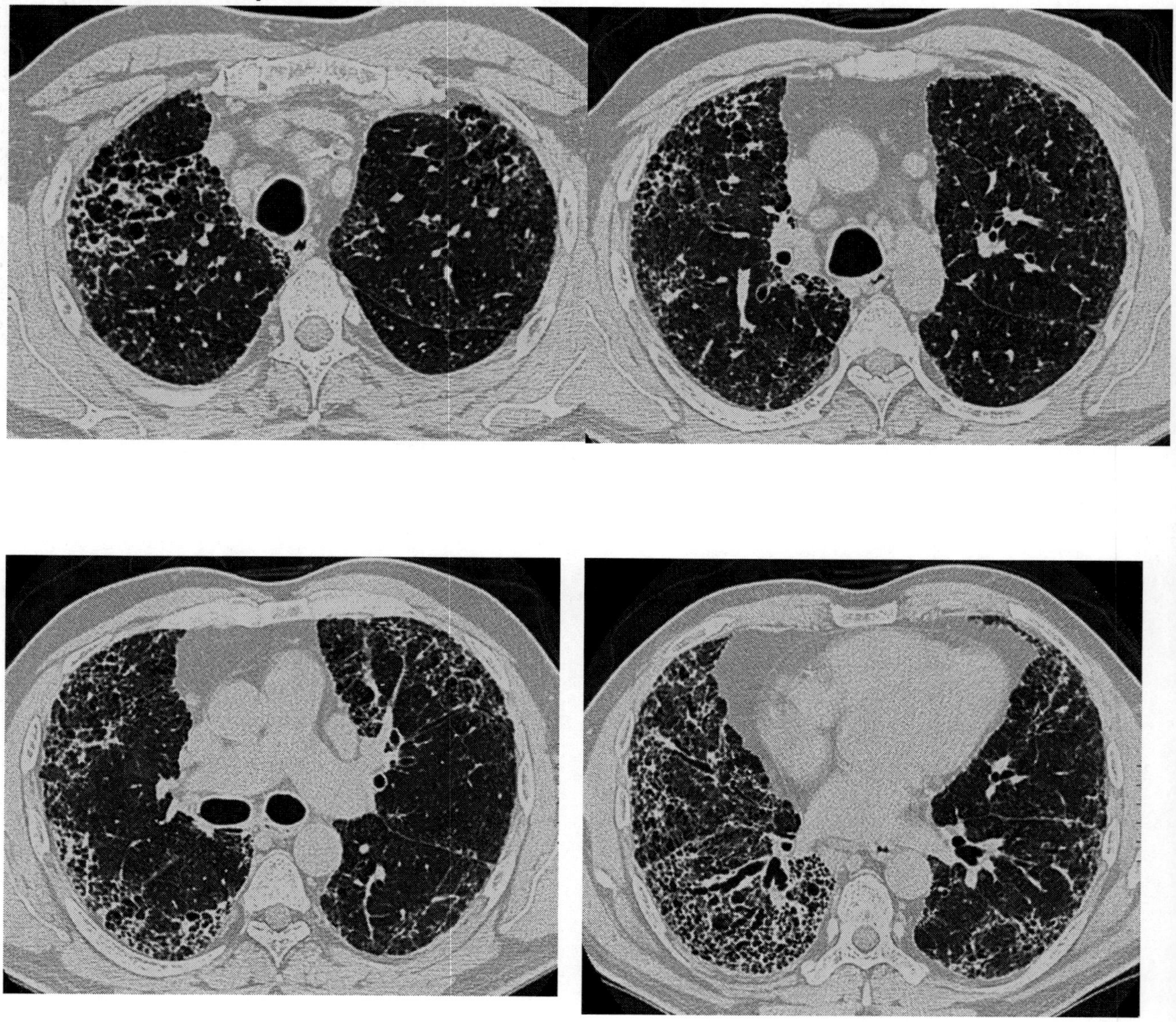

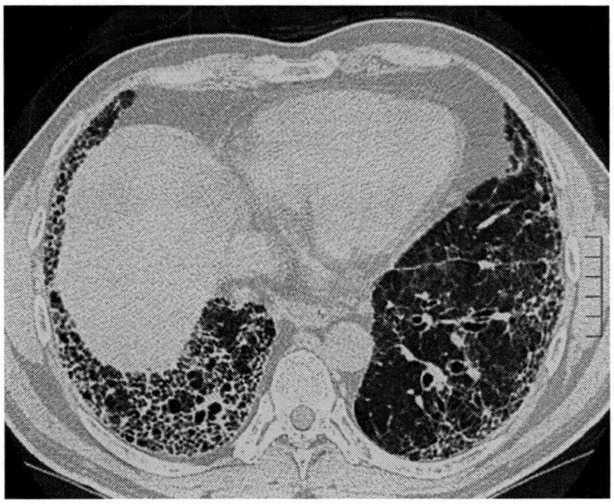

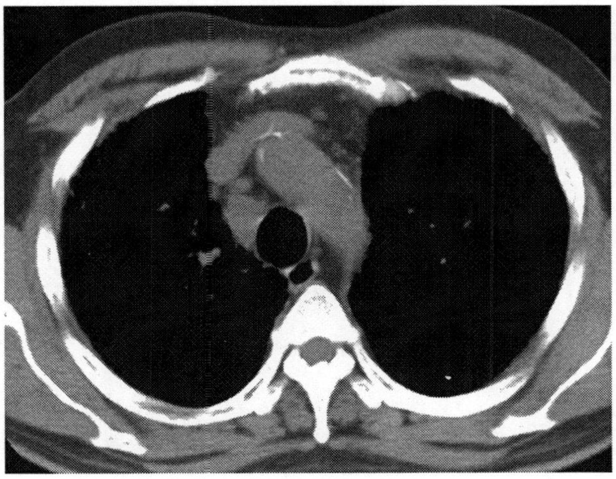

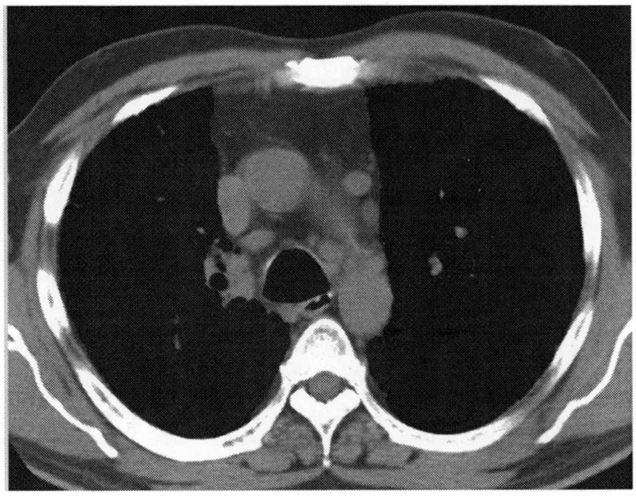

10/ Interprétez le scanner

Le reste du bilan est le suivant :
GDS : pH = 7,40 ; PaCO2 = 45 mmHg ; PaO2 = 50 mmHg ; HCO3- = 27 mmHg
EFR : VEMS = 47% ; CV = 46% ; CPT = 48% ; DLCO diminué à 15%
LBA = 200 000 cellules/mm3 ; légère neutrophilie
Bilan infectieux négatif, aucune cause médicamenteuse n'est retrouvée, pas d'allergie, pas de signe de connectivite

11/ Quel est le diagnostic le plus probable ? (sans justifier)

CORRECTION DOSSIER 11

1/ Interprétez la radiographie thoracique	7
• Radiographie thoracique de face, en inspiration	
• Sémiologie : **Syndrome interstitiel** = opacités non confluentes, non systématisées, bien limitées, sans bronchogramme aérique	4
- Bilatéral	
- **Diffus**	1
- **Réticulo-nodulaire**	1
- **Prédominant aux** bases	1
• Conclusion : syndrome interstitiel bilatéral	

2/ On évoque une pneumopathie infiltrative diffuse. Sur quels arguments cliniques ?	8
• Terrain : les terrains des pneumopathies infiltratives diffuses sont très variés	
• Anamnèse : l'évolution peut être aiguë ou chronique	
• Clinique :	
- Triade classique :	
o **Dyspnée d'effort**	2
o **Toux sèche**	2
o **Râles crépitants des bases**	2
- **Hippocratisme digital**	2
- Signes d'insuffisance respiratoire avec cyanose et altération de l'état général	
• Pas d'orientation pour une autre étiologie	

3/ Quelles sont les étiologies des pneumopathies interstitielles diffuses ?	10
• Diagnostic différentiel principal = insuffisance cardiaque gauche avec œdème pulmonaire	
• **Sarcoïdose** (40% des cas)	1
• **Fibrose pulmonaire idiopathique** (15% des cas)	1
• Causes inflammatoires, maladies systémiques (5% des cas) :	
- **Connectivites** : polyarthrite rhumatoïde, sclérodermie, myopathies systémiques, Gougerot Sjögren	1
- Vascularites	
- **Hémorragies intra-alvéolaires** : maladie de Goodpasture, …	1
• **Histiocytose langerhansienne** = histiocytose X (5% des cas)	1
• Causes allergiques : **alvéolite allergique extrinsèque** (6% des cas)	1
- Poumon de fermier	
- Poumon des éleveurs d'oiseaux	
• Causes toxiques : **pneumoconioses** (6% des cas) :	1
- Silicose	
- Asbestose	

1

- Causes iatrogènes (5% des cas) :
  - **Médicamenteuses** : Bleomycine, Amiodarone, … 1
  - Radiques : fibrose pulmonaire post radique : poumon radique 1
- Causes tumorales : **lymphangite carcinomateuse**
- Causes **infectieuses** :
  - Pneumocystose
  - Miliaire tuberculeuse
  - Pneumopathies à germe atypiques : mycoplasme, chlamydia, légionella, coxiella brunetti
  - Pneumopathies virales : influenza A, parainfluenza, VRS, adénovirus, CMV, HSV, VZV

4/ Quel bilan paraclinique complémentaire réalisez-vous ? Que recherchez-vous ? **13**

- Biologie
  - NFS
  - VS, CRP
  - Ionogramme, urée, créatininémie, transaminases
  - Calcémie (hypercalcémie évocatrice de sarcoïdose)
  - Electrophorèse des protéine sériques (hypergammaglobulinémie polyclonale des infections et maladies inflammatoires, pic monoclonal ou hypogammaglobulinémie dans un lymphome, …)
  - Sérologie VIH (immunodépression et pneumocystose ; immunodépression et tuberculose)
  - **ACAN** facteurs rhumatoïdes, anticorps anti MBG (oriente vers une maladie systémique) 1
  - **ECA** : enzyme de conversion de l'angiotensine (élevé dans la sarcoïdose) 1
  - IDR à la tuberculine (tuberculose ; anergie tuberculinique de la sarcoïdose)
  - Recherche de BK **:** BK crachats, BK tubages gastriques, dosage de l'interféron (QUANTIFERON)
  - **Précipitines sériques** (élevées dans le cadre des alvéolites allergiques extrinsèques) 1
- **Gazométrie artérielle** : hypoxémie à l'effort puis de repos 2
- **EFR** : syndrome restrictif, troubles de la diffusion 2
- Imagerie :
  - Radiographie thoracique
  - **Scanner thoracique** en haute résolution : diagnostic positif (précise les lésions, leur topographie, leur extension), diagnostic de gravité, diagnostic étiologique 2
  - Echographie cardiaque si suspicion d'insuffisance cardiaque gauche
- **Fibroscopie bronchique avec LBA** : orientation diagnostique 2
- **Biopsies transbronchiques ou pulmonaires** (endoscopiques ou chirurgicales) à discuter selon rapport bénéfice (diagnostic de certitude possible) vs risque (pneumothorax, hémoptysies, …) en cas de négativité du bilan 2
- ECG

5/ Quels éléments cliniques et paracliniques seraient évocateurs d'une sarcoïdose ?	20

- Terrain : **sujet jeune < 40 ans** 2
- Clinique :
  - **Symptômes respiratoires rares** : dyspnée d'effort, toux sèche, râles crépitants sont en général absents, pas d'hippocratisme digital 2
  - Signes généraux : fièvre, AEG, …
  - **Signes extra-thoraciques** : adénopathies ; cutanés : érythème noueux, sarcoïdes cutanées ; oculaires : uvéite antérieure ; hépatospléniques ; arthralgies ; myocardite ; pseudo-tumeur cérébrale diencéphalo-hypophysaire 2
- Paraclinique :
  - Contraste entre la pauvreté des signes respiratoires et des altérations fonctionnelles respiratoires et la richesse des signes d'imagerie pulmonaire
  - Biologie :
    - Anergie tuberculinique,
    - **ECA élevés** 1
    - **Hypercalcémie** (10% des cas), hypercalciurie (35% des cas) 1
    - NFS : **lymphopénie** 1
    - EPP : hypergammaglobulinémie polyclonale
  - EFR : souvent peu altéré, syndrome restrictif, syndrome obstructif possible, altération de DLCO
  - GDS : souvent peu altérés
  - Imagerie :
    - Radiographie thoracique :
      - **Syndrome interstitiel réticulo-nodulaire**, prédominant dans les lobes supérieurs 1
      - **Adénopathies médiastinales** : opacités hilaires bilatérales, symétriques, homogènes, non compressives, bien limitées, polylobées, inter bronchique 2
    - Scanner thoracique : **micronodules**, adénopathies médiastinales 2
  - Fibroscopie bronchique : LBA avec hypercellularité modérée, **lymphocytaire** (avec < 50% de lymphocytes) à **prédominance de CD4** avec augmentation du rapport CD4/CD8 1
    - A un stade tardif de fibrose : LBA neutrophilique 1
  - Biopsie (cutanée, adénopathie superficielles, glandes salivaires accessoires, bronchiques au cours d'une fibroscopie, biopsie viscérale) : **granulome épithélioïde et giganto-cellulaire sans nécrose caséeuse** 2
- **Argument de fréquence** : 40% des pneumopathies infiltratives diffuse (1ère cause) 2

6/ Quels éléments cliniques et paracliniques seraient évocateurs d'une fibrose pulmonaire idiopathique ? — **10**

- Terrain : sujet **âgé > 50 ans** — 2
- Anamnèse : évolution chronique, d'aggravation progressive
- Clinique :
  - Richesse des signes cliniques respiratoires : dyspnée d'effort + toux sèche + râles crépitants des bases ; **hippocratisme digital** — 2
  - Absence de signes extra-thoraciques
- Paraclinique :
  - Biologie : négativité des auto-anticorps
  - EFR : trouble ventilatoire restrictif, troubles de la diffusion
  - GDS : hypoxémie
  - Imagerie :
    - Radiographie thoracique : prédominance du syndrome interstitiel aux bases
    - Scanner thoracique : fibrose = **images en rayons de miel** — 2
  - Fibroscopie avec LBA : **alvéolite neutrophilique** (ou éosinophilique) — 2
- **Argument de fréquence** : 2ème cause de pneumopathie interstitielle diffuse (15% des cas) — 2
- Signes négatifs : pas de signe orientant vers une autre étiologie

7/ Quels éléments cliniques et paracliniques seraient évocateurs d'une alvéolite allergique extrinsèque ? — **10**

- Terrain : **exposition antigénique** : foin, oiseau (poumon de fermier, d'éleveur d'oiseau) — 2
- Anamnèse : signes pulmonaires rythmés par l'exposition : syndrome grippal **d'apparition semi-retardée (4 à 10h) après l'exposition** ; arrêt à l'éviction, rechute à l'exposition — 2
- Clinique :
  - 4 à 10 heures après exposition
  - **Fièvre élevée** — 2
  - Dyspnée avec toux
- Paraclinique :
  - Biologie : **précipitines sériques** élevées — 2
  - Imagerie : images en verre dépoli
  - Fibroscopie bronchique avec LBA : **alvéolite lymphocytaire (avec > 50% de lymphocytes) avec prédominance de CD8** — 2
- Signes négatifs : pas de signe pour une autre étiologie

8/ Quels éléments cliniques et paracliniques seraient évocateurs d'une pneumoconiose ? — **5**

- Terrain : **exposition professionnelle** à l'amiante, à la silice (durée, intensité, latence correspondante) — 3
- Anamnèse : évolution chronique
- Clinique : signes pulmonaires absents ou discrets
- Paraclinique :

- Imagerie :
    - o Silicose : micronodules/nodules à prédominance supérieure, adénopathies médiastinales calcifiées en coquille d'oeuf
    - o Asbestose : syndrome interstitiel réticulé à prédominance basale, plaques/calcifications pleurales
- Fibroscopie bronchique avec LBA : **2**
    - o Silicose : **alvéolite macrophagique**, corps biréfringeants
    - o Asbestose : alvéolite macrophagique, corps asbestosiques

9/ Quels éléments cliniques et paracliniques seraient évocateurs d'une histiocytose langerhansienne ? **5**

- Terrain :
    - **Homme** 1
    - **Jeune < 40 ans** 1
    - **Fumeur** 1
- Clinique :
    - Manifestations pulmonaires, pneumothorax récidivants
    - Signes extra-pulmonaires inconstants :
        - o Osseux : lésions multiples à l'emporte pièce
        - o Endocriniens : diabète insipide
        - o Adénopathies, hépatomégalie, splénomégalie
        - o Cutanés : lésions papulo-crouteuses péri-orificielles
- Paraclinique :
    - Imagerie :
        - o Syndrome interstitel réticulo-nodulaire prédominant dans les territoires supérieurs
        - o Associé à des **kystes ou bulles** 2
    - Fibroscopie bronchique avec LBA : LBA panaché, macrophagique, ou éosinophilique avec hypercellularité majeure ; hypercellularité des cellules CD1+>5% (histiocytes, CD1 étant le marqueur des cellules de Langerhans)
    - Biopsie : granulomes à cellules de Langerhans

10/ Interprétez le scanner **7**

Scanner thoracique non injecté, en coupes transversales, en fenêtres parenchymateuses et médiastinales :
Sur les images en fenêtres parenchymateuses :

- **Syndrome interstitiel** bilatéral diffus avec lésions de **fibrose pulmonaire** 2+2
    - **Epaississement des septas** péri et interlobulaires prédominant dans les zones corticales des 2 poumons 1
    - **Aspect en « rayon de miel »** prédominant dans les régions postéro basales 1
    - **Bronchectasies de traction** (et bronchiolectasies de traction), marquant la déstructuration du parenchyme par la fibrose interstitielle 1

Sur les images en fenêtre médiastinales :

- Quelques ganglions et adénopathies

Conclusion : aspect compatible avec une fibrose pulmonaire idiopathique

11/ Quel est le diagnostic le plus probable ? (sans justifier)	5
Fibrose pulmonaire idiopathique	5

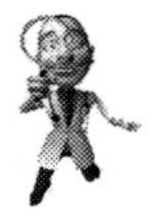

ITEMS ABORDÉS

Item n° 120 : Pneumopathie interstitielle diffuse
Item n° 124 : Sarcoïdose
Item n° 116 : Pathologies auto-immunes : Aspects épi démiologiques, diagnostiques et principes de traitement
Item n° 254 : Insuffisance respiratoire chronique
Item n° 198 : Dyspnée aiguë et chronique
Item n° 109 : Accidents du travail et maladies prof essionnelles : définitions

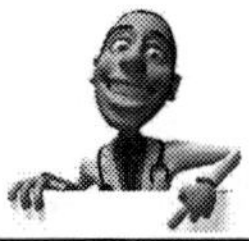

ON REFAIT LE DOSSIER

MESSAGES GENERAUX:

- Toux + altération de l'état général : cancer ? Tuberculose ?
- Tabac : sevrage tabagique impératif
- Toux : liée aux IEC ?
- Insuffisant respiratoire chronique sous benzodiazépines : risque de dépression respiratoire ! Arrêter les benzodiazépines, mais en évitant le syndrome de sevrage !

QUESTIONS PAS A PAS :

QUESTIONS	COMMENTAIRES
4	Gazométrie artérielle dans les pneumopathies interstitielles diffuses • Initialement : - Normal au repos - A l'effort : Hypoxémie + Normo ou Hypocapnie (effet shunt) Par trouble de la diffusion (hypoxémie) +- compensé par hyperventilation (hypocapnie) ; avec correction de l'hypoxémie par l'administration d'O2 pur ce qui élimine un shunt vrai • Tardivement : Hypoxémie + Hypercapnie de repos - Par trouble de diffusion - Et par syndrome restrictif avec hypoventilation alvéolaire EFR dans les pneumopathies interstitielles diffuses : • Syndrome restrictif : diminution de la CPT ou de la CV (< 80% de la théorique), diminution du VEMS proportionnel à la CV ▪ Possibilité de syndrome obstructif modéré évocateur de sarcoïdose • Troubles de la diffusion : Altération du DLCO LBA dans les pneumopathies interstitielles diffuses :

	• LBA normal = 150 000 cellules/mm3 ; 85 à 95% de macrophages ; 5 à 15% de lymphocytes (CD4/CD8 entre 1 et 2) ; < 2% de PNN • Alvéolite à lymphocytes : - Sarcoïdose : lymphocytose modérée < 50%, prédominance de CD4+ avec rapport CD4/CD8 élevé - Alvéolite allergique extrinsèque : lymphocytose très élevée > 50%, prédominance de CD8 avec rapport CD4/CD8 abaissé - Pneumopathies médicamenteuses : lymphocytose à CD8 ou formule panachée - Connectivites : Gougerot Sjögren, Lupus - Lymphomes : lymphocytes monoclonaux - Infections • Alvéolites à neutrophiles : - Fibrose pulmonaire primitive/idiopathique (la présence d'éosinophiles est un facteur de mauvais pronostic par absence de réponse aux corticoïdes) - Connectivites : Sclérodermie, Polyarthrite rhumatoïde • Alvéolite à macrophages : pneumoconioses ; présence de particules minérales (corps asbestosiques dans l'asbestose, ...) • Alvéolite à éosinophiles : Churg et Strauss, pneumopathie médicamenteuse, infections parasitaires, • LBA hémorragique (riche en fer : sidérophages) : hémorragies intra-alvéolaires • Histiocytose X : LBA panaché, macrophagique, ou éosinophilique avec hypercellularité majeure • Autres paramètres à rechercher : - Recherche de BK dans le cadre d'une recherche d'une miliaire tuberculeuse - Recherche d'agents infectieux (pneumocystose, ...) - Immunomarquage et biologie moléculaire des lymphocytes si suspicion de lymphome (➔ population monoclonale ?) - Etude minéralogiques (fibres asbestosiques, ...)
10	Syndrome interstitiel = opacités non confluentes, non systématisées, bien limitées, sans bronchogramme aérique Différents aspects orientent plus vers certaines étiologies - Aspect réticulé = opacités linéaires : • Fibrose pulmonaire idiopathique • Lymphangite carcinomateuse • Sarcoïdose L'aspect réticulé correspond à un œdème interstitiel. Il est présent dans la quasi-totalité des syndromes interstitiels débutants. - Micronodules (opacités nodulaires) : • Pathologie granulomateuse : sarcoïdose, tuberculose miliaire • Cancer métastatique - Aspect de verre dépoli (hyperdensités en verre dépoli) : • Causes infectieuses : pneumocystose, pneumopathies bactériennes atypiques, pneumopathies virales

- Œdème pulmonaire
- Pneumopathies d'hypersensibilité (alvéolite allergique extrinsèque)
- Pneumopathies médicamenteuses
- Pneumopathies associées aux connectivites
- Hémorragie intra-alvéolaire

Les images de verre dépoli sont des plages de parenchyme de transparence diminuée mais sans effacement des images vasculaires ni des parois bronchiques.
Il s'agit d'un comblement partiel des espaces aériens alvéolaires par des éléments hydriques : œdème, prolifération cellulaire, fibrose modérée (Comblement total = syndrome alvéolaire qui est blanc là où le verre dépoli est gris)
Les images de verre dépoli sont une atteinte interstitielle au stade inflammatoire et peuvent régresser sous traitement, contrairement aux images de fibrose (rayons de miel).

- Images en rayons de miel = trames fibreuses : fibrose + kystes ou bulles, bronchectasies de traction :
    - Fibrose pulmonaire idiopathique
    - Connectivite
    - Asbestose

Des images ne faisant pas partie du syndrome interstitiel orientent également vers une étiologie :

- Syndrome interstitiel + adénopathies médiastinales ➔ sarcoïdose, tuberculose, silicose (adénopathies calcifiées en coquille d'œuf), lymphangite carcinomateuse,
- Syndrome interstitiel + plaques pleurales calcifiées ➔ asbestose
- Syndrome interstitiel + kystes ➔ granulomatose langerhansienne

11

Justification du diagnostic de fibrose pulmonaire idiopathique

- Terrain : âge environ 60 ans
- Anamnèse :
    - pas de cause médicamenteuse, toxique ou allergique
    - évolution chronique
- Clinique : Symptomatologie respiratoire riche :
    - Dyspnée d'effort
    - Toux sèche
    - Râles crépitants
    - Hippocratisme digital
- Paraclinique :
    - Imagerie : syndrome interstitiel à prédominance basale, fibrose avec images en rayon de miel, bronchectasies de traction, plages de verre dépoli
    - LBA : alvéolite à neutrophiles
    - EFR : trouble ventilatoire restrictif, troubles de la diffusion
    - GDS : hypoxémie
- Argument de fréquence : cause la plus fréquente de pneumopathie infiltrative diffuse après la sarcoïdose
- Pas de signe pour une autre étiologie (connectivite, ...)

De garde en médecine, vous êtes appelé un soir au lit d'une patiente de 62 ans pour malaise.

Elle a du mal à respirer et se plaint de prurit intense. Elle n'a pas de douleurs à la tête, dans la poitrine ou dans le ventre.

L'infirmière vous révèle que la patiente est hospitalisée pour une exacerbation de bronchopneumopathie chronique obstructive. Elle est tabagique à 50 paquets années non sevrée, hypertendue sous Bisoprolol (bêta-(bloquant), et a un antécédent de prothèse de hanche droite pour une ostéonécrose post traumatique. Dans le service, elle bénéficie d'un traitement par aérosols de bronchodilatateurs (dernier aérosol 2 heures auparavant) et une antibiothérapie parentérale par amoxicilline + acide clavulanique (la perfusion a été branchée il y a une quinzaine de minutes).

A l'examen la patiente est polypnéique à 25/mn, le pouls est difficilement perceptible, la PA systolique à 75 mm Hg et la fréquence cardiaque à 95/mn. La SpO2 est à 89% en air ambiant.

La peau est chaude, sans marbrures, mais montre des lésions érythémateuses prurigineuses (cf photo).

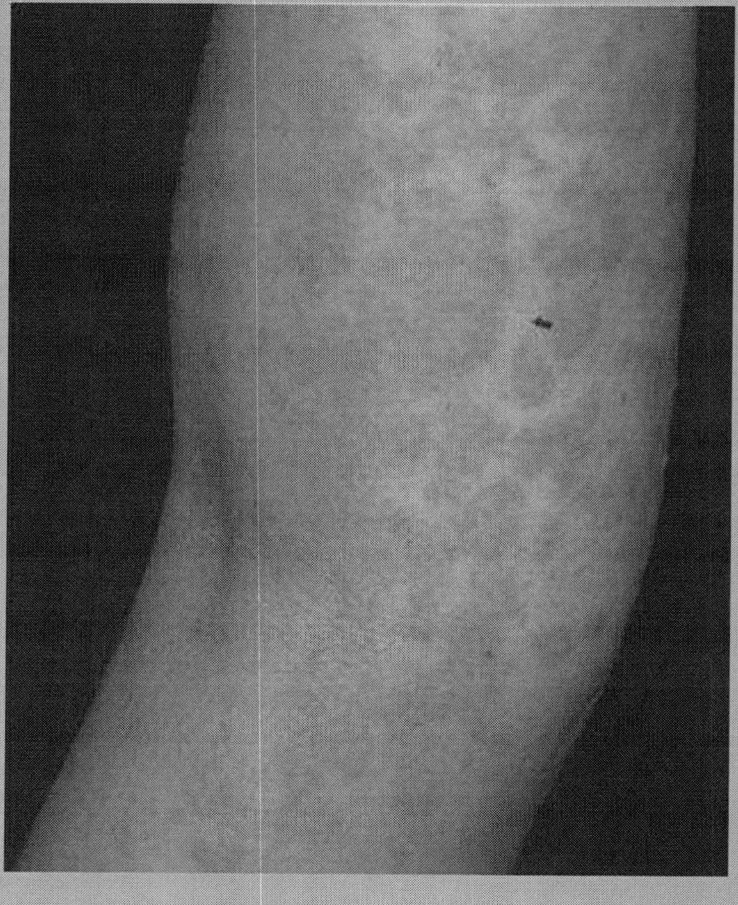

L'auscultation retrouve des sibilants diffus. L'examen de la cavité buccale retrouve un oedème de la luette et des lèvres.

Vous l'interrogez sur ses antécédents allergiques et elle vous dit qu'elle est allergique aux fruits de mer et à certaines noix.
L'électrocardiogramme est le suivant :

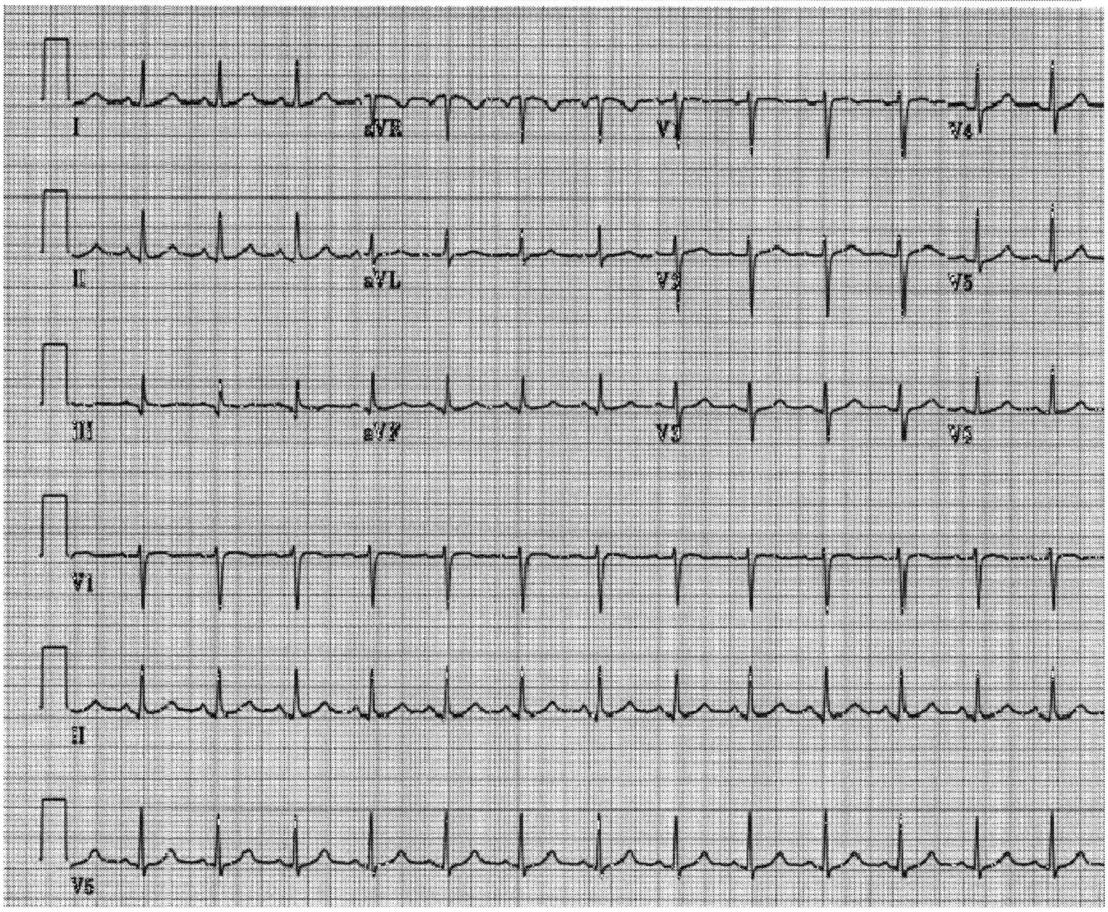

1/ Décrivez les lésions cutanées. Quel est votre diagnostic dermatologique ?
2/ Interprétez l'ECG.
3/ Quel diagnostic suspectez-vous ?
4/ Quelle en est la physiopathologie ?
5/ Quels diagnostics différentiels évoquez-vous ?
6/ Quel est l'intérêt diagnostic de la biologie dans le diagnostic de ce choc ?
7/ Quelle est votre prise en charge thérapeutique des premières heures et sa surveillance ?
8/ Malgré votre traitement, l'état de la patiente ne s'améliore pas. Quelle explication proposez-vous ? Que préconisez-vous ?
9/ Quelle est votre prise en charge à moyen et long terme?

CORRECTION DOSSIER 12

1/ Décrivez les lésions cutanées. Quel est votre diagnostic dermatologique ?	10
Description des lésions :	
• **Papules ou plaques**	2
• **Erythémateuses**	1
• **Prurigineuses**	1
Diagnostic dermatologique :	
• **Urticaire**	4
• **Superficiel**	2

2/ Interprétez l'ECG.	5
Description :	
• Régulier, sinusal	
• Fréquence cardiaque 100/min : tachycardie	
• Axe normal	
• Ondes P, espace PR normal	
• QRS fin, sans onde Q, sans hypertrophie ventriclaire gauche	
• Pas de trouble de la repolarisation	
Interprétation :	
• **Tachycardie sinusale**	3
• **ECG normal** par ailleurs	2

3/ Quel diagnostic suspectez-vous ?	10
Choc anaphylactique avec :	4
• Collapsus : état de choc avec hypotension artérielle : pression artérielle systolique < 90 mmHg	
• **Angio-œdème** (œdème de Quincke) : dyspnée, œdème des lèvres et de la luette	2
• **Bronchospasme** : dyspnée, sibilants diffus	2
• Urticaire superficielle : papules et plaques érythémateuses prurigineuses	-
Allergique **secondaire à l'administration d'amoxicilline** :	2
• Imputabilité intrinsèque : chronologie (environ 15 minutes après la prise du médiament), sémiologie (choc anaphylactique typique, patientes aux antécédents allergiques)	
• Imputabilité extrinsèque : médicament connu pour donner des allergies	

4/ Quelle en est la physiopathologie ?	15
Hypersensibilité immédiate (type 1 de Gell et Coombs) IgE médiée :	3
• 1er contact avec l'antigène (**sensibilisation**) ➔ formation **d'IgE spécifiques** fixées sur la membrane des mastocytes et sur les polynucléaires basophiles	2+2
• **2ème contact (réintroduction)** de l'antigène/allergène ➔ activation des récepteurs (pontage IgE) ➔ libération immédiate de **médiateurs préformés** (histamine) par **dégranulation** mastocytaire, libération en quelques hures de **médiateurs néoformés** (prostaglandines, leucotriènes, PAF)	2 2 1 1
• Effet de **l'histamine** sur les récepteurs H1 et H2 : - Vasodilatation ➔ érythème - Hyperperméabilité ➔ œdème - Bronchoconstriction ➔ dyspnée - Stimulation de fibres nerveuses sensitives ➔ prurit - Hypersécrétion ➔ larmoiement, sueurs, diarrhés, … - Effet chronotrope positif ➔ risque de troubles du rythme ventriculaire	2

5/ Quels diagnostics différentiels évoquez-vous ?	10
• **Choc cardiogénique** (syndrome coronarien aigu, trouble du rythme) : peu probable car pas de contexte (pas de douleurs thoraciques, ECG normal plaidant contre un syndrome coronarien aigu), pas de pâleur ou froideur cutanée ; le choc cardiogénique n'expliquerait pas les signes respiratoires et cutanés	2
• **Choc obstructif** (embolie pulmonaire, tamponnade) : peu probable car pas de contexte (pas de douleur thoracique), pas de signes d'insuffisance cardiaque droite ; le choc obstructif n'expliquerait pas les signes respiratoires et cutanés	2
• **Choc hypovolémique** (hémorragie, déshydration) : peu probable car pas de contexte (pas d'hémorragie active), pas de marbrures ou froideur ou pâleur cutanée ; le choc hypovolémique n'expliquerait pas les signes respiratoires et cutanés	2
• **Choc septique** : peu probable car pas de contexte septique, pas de marbrures ; le choc septique n'expliquerait pas les signes respiratoires et cutanés	2
• **Malaise vagal** : peu probable car pas de bradycardie, pas de pâleur, pas de sueurs ; le malaise vagal n'expliquerait pas les signes respiratoires et cutanés	2
• **Hypoglycémie** : a évoquer devant tout trouble de la conscience mais n'explique ni le choc, ni les signes respiratoires, ni les signes cutanés	-

6/ Quel est l'intérêt diagnostic de la biologie dans le diagnostic de ce choc ?	5
A la phase aiguë : aucun intérêt de la biologie standard ou des dosages des médiateurs libérés par le mastocyte (tryptase, histamine)	3
En revanche, on prélève systématiquement un tube sec de sang pour **le dosage de la tryptase et de l'histamine sériques** au cours de la réanimation (ou même après un éventuel décès). Ceci permettra de confirmer rétrospectivement le diagnostic.	2

7/ Quelle est votre prise en charge thérapeutique des premières heures et sa surveillance ?	20
Urgence vitale Appel du réanimateur et transfert en **réanimation**	2
Sans attendre le transfert : **injection IM puis IV d'adrénaline** (0,5 mg à répéter après quelques minutes en cas d'absence de réponse tensionnelle)	3
Mise en condition : **surélever les jambes**, pose de 2 VVP, libération des voies aériennes supérieures, scope	2
Traitement étiologique : **éviction de l'allergène** : arrêt immédiat de la perfusion d'amoxicilline, jeter les tubulures souillées	3
Traitement symptomatique : • Hémodynamique : - **Remplissage** vasculaire : utiliser des solutés peu allergisants : cristalloïdes ; remplissage prudent sous surveillance rapprochée de l'auscultation pulmonaire (crépitants) car patiente hypertendue (risqaue d'OAP ?) - Amines pressives : adrénaline	2
• Respiratoire : - **Oxygénothérapie** (QSP SpO2 > 90%), si nécessaire intubation orotrachéale et ventilation mécanique ;	2
- **Bronchodilatateurs** : bêta 2 mimétiques en inhalation continue ou SC ; anticholinergiques	2
• **Corticothérapie** par voie générale : aucun effet dans les premières minutes, mais effet anti oedémteux et préviens la rechute précoce • Anti-histaminiques : inutile dans le traitement en urgence du choc, actifs sur l'urticaire et le prurit	2
Surveillance en milieu réanimatoire/soins intensifs pendant au moins 12 à 24 heures car risque de choc biphasique : • Clinique : conscience, pression artérielle, fréquence cardiaque, fréquence respiratoire, SpO2, diurèse, œdème du visage et du cou, auscultation pulmonaire (bronchospasme), hypersécrétion (diarrhée) • Paraclinique : dosage de la tryptase	2

8/ Malgré votre traitement, l'état de la patiente ne s'améliore pas. Quelle explication proposez-vous ? Que préconisez-vous ?	**10**
Explication : la patiente est **traitée par bêta bloquants** (ce qui empêche une tachycardie compensatrice, et ce qui s'oppose à l'action de l'adrénaline)	5
Prise en charge :	
• **Répéter les bolus d'adrénaline** (exemple bolus 0,1 mg toutes les 5 minutes)	3
• Si inefficace : **administrer du glucagon** 1mg IV ou IM toutes les 5 minutes (effet chronotrope et inotrope positif non médié par les récépteurs bêta)	2

9/ Quelle est votre prise en charge à moyen et long terme ?	**15**
• Surveillance en milieu réanimatoire/soins intensifs pendant au moins 12 à 24 heures car risque de choc biphasique	
• Traitement médicamenteux : **poursuivre la corticothérapie orale et les antihistaminiques pendant 5 à 7 jours**	2
• **Déclaration en pharmacovigilance**	3
• **Enquête allergologique** : interrogatoire +++ (préciser à l'allergologue l'ensemble des médicaments donnés au moment du choc anaphylactique), contre indication des prick test si antécédent de choc anaphylactique	3
• Education du patient :	
- **Contre indication à vie des pénicillines**	2
- **Eviction des allergènes croisés** (15% d'allergies croisées aux céphalosporines et autres bêta lactamines)	1
- **Port de carte d'allergique** (mentionné choc anaphylactique à l'amxocicilline)	1
Prescription d'un **kit d'adrénaline injectable** à avoir en permanence sur soi et apprentissage de son utilisation (patient + entourage)	2
Arrêter le bêta bloquant (contexte d'exacerbation de BPCO) et switcher par un autre antihypertenseur	1
Sevrage tabagique	-

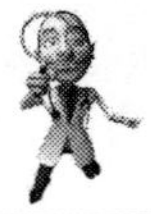

ITEMS ABORDÉS

Item n°113 : Allergies et hypersensibilités chez l'enfant et l'adulte : aspects épidémiologiques, diagnostiques et principes de traitement
Item n°114 : Allergies cutanéo-muqueuses chez l'enfant et l'adulte. Urticaire, dermatites atopiques et de contac
Item n°115 : Allergies respiratoires chez l'enfant et chez l'adulte
Item n°200 : Etat de choc
Item n°211: Œdème de Quincke et anaphylaxie
Item n)181 : latrogénie. Diagnostic et prévention

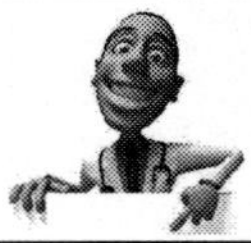

ON REFAIT LE DOSSIER

MESSAGES GENERAUX:

- Choc après prise médicamenteuse : choc anaphylactique jusqu'à preuve du contraire

QUESTIONS PAS A PAS :

QUESTIONS	COMMENTAIRES
1	Urticaire superficielle : • Papules ou plaques • Érythémateuses • Fugaces (< 24h au même endroit) • Migratrices • Prurigineuses • Evoluant par crises Attention, l'état de choc de la patiente ets probablement très grave : • Les chiffres tensionnels bas (PA systolique < 90 mmHg) sont à interpréter chez une patiente hypertendue chronique (donc habituée à des chiffres probablement plus élevés que la normale) • L'absence de franche tachycardie réactionnelle est probablement due à la prise de bêta bloquants, qui empêche l'adaptation cardiaque à l'effort. La patiente ne peut pas compenser l'hypovolémie relative donc effondre son débit cardiaque… Critères pour incriminer un médicament = Imputabilité : • Intrinsèque : - Chronologie - Sémiologie • Extrinsèque : données scientifiques connues (littérature), existence d'autres cas

	Clinique du choc anaphylactique :
	• Signes cardiovasculaires : choc, hypotension artérielle, tachycardie, malaise, perte de connaissance, ...
	• Signes respiratoires :
	  - Œdème laryngé (œdème de Quincke) : dysphonie, dyspnée laryngée (dyspnée inspiratoire)
	  - Bronchospasme : dyspnée expiratoire, sibilants diffus, signes d'asthme aigu grave
	• Signes cutanés : rash, urticair,e prurit
	• Syndrome d'hypersécretion : larmoiement, sueurs, salivation, hypersécretion bronchique, hypersécretion gastrique
	
	Etiologies des chocs anaphylactiques :
	• Médicaments : anesthésiques, antalgique,s AINS, antibiotiques (pénicillines +++), solutés de remplissage (gélatines), produits de constraste iodés
	• Latex
	• Piqures d'hyménoptères
	• Alimentaires
	
	Evolution des chocs alnaphylactiques :
	• Non traité 10% de mortalité
	• Attention au choc biphasique (risque de nouveau choc vers 6h après le premier par relargage de médiateurs néoformés)

4	Adrénaline dans le choc anaphylactique : • Par voie intra musculaire (au début) puis intra veineuse (dès qu'une perfusion est disponible) • Eviter la voie sous cutanée (pharmacologie aléatoire dans un contexte de choc)
9	La prescription d'un kit d'adrénaline injectable à avoir en permanence sur soi et apprentissage de son utilisation (patient + entourage) : • Est fondamental si allergie alimentaire ou aux piqûres d'hyménoptères • Est moins indispensable si allergie évitable (médicamenteuse)

DOSSIER 13

Un homme de 37 ans, d'origine guadeloupéenne, vous consulte pour une baisse de l'acuité visuelle évoluant sur l'œil gauche depuis 3 jours.

Fumeur mais avec une consommation très modérée (il ne fume que deux cigarettes par jour depuis l'âge de 22 ans), il n'a pour seul antécédent qu'une appendicectomie à l'âge de 15 ans.

Il est en bon état général, mais se sent fatigué et a fait un « petit malaise » sans gravité il y a 3 jours.

Il est fébrile à 38° depuis environ 3 semaines.

1/ Décrivez l'examen ophtalmologique.

2/ Vous diagnostiquez une uvéite antérieure de l'œil gauche. Quels sont les signes ophtalmologiques qui vous ont conduit à ce diagnostic ?

3/ Quelles sont les étiologies des uvéites antérieures ?

Le patient vous montre une radiographie thoracique faites à la demande de son médecin traitant.

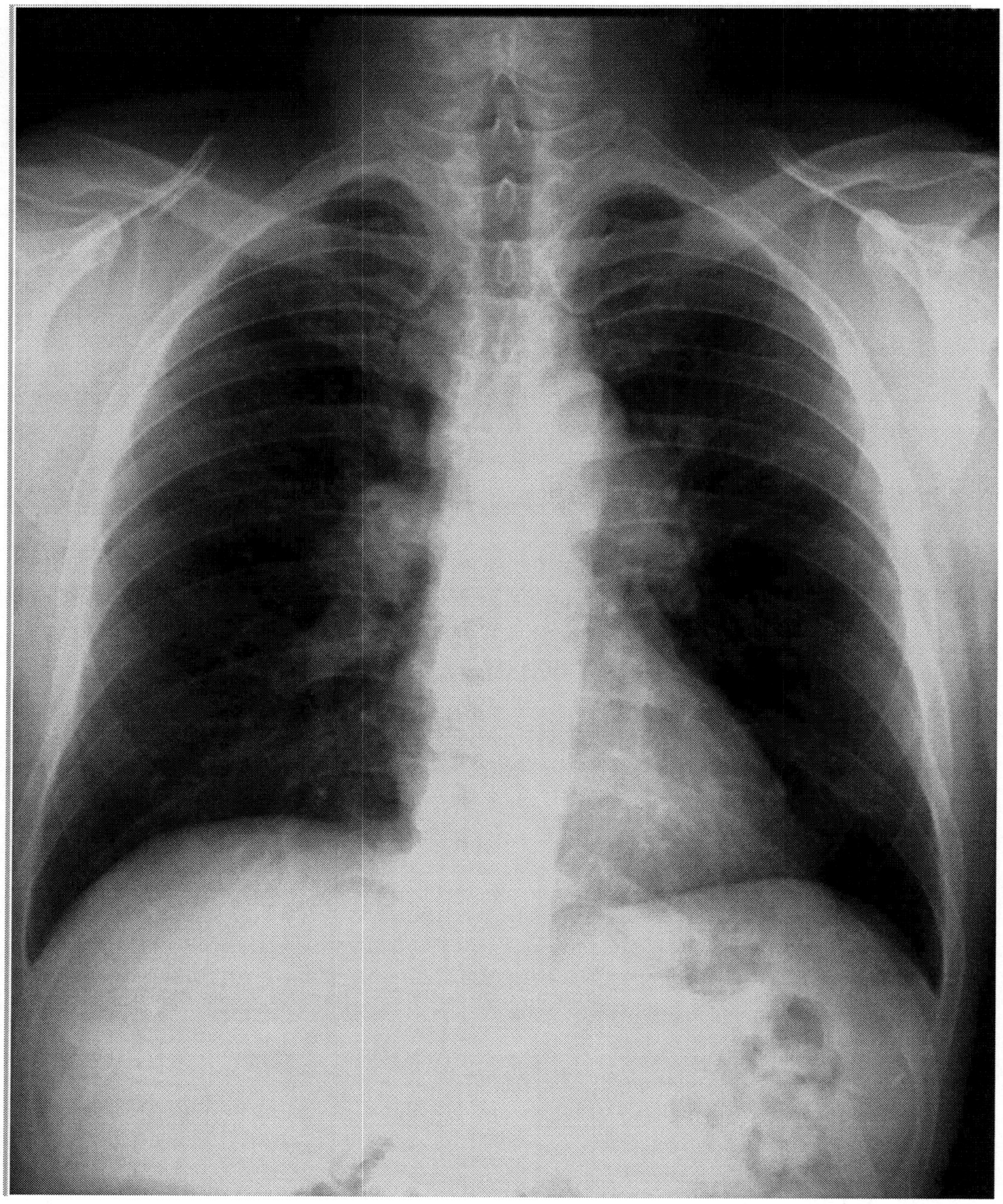

4/ Interprétez la radiographie thoracique. Quel est le diagnostic le plus probable ?

5/ Votre examen clinique retrouve également des douleurs pré-auriculaires bilatérales, un effacement des rides du front à droite, une attraction de la commissure labiale vers la gauche et un effacement du pli naso-génien droit. Quel est le syndrome présenté par le patient ?

6/ Quel est l'examen qui permettra d'obtenir une certitude quant à votre diagnostic ?

7/ Quel est votre bilan paraclinique ? Justifiez.

Vous recevez une partie du bilan paraclinique que vous aviez demandé : ionogramme sanguin : natrémie 141 mmol/L, kaliémie 3,7 mmol/L, chlorémie 101 mmol/L, transaminases normales, NFS : GB 7600/mm3, Hb 13,7 g/dL, plaquettes 351 000/mm3 ; calémie 2,6 mmol/L, albumine 40 g/L ; electrophorèse des protéines sériques : hypergammaglobulinémie polyclonale.

ECG :

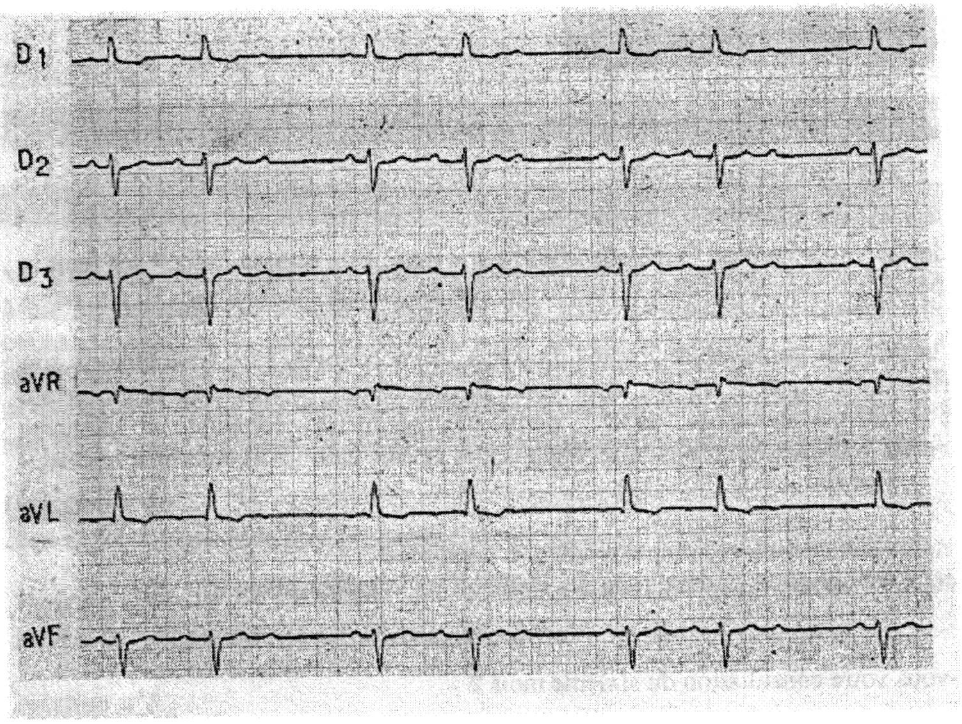

8/ Interprétez l'ECG.

9/ Quelle est votre prise en charge thérapeutique globale ?

CORRECTION DOSSIER 13

1/ Décrivez l'examen ophtalmologique.	**11**
• Interrogatoire :	
- Terrain : antécédents ophtalmologiques (lentilles, ...)	
- Anamnèse :	
o Mode de survenue	
o Facteur déclenchant : traumatisme, contact avec les animaux, voyage à l'étranger	
- Signes fonctionnels :	
o Atteinte uni ou bilatérale	
o **Signes fonctionnels** associés : locaux (phosphènes, métamorphopsies, ...) ou généraux	1
• Examen physique **bilatéral et comparatif** :	1
- Examen des **paupières** et annexes	1
- Examen de la **conjonctive** : cercle périkératique	1
- **Acuité visuelle** de loin (Monoyer) et de près (Parinaud)	1
- Segment antérieur : analyse à la **lampe à fente** :	1
o Examen de la **cornée avec test à la fluorescéine**	1
o **Chambre antérieure** : hypopion, effet tyndall, précipité retro cornéen et retro descémétique, synéchies iridocristalliniennes	1
- **Tonus oculaire** : tonomètre à air	1
- Segment postérieur : **fond d'oeil**	1
- **Champ visuel**	1

2/ Vous diagnostiquez une uvéite antérieure de l'œil gauche. Quels sont les signes ophtalmologiques qui vous ont conduit à ce diagnostic ?	**9**
• **Oeil droit normal**	1
• Oeil gauche :	
- Oeil **rouge** et **douloureux**	1+1
- Signes fonctionnels : douleurs, larmoiement, photophobie	
- Examen de la conjonctive : **cercle périkératique**	1
- **Baisse de l'acuité visuelle**	1
- **Myosis**	1
- Examen de la chambre antérieure à la lampe à fente :	
o **Précipités retro cornéens**, retro-descémétiques	1
o **Effet Tyndall**	1
o **Synéchies irido-cristalliniennes, irido cornéennes**	1

3/ Quelles sont les étiologies des uvéites antérieures ?	12
• **Causes locales** : post traumatique (chirurgie, corps étranger)	1
• Causes loco-régionales :	
- Infectieuses (infections de voisinage) :	
o **Infection dentaire**	1
o **Infection ORL** : sinusite, ethmoïdite, …	1
- Immunologique : ophtalmopathie sympathique après traumatisme oculaire	
• Causes générales :	
- Infections :	1
o **Tuberculose**	1
o **Herpès**	1
o **Syphilis**	1
o **Maladie de Lyme**	
- Maladies rhumatismales :	
o **Spondylarthropathies**	1
o HLA B27	
o Arthrite chronique juvénile	
- Maladies inflammatoires et systémiques :	1
o **Sarcoïdose**	1
o **Maladies chroniques inflammatoires de l'intestin** : Crohn, rectocolite hémorragique	
o **Behçet**	1
o Maladie de Still	
• **Idiopathique**	1

4/ Interprétez la radiographie thoracique. Quel est le diagnostic le plus probable ?	10
• Radiographie thoracique de face, en inspiration	
• Interprétation :	
- **Syndrome hilaire/médiastinal** :	1
o **Opacités hilaires**	1
o **Bilatérales**	1
o **Symétriques**	1
o Homogènes	
o **Polylobées**	1
o **Non compressives**	1
o Interbronchiques	
o **Évocatrices d'adénopathies**	-
- Absence de syndrome pariétal, de syndrome cardiaque, de syndrome pleural, de syndrome alvéolaire ou interstitiel	
• Diagnostic le plus probable : **sarcoïdose de stade 1** avec atteinte opthalmologique (uvéite antérieure gauche)	4

5/ Votre examen clinique retrouve également des douleurs pré-auriculaires bilatérales, un effacement des rides du front à droite, une attraction de la commissure labiale vers la gauche et un effacement du pli naso-génien droit. Quel est le syndrome présenté par le patient ?	**5**
Syndrome de Heerfordt : • Fièvre • Uvéite • Paralysie faciale périphérique • Parotidite	5

6/ Quel est l'examen qui permettra d'obtenir une certitude quant à votre diagnostic ?	**8**
• Le diagnostic de certitude est **histologique** : présence d'un **granulome**	2
épithélioïde et giganto cellulaire sans nécrose caséeuse	2
• Biopsies :	
- **Cutanées** (modifications de la cicatrice d'appendicectomie)	1
- **Glandes salivaires accessoires**	1
- **Adénopathies** périphériques	1
- **Biopsies bronchiques** ou **transbronchiques**	1
- Biopsies ganglionnaires profondes par médiastinoscopie	
- Biopsie hépatique	

7/ Quel est votre bilan paraclinique ? Justifiez	**15**
• Biologie :	
- **Enzyme de conversion de l'angiotensine** (élevée dans la sarcoïdose)	2
- **IDR à la tuberculine** (anergie tuberculinique)	1
- **Calcémie** + albuminémie ou calcémie ionisée, **calciurie des 24h** (hypercalcémie par hyperproduction de vitamine D par le granulome)	1+1
- Diagnostic différentiel : recherche de tuberculose (BK crachats 3 j de suite, BK tubages gastriques 3 j de suite, fibroscopie bronchique et recherché de BK dans le lavage broncho-alvéolaire), sérologie mycoplasme, sérologie VIH 1 et 2 avec l'accord du patient	
• Imagerie :	
- **Scanner thoracique** sans et avec injection : recherche de syndrome interstitiel, de fibrose	1
- **Echographie cardiaque** : évaluation de la fonction du ventricule gauche, recherché d'HTAP	1
- Ostéodensitométrie (recherché d'ostéopénie ou ostéoporose avant corticothérapie au long cours)	
• **ECG** : recherché de troubles du rythme ou de la conduction	1

• Autres :	
- **Gazométrie artérielle** : recherché d'une mauvaise tolérance de la pathologie respiratoire	1
- **EFR avec DLCO** : recherche de syndrome restrictif, d'altération de la membrane alvéolo-capillaire avec baisse de la DLCO	2
- **Fibroscopie bronchique avec lavage broncho-alvéolaire** : alvéolite lymphocytaire à CD4	2
- **Ponction lombaire** : recherche de signes d'encéphalite (car paralysie faciale)	1
- **Consultation ophtalmologique**	1

8/ Interprétez l'ECG.	**10**
• Interprétation :	
- Rythme irrégulier, non sinusal : onde p avant chaque qrs mais pas de qrs après chaque onde p	
- Fréquence cardiaque environ 50/min : **bradycardie**	2
- Axe gauche (entre D1 et VL)	
- Onde p de morphologie variable	
- **Espace PR de longueur variable : s'allonge progressivement à chaque cycle jusqu'à obtenir une onde p non conduite**	2
- Qrs fins, d'amplitude et de morphologie normale, sans ondes Q	
- Pas de décalage de ST	
- Onde T normale	
• Conclusion : trouble de la conduction cardiaque :	
- Aspect **de bloc atrio ventriculaire**	2
- **De type 2**	2
- **De type Luciani Wenckebach**	2
- Correspondant à une atteinte cardiaque grave de la sarcoïdose	

9/ Quelle est votre prise en charge thérapeutique globale ?	**20**
• Urgence thérapeutique	
• Hospitalisation	
• Mise en conditions :	
- Repos au lit	
- **Scope** : monitorage cardio-tensionnel et SpO2	2
- Oxygénothérapie si besoin	
• Traitement étiologique :	
- **Corticothérapie** : traitement d'attaque (0,5 à 1 mg/kg/j) puis traitement d'entretien avec décroissance lente et progressive, pour une durée d'environ 18 mois à 2 ans	2
- **Mesures associées** à la corticothérapie :	2
o Régime sans sel, pauvre en graisses saturées et en sucres	

rapides, riche en protides o Supplémentation potassique	
o **Pas de supplémentation vitamino-calcique systématique** (surveillance de la calcémie et supplémentation en cas d'hypocalcémie)	Zéro si suppl. VitD ou Calcium
o **Eradication de l'anguillulose** par ivermectine STROMECTOL	2
o Biphosphonates si besoin o Education de la patiente : ne jamais arrêter brutalement les corticoïdes (risqué d'insuffisance surrénalienne)	
• Traitement symptomatique : - De l'uvéite :	
o **Corticothérapie locale** (exemple : TOBRADEX pour l'oeil gauche)	2
o Collyres mydriatiques dans l'oeil gauche o Antalgiques - Paralysie faciale périphérique :	
o **Soins ophtalmologiques** : occlusion palpébrale nocturne de l'oeil droit, lunettes de protection dans la journée, pommade à la vitamine A	2
o **Rééducation, kinésithérapie** faciale, orthophonie	2
- Bloc atrio-ventriculaire : o Atropine en urgence si besoin	
o Pose d'un **pacemaker** (stimulateur cardiaque)	2
- Si passage en hypercalcémie modérée : hyperhydratation - Parotidite : antalgiques, anti-inflammatoires non stéroïdiens • Mesures associées :	
- **Eviter l'exposition solaire** (qui stimule la production de vitamine D donc accroît le risque d'hypercalcémie)	2
- **Arrêt du tabac**	2
- Déclaration affection longue durée, prise en charge à 100% - Arrêt de travail si nécessaire • Surveillance clinique et paraclinique de la tolérance et de l'efficacité du traitement	

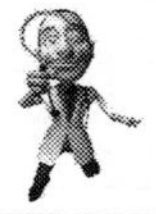

ITEMS ABORDÉS

Item n°120 : Pneumopathie interstitielle diffuse
Item n°124 : Sarcoïdose
Item n°116 : Pathologies auto-immunes : Aspects épid émiologiques, diagnostiques et principes de traitement
Item n°319 : Hypercalcémie
Item n°212 : Oeil rouge et douloureux
Item n°174 : Prescription et surveillance des anti-i nflammatoires non stéroïdiens
Item n°326 : Paralysie faciale
Item n°284 : Troubles de la conduction cardiiaque
Item n°187 : Troble de la vision d'apparition bruta le

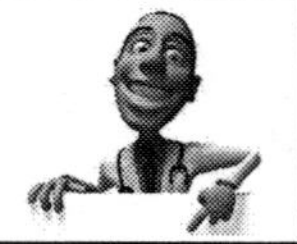

ON REFAIT LE DOSSIER

MESSAGES GENERAUX:

- Arrêt du tabac, …
- Uvéite : sarcoïdose, tuberculose, spondylarthropathie, MICI, herpès, syphilis,
- Paralysie faciale périphérique : soins ophtalmologiques, kinésithérapie de rééducation

QUESTIONS PAS A PAS :

QUESTIONS	COMMENTAIRES
1	• Ne jamais oublier que l'examen ophtalmologique est avant tout bilatéral et comparatif +++ • Ensuite, soyez méthodiques : prenez chaque élément anatomique de l'œil, d'avant en arrière, et décrivez l'examen clinique correspondant
6	Biopsies cutanées dans une sarcoïdose : ne pas biopsier un érythème noueux (la biopsie ne sera pas informative)
7	• Le bilan d'une maladie systémique comme la sarcoïdose est souvent long et fastidieux. Pour éviter de perdre beaucoup de points, il faut surtout penser à rechercher les complications graves de la pathologie. • Dans le cas de la sarcoïdose : atteintes respiratoires (gazométrie artérielle, EFR, scanner thoracique), cardiaque (ECG, échographie cardiaque), hypercalcémie (calcémie, ECG)
9	• Le scope est nécessaire du fait du bloc atrio ventriculaire • Zéro à la question si supplémentation vitamino-calcique d'emblée chez ce patient ayant une calcémie à la limite haute e la normale. La sarcoïdose, par le biais d'une production de vitamine D par le granulome, est à risque d'hypercalcémie. Supplémenter ce patient en calcium le ferait passer en hyper calcémie et risquerait de le tuer… • Traitement d'une uvéite : les collyres mydriatiques permettent de lutter contre le myosis de l'uvéite et réduisent le risque de développer des séquelles oculaires à type de synéchies (irido-cristalliniennes, …)

De garde aux urgences, vous accueillez une patiente de 32 ans pour hémoptysie.

Originaire du Kenya, elle est agent d'entretien à l'hôpital, mais n'a pas de couverture sociale. Elle n'a jamais eu de problème de santé particulier. Elle pèse 62 kg, consomme de petites quantités de tabac et de cannabis depuis son arrivée en France, ne boit pas d'alcool. Mère de 2 enfants, elle prend une contraception oestroprogestative. Dans sa famille, personne n'est malade, à l'exception de son père, qui prend des anti-inflammatoires quotidiennement pour des « ganglions ». Cependant, elle est fatiguée et perd du poids depuis quelques semaines. Elle a craché du sang pour la seconde fois en quelques jours, ce qui l'a décidé à consulter aux urgences

Son dernier séjour en Afrique date d'il y a 5 mois.

1/ Quelles sont les étiologies des hémoptysies ?

2/ Que recherchez-vous à l'interrogatoire et à l'examen clinique ?

Une radiographie thoracique est réalisée :

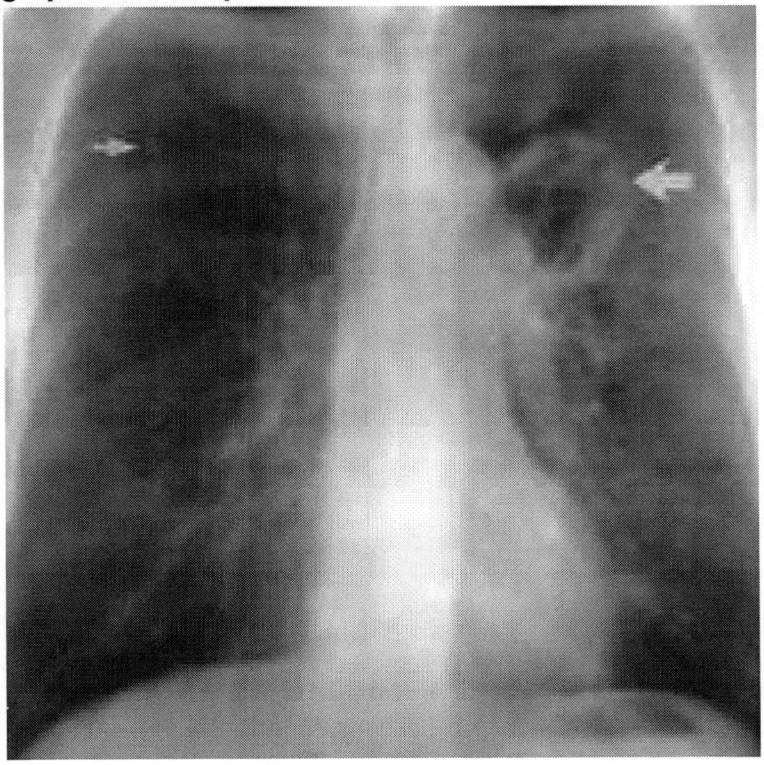

3/ Interprétez la radiographie. Quel est votre diagnostic le plus probable ?

4/ Quel est votre bilan paraclinique ?

5/ Concernant le problème des crachats sanglants, quelle est votre prise en charge thérapeutique ?

6/ Quelle est votre prise en charge de la pathologie de fond de la patiente ?

7/ La patiente revient vous voir en consultation 6 semaines après. Son bilan sanguin montre une ASAT à 165 UI/L, une ALAT à 342 UI/L. Quelle est votre attitude ?

La patiente vous ramène des clichés de thorax de son père.

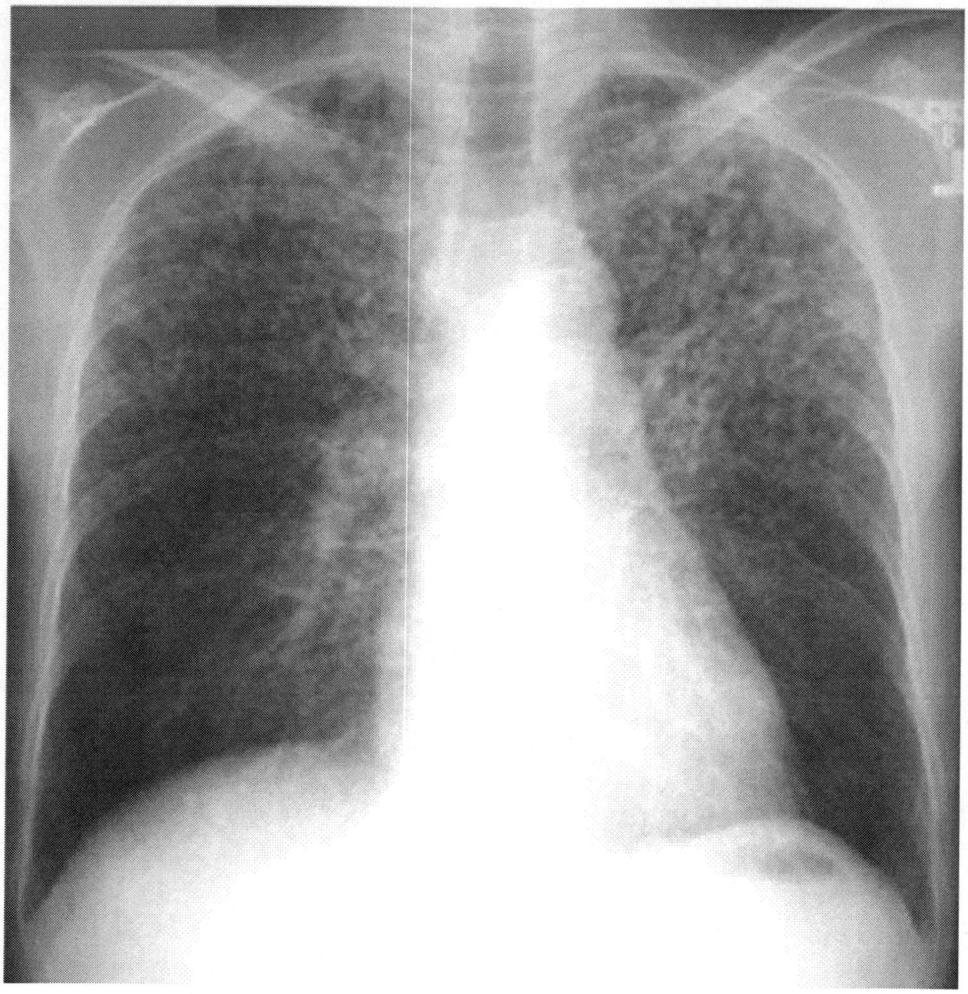

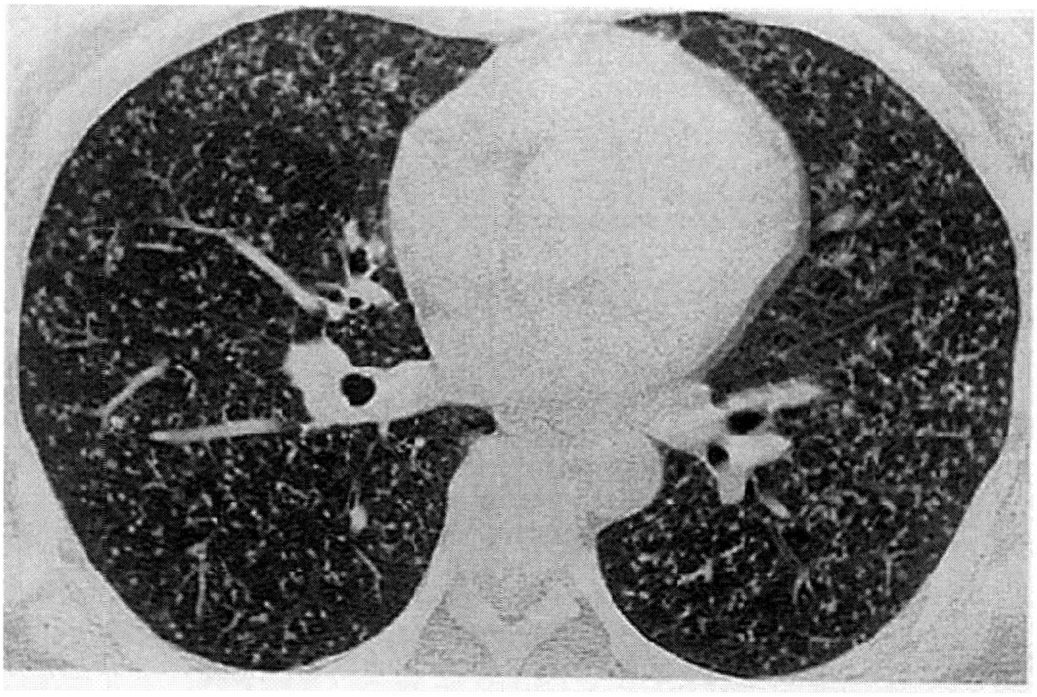

8/ interprétez-les. Quel est votre diagnostic ?

CORRECTION DOSSIER 14

1/ Quelles sont les étiologies des hémoptysies ?	8
• Causes tumorales : **cancer bronchopulmonaire**	1
• Causes infectieuses :	
- **Tuberculose pulmonaire**	1
Chez un ancien tuberculeux : rechute, cancer sur cicatrice, DDB séquellaire, aspergillome, broncholithiase	
- **Pneumopathie**, bronchite	1
• **Dilatation des bronches**	1
• **Mucoviscidose**	1
• Causes cardiovasculaires :	
- **Embolie pulmonaire**	1
- Œdème aigu du poumon	
• Causes inflammatoires : **hémorragies intra-alvéolaires** (Goodpasture, Wegener, ...)	1
• **Malformations vasculaires / angiomes** (maladie de Rendu Osler)	1

2/ Que recherchez-vous à l'interrogatoire et à l'examen clinique ?	14
Interrogatoire	
• Terrain :	
- **Vaccination antituberculeuse**	1
- Possibilité de grossesse actuelle (dernières règles, beta HCG, ...)	
- Modalité de vie : **vie en collectivité** ?	1
- Possibilité d'avoir été **exposé au VIH**	1
• Anamnèse :	
- **Notion de contage** tuberculeux : autre cas dans l'entourage, séjour en sanatorium, antécédents familiaux de tuberculose	1
- **Prise d'anticoagulants ou d'anti agrégants plaquettaires**	1
• Signes fonctionnels :	
- Caractériser l'hémoptysie :	
o **Abondance** de l'hémoptysie,	1
o S'assurer qu'il s'agisse bien d'une hémoptysie : **sang rouge vif aéré** émis au cours d'une **effort de toux**, pas d'argument pour une hématémèse (sang noirs, méléna, efforts de vomissements, résidus alimentaires) , pas d'argument pour un épistaxis dégluti, pas d'argument pour un OAP (pas de signe d'insuffisance cardiaque)	1 1
o Recherche d'autres saignements extériorisés	
- Enquête étiologique : notion de perte de poids, d'asthénie, de **fièvre** ou de frissons, de **sueurs nocturnes**	1 1
Examen physique :	
• Constantes : **poids**, température, fréquence cardiaque, pression artérielle,	1

fréquence respiratoire, saturation en oxygène	
• Recherche de signes de mauvaise tolérance de l'hémoptysie : signes **d'hypoxie** (cyanose, tachycardie), signes de lutte	1
• Examen respiratoire : inspection, palpation, percussion, auscultation à la recherche d'un **syndrome de condensation alvéolaire**	1
• Examen cardiovasculaire : recherche de signes d'insuffisance cardiaque	
• **Palpation des aires ganglionnaires**	1
• Examen abdominal, ORL et neurologique	

3/ Interprétez la radiographie. Quel est votre diagnostic le plus probable ?	**8**
• Radiographie thoracique de face	
• Sémiologie :	
- **Nodules** (non excavés) dans les deux lobes supérieurs	1
- **Cavernes** (excavation) dans le lobe supérieur gauche	2
- **Infiltrats** (syndrome interstitiel) prédominant au lobe inférieur gauche	1
- **Adénopathies du hile**	1
- Pachypleurite et calcification du hile	
• Conclusion : aspect de **tuberculose pulmonaire commune** : tuberculose-maladie	3

4/ Quel est votre bilan paraclinique ?	**15**
Concernant l'hémoptysie	
• Biologie :	
- NFS plaquettes,	
- **Groupe sanguin rhésus RAI,**	1
- **TP TCA fibrinogène,**	1
- Ionogramme urée créatininémie, glycémie,	
- CRP PCT	
- **Bêta HCG**	1
- **Gazométrie artérielle**	1
• Imagerie : scanner thoracique sans et avec injection (morphologie et localisation de la lésion, présence de lésions associées, cartographie vasculaire pouvant guider une embolisation)	
• **Fibroscopie bronchique**	1
Concernant la suspicion de tuberculose :	
Bilan à visée diagnostique (mise en évidence du germe) positif de tuberculose :	
• Biologie : Infectiologie :	
- ~~**IDR à la tuberculine**~~	1
- Dosage de l'interféron ~~: **Quantiferon**~~	1
- BK crachats 3 matins de suite	

- **BK tubages gastriques** 3 matins de suite, 1
- Si échec : fibroscopie bronchique avec LBA pour rechercher de BK (examen direct avec coloration de Ziehl, culture sur milieu de Lowenstein pour recherche de bacilles acido alcoolo résistants, antibiogramme)
- **Sérologie VIH** avec l'accord du patient 1

- Imagerie : **Scanner thoracique** pour évaluer plus précisément l'atteinte tuberculeuse pulmonaire et médiastinale 1

Bilan d'extension de la tuberculose :

- Fond d'oeil (atteinte oculaire avec nodules de Bouchut)
- Ponction lombaire (atteinte méningée)
- Echographie cardiaque, ECG (atteinte péricardique)
- Echographie abdominale (atteinte péritonéale)
- ECBU avec recherche de BK (atteinte urinaire)
- Hémocultures BK, myélogramme (atteinte hématologique)
- Test au synacthène (atteinte surrénale)
- **Radiographies du rachis** (spondylaodiscite) 1

Bilan pré thérapeutique :

- **Uricémie** 1
- **Consultation ophtalmologique** avec fond d'oeil et vision des couleurs 1
- **Transaminases,** fonction rénale, NFS 1
- **Albuminémie, protidémie, pré-albuminémie** (dénutrition) 1

5/ Concernant le problème des crachats sanglants, quelle est votre prise en charge thérapeutique ? **15**

- **Urgence vitale**
- Selon gravité, hospitalisation en urgence en soins intensifs ou **réanimation** 2

  - Mise en condition 1
    - Repos au lit, **position assise**
    - A jeun
    - Scope – Monitorage cardio-tensionnel et SpO2
    - Pose de 2 VVP de bon calibre
    - **Crachoir** pour quantifier l'hémoptysie 1
    - **Isolement respiratoire** car suspicion de tuberculose 1

  - Prise en charge respiratoire symptomatique : 1
    - **Libération des voies aériennes supérieures** 2
    - **Oxygénothérapie avec débit adapté pour SpO2 entre 90 et 92%**
    - Si insuffisant, discuter VNI ou intubation oro-trachéale et ventilation mécanique
    - Si hématose incontrôlable : **intubation sélective** 1

- Prise en charge de l'hémoptysie :	2
o **Traitement vasoactif : Terlipressine GLYPRESSINE** IV (hors contre-indications = patiente coronarienne)	
o Fibroscopie bronchique à visée diagnostique +- geste d'hémostase local : Utilisation de vasoconstricteurs locaux (sérum glacé, xylocaïne adrénalinée, glypressine).	
o **Radioembolisation de l'artère responsable du saignement**	2
▪ Consentement éclairé et signé	
▪ Artériographie bronchique par voie artérielle fémorale	1
▪ **Repérage de l'artère d'Adamkiewicz**	
▪ Embolisation sélective de l'artère responsable de l'hémoptysie	
o Si échec : **traitement chirurgical** : lobectomie voire pneumonectomie d'hémostase	1
- Traitement symptomatique : antalgiques, ...	
- Surveillance clinique et paraclinique de la tolérance et de l'efficacité du traitement	
o Clinique : constantes, conscience, hémoptysie	
o Paraclinique : Gazométrie artérielle	

6/ Quelle est votre prise en charge de la pathologie de fond de la patiente ?	**30**
• Hospitalisation en infectiologie ou pneumologie pour initier le traitement puis traitement ambulatoire	
• Mise en condition :	
- Repos au lit strict,	
- **Isolement respiratoire** jusqu'à obtenir 3 BK crachats ou tubages négatifs (tuberculose non bacillifère)	2
• Traitement étiologique : **quadrithérapie antituberculeuse** (Isoniazide, Rifampicine, pyrazinamide, éthambutol) pendant 2 mois puis bithérapie (isoniazide – rifampicine) pour une **durée totale de 6 mois**	2 2
- **Prise unique le matin à jeun** (au moins 2 heures après et 1 heure avant un repas sinon la rifampicine est mal absorbée)	1
- Privilégier les associations	
- Prévention de la neuropathie à l'isoniazide : **vitaminothérapie B6 (et B1)**	1
- Information du patient : coloration des urines et des larmes en orange par la rifampicine, inducteur enzymatique (inactive les pilules contraceptives, ...)	
- Information sur la contraception : **possibilité d'inefficacité de la contraception orale par oestroprogestatifs** : associer une contraception locale (préservatif) pour la durée du traitement	2
- Education du patient : nécessité d'une **bonne observance**	2
• Traitement symptomatique :	
- Antalgiques non antipyrétiques (tramadol, acupan, morphine)	
- Antipyrétiques si fièvre mal tolérée	
- **Renutrition** : conseils diététiques, compléments alimentaires hypercaloriques	2

• Mesures associées :	
- **Déclaration obligatoire à la DDASS**	2
- **Dépistage des sujets contact** (examen clinique + radiographie thoracique + IDR à la tuberculine)	2
- **Prise en charge à 100%**	2
- Assistante sociale : **CMU complémentaire**	2
- **Déclaration de maladie professionnelle** (agent d'entretien à l'hôpital donc possibilité de contage lors de son travail)	2
- Nécessité de **sevrage tabagique** + aide au sevrage	2
• Surveillance clinique et paraclinique de la tolérance, de l'efficacité et de l'observance du traitement :	
- Efficacité :	
o Clinique : fièvre, poids, dyspnée, examen respiratoire	
o Paraclinique : bactériologie : négativation des prélèvements ; radiographies thoraciques	
- Tolérance :	
o Clinique : arthralgies, goutte, neuropathie périphériques (traitement antituberculeux), signes hémorragiques (anticoagulation)	
o Paraclinique : **transaminases**, fonction rénale, uricémie, bilan ophtalmologique avec vision des couleurs (traitement antituberculeux), plaquettes 2x/semaines (héparines)	2
- **Observance** : coloration en orange des urines par la rifampicine	2

7/ La patiente revient vous voir en consultation 6 semaines après. Son bilan sanguin montre une ASAT à 165 UI/L, une ALAT à 342 UI/L. Quelle est votre attitude ?	**5**
• Probable **hépatotoxicité de l'isoniazide et du pyrazinamide**	1
• **Arrêt de l'isoniazide et du pyrazinamide**	1
• Le pyrazinamide est arrêté définitivement	
• **L'isoniazide sera repris à doses progressives, jusqu'à demi dose, après normalisation des transaminases**	3

8/ interprétez-les. Quel est votre diagnostic ?	**5**
Radiographie thoracique de face et scanner thoracique en coupes transversales en fenêtre parenchymateuse :	
• **Syndrome interstitiel**	1
• **Micronodulaire**	1
• Diffus **disséminé** aux deux champs pulmonaires, prédominant au niveau des lobes supérieurs	1
Diagnostic : **miliaire tuberculeuse**	2

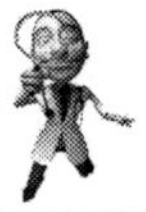

ITEMS ABORDÉS

Item n°106: Tuberculose
Item n°317 : hémoptysie
Item n°324 : Opacités et masses intra-thoraciques

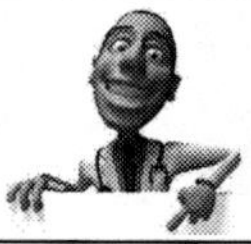

ON REFAIT LE DOSSIER

MESSAGES GENERAUX:

- Hémoptysie : urgence diagnostique
- Hémoptysie de grande abondance : urgence thérapeutique, risque vital (asphyxie)
- Contre indication de la terlipressine si patient coronarien
- Tuberculose : rechercher VIH
- Tuberculose : déclaration obligatoire et enquête autour du cas
- Tuberculose : isolement jusqu'à certitude d'être non bacillifère

QUESTIONS PAS A PAS :

QUESTIONS	COMMENTAIRES
3	Radiographie thoracique de tuberculose : • Nodules (non excavés), cavernes (excavation), infiltrats (syndrome interstitiel) surtout aux segments supérieurs des lobes supérieurs et inférieurs • Adénopathies médiastinales calcifiées ou non • Pachypleurite, calcifications pleurales • Complications : pleurésie, pneumothorax, atteinte rachidienne avec mal de Pott
4	Recherche du BK : • Le BK tubage est le gold standard (sensibilité bien supérieure aux BK crachats). Il doit être réalisé 3 matins de suite avant le lever • Le BK crachat est souvent réalisé avant les BK tubage pour favoriser le confort du patient (réflexe nauséeux au tubage gastrique)
6	Durée du traitement antituberculeux : 2 mois de quadrithérapie puis bithérapie pour une durée totale de : • Tuberculose pulmonaire sans caverne, tuberculose ganglionnaire : 6 mois • Tuberculose pulmonaire avec caverne ou expectoration : 9 mois • Atteinte neurologique, ostéoarticulaire ou disséminée : 12 mois

	<u>Cas particuliers :</u> • Femme enceinte : pas de pyrazinamide (le traitement standard devient une trithérapie de 3 mois puis une bithérapie de 6 mois pour 9 mois au total) • Enfants : pas d'éthambutol (le traitement standard devient une trithérapie de 2 mois puis une quadrithérapie de 4 mois pour 6 mois au total) <u>Indication de la corticothérapie dans la tuberculose :</u> • Miliaire avec hypoxémie • Atteinte cérébrale : méningite, tuberculomes cérébraux • Atteinte séreuse prolongée : péricardite, ascite • Pancytopénie par atteinte tuberculeuse médullaire/hématologique
7	<u>Effets indésirables des traitements antituberculeux :</u> • Isoniazide : hépatotoxique (dose dépendant : si hépatotxicité, on peut reprendre le médicament à plus petite dose), carence en vitamine B6 (d'où multinévrite) • Rifampicine : inducteur enzymatique, potentialise l'hépatotoxicité de l'isoniazide, colore les larmes et les urines en orange • Pyrazinamide : hépatotoxique (immuno-allergique : si hépatotoxicité : arrêt définitif du médicament) hyper uricémie (arthralgies et goutte), contre indiqué chez la femme enceinte • Ethambutol : neuropathie optique retrobulbaire, contre indiqué chez l'enfant

DOSSIER 15

Vous recevez en consultation une patiente de 61 ans pour fièvre, fatigue, céphalées, diarrhées, douleurs abdominales et musculaires diffuses. Elle tousse et est essoufflée à l'effort depuis plusieurs jours.

Elle a pour antécédents une hypertension artérielle traitée par hydrochlorothiazide. Elle ne fume pas, ne boit pas d'alcool. Les symptômes ont débuté quelques jours après son retour de vacances au Sénégal. Elle pense s'être enrhumée à force d'aller s'abriter dans les espaces climatisés de son hôtel (il faisait plus de 35℃ dehors).

Elle a consulté son médecin traitant il y a 3 jours, et il lui a prescrit de l'Augmentin à la dose de 3x1g par jour. Cependant, ses symptômes ne se sont en rien amendés.

Les propos de la patiente sont légèrement confus. Votre examen clinique retrouve une fréquence cardiaque à 95/min, une PA à 142/79 mmHg, une saturation en oxygène à 91% en air ambiant, une température à 39℃.

L'auscultation pulmonaire retrouve des crépitants aux deux bases. La nuque est souple, l'examen neurologique est sans particularité (il n'y a aucun déficit focal).

1/ Quelles sont les deux étiologies que vous évoquez en priorité ?

2/ Quel est votre bilan paraclinique ?

Le bilan biologique retrouve : Hb 12,7 g/dL, leucocytes 19500/mm3 dont 18700 PNN, plaquettes 195 000/mm3 ; Na 131 mmol/L, K 4,3 mmol/L, Cl 103 mmol/L, urée 14 mmol/L, créatininémie 124 micromol/L, ASAT 95 UI/L, ALAT 86 UI/L, PAL, gamma Gt et bilirubines normaux, CPK 350 UI/L ; VS 85 mm à 1h ; CRP 143 mg/L.

La radiographie thoracique est la suivante :

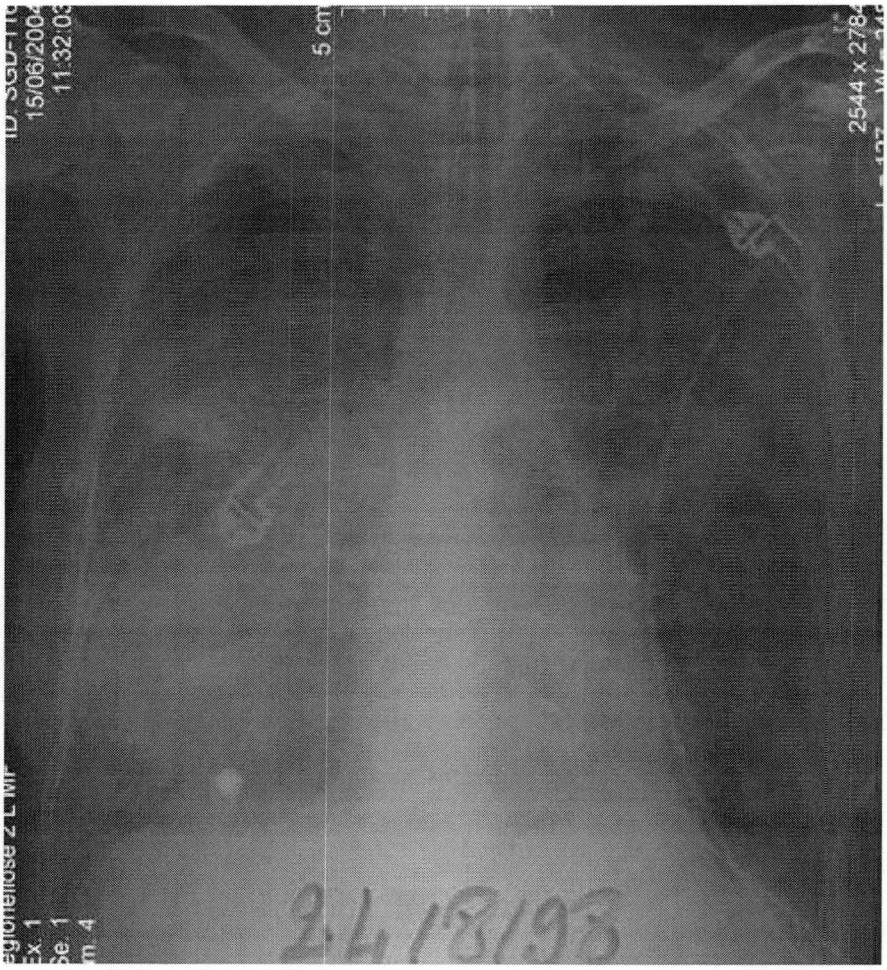

3/ Interprétez la radiographie thoracique.
4/ Quel est votre diagnostic ?

Le scanner thoracique réalisé est le suivant :

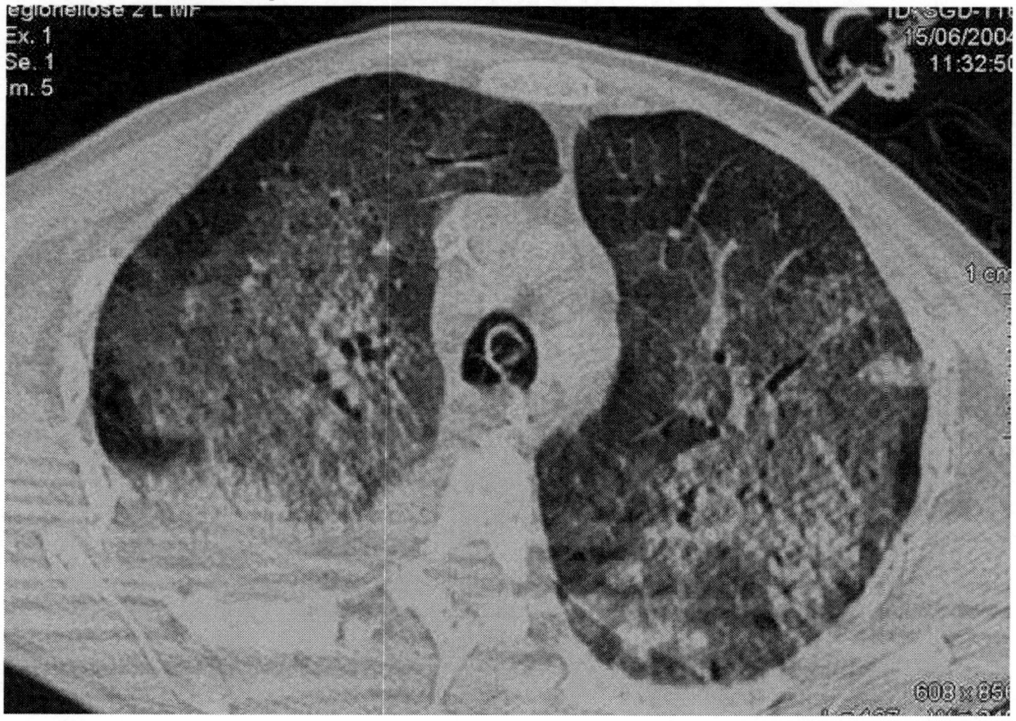

Votre diagnostic est confirmé. Le reste du bilan est sans particularité.

5/ Quelle prise en charge thérapeutique proposez-vous ?

Le lendemain, la radiographie thoracique révèle un épanchement pleural en base droite. Cet épanchement est ponctionné. Il s'agit d'un liquide clair. La protéinopleurie est de 40 g/L (pour une protidémie à 63 g/L) et le LDH pleural est à 155 UI/L (pour un LDH sérique à 163 UI/L). L'examen direct et la culture bactériologique seront négatifs.

6/ Quel est votre diagnostic ? Quel en est le traitement ?

Dans les jours qui suivent, l'état de la patient se dégrade sur le plan respiratoire : pour maintenir une saturation en oxygène satisfaisante, elle est mise sous oxygène au masque à moyenne puis à haute concentration. Au masque à haute concentration, avec une FiO2 à 100%, les gazs du sang de la patiente sont les suivantes : PaO2 57 mmHg, PaCO2 31 mmHg, pH 7,46, HCO3- 21 mmHg.

Devant l'apparition de troubles de la conscience, la patiente est intubée et ventilée mécaniquement. Son état hémodynamique reste stable malgré la précarité de sa fonction respiratoire.

La radiographie thoracique réalisée est la suivante :

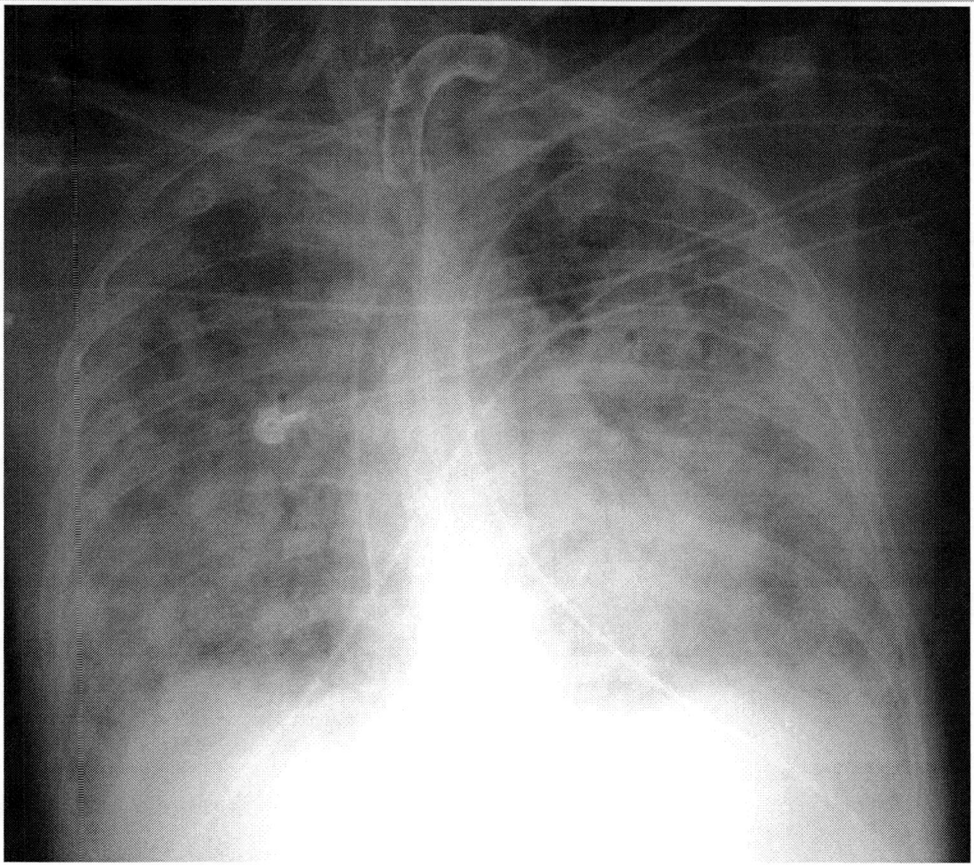

7/ Interprétez la radiographie thoracique.

8/ Quel diagnostic suspectez-vous ? Quels en sont les critères diagnostics ?

9/ Quelle est votre prise en charge thérapeutique ?

CORRECTION DOSSIER 15

1/ Quelles sont les deux étiologies que vous évoquez en priorité ?	10
Accès palustre grave : • Contexte : fièvre au retour d'une zone d'endémie • Anamnèse : délai compatible (quelques jours après le retour) • Clinique : fièvre, céphalées, douleurs abdominales, diarrhées • Signes de gravité : confusion	5
Légionellose : • Terrain : âgée • Anamnèse : - Notion de contage (climatisations probablement mal entretenues lors d'un séjour en Afrique) - Délai d'incubation compatible - Evolution rapidement progressive sur 72 heures - Echec de l'amoxicilline + acide clavulanique • Clinique : - Signes généraux : fièvre, asthénie, altération de l'état général - Signes respiratoires : toux, dyspnée - Signes neurologiques : confusion, céphalées - Signes digestifs : diarrhées, douleurs abdominales - Signes musculaires : myalgies	5

2/ Quel est votre bilan paraclinique ?	15
Biologie :	
• Biologie standard :	
- NFS plaquettes	
- Ionogramme, urée, créatininémie	
- **Bilan hépatique** : ASAT ALAT Gamma GT PAL Bilirubine	1
- **CPK**	1
- CRP **PCT**	1
- **BNP**	1
• **Gazométrie artérielle**	2
• Infectiologie :	
- **Frottis sanguin + goutte épaisse**	2
- **Hémocultures**	1
- **Antigénurie légionelle** et **pneumocoque**	2
- **Prélèvement respiratoire** pour examen bactériologique, mise en culture (ECBC, aspiration trachéale, PDP, LBA), immunofluorescence à la recherche de légionelle	1
- PCR virales (grippe H1N1, ...)	
- Sérologie légionelle à J01 et J15 (diagnostic rétrospectif)	
- **Ponction lombaire** (confusion fébrile)	2

Imagerie :

- **Radiographie thoracique** debout de face en inspiration +- de profil 1
- Scanner thoracique
- Scanner cérébral, IRM cérébrale à discuter (confusion fébrile)

ECG
EEG à discuter (confusion fébrile)

3/ Interprétez la radiographie thoracique.	**10**

Radiographie thoracique de face, en inspiration
Sémiologie :

- **Syndrome alvéolaire** (opacités confluentes, arrondies, mal limitées, avec 3
bronchogramme aériques) ou alvéolo-interstitiel **bilatéral** asymétrique 3
prédominant au **lobe inférieur droit** 1
- Pas de syndrome pariétal, pas de syndrome cardiaque, pas de syndrome hilaire ou médiastinal, pas de syndrome pleural 3

Conclusion : aspect évocateur de **légionellose** pulmonaire

4/ Quel est votre diagnostic ?	**5**

Légionellose pulmonaire prédominante au lobe inférieur droit, compliquée de détresse respiratoire aiguë 5

Justification

- Terrain : âgée
- Anamnèse :
  - Notion de contage (climatisations probablement mal entretenues lors d'un séjour en Afrique)
  - Délai d'incubation compatible
  - Evolution rapidement progressive sur 72 heures
  - Echec de l'amoxicilline + acide clavulanique (qui agit sur le pneumocoque)
- Clinique :
  - Signes généraux : fièvre, asthénie, altération de l'état général
  - Signes respiratoires : toux, dyspnée
  - Signes neurologiques : confusion, céphalées
  - Signes digestifs : diarrhées, douleurs abdominales
  - Signes musculaires : myalgies
- Paraclinique :
  - Signes biologiques non spécifiques de la légionellose : NFS : lymphopénie ; ionogramme : hyponatrémie par SIADH ; bilan hépatique cytolyse hépatique ; fonction rénale : insuffisance rénale ; élévation des CPK
  - Radiographie thoracique : syndrome alvéolaire bilatéral

5/ Quelle prise en charge thérapeutique proposez-vous ?	20
Hospitalisation en urgence en soins intensifs Mise en condition : • Repos au lit	
• **Oxygénothérapie** adaptée QSP SpO2 > 92%	2
• Pose de 2 voies veineuses périphériques de bon calibre • Scope	
Traitement étiologique : **biantibiothérapie** double, synergique, bactéricide, active sur légionella pneumophila, à **bonne diffusion pulmonaire**, débutée **après prélèvements bactériologiques**, secondairement adaptés à l'antibiogramme, en l'absence de contre indication :	2 2 2
• **Macrolides** (Rovamycine 3 millions d'UI x 3/j) ou **Fluoroquinolones** (Levofloxacine 500mg à 1g/j)	2
• + **Rifampicine** 600 mg x2/j • Pour une durée totale de 30 jours	2
Traitement symptomatique : • Antalgiques, antipyrétiques • Antispasmodiques, antidiarrhéiques	
• Rééquilibration hydro-électrolytique (**correction de l'hyponatrémie** par restriction hydrique ; correction d'une insuffisance rénale fonctionnelle par hydratation prudente au sérum physiologique pour ne pas modifier trop rapidement la natrémie)	2
Arrêt de l'Augmentin, arrêt du thiazidique Prévention des complications de décubitus	
Mesures associées : **déclaration obligatoire à la DDASS** pour **enquête sanitaire**	3+3
Surveillance clinique (constantes, SpO2, signes de détresse repsiratoire, auscultation pulmonaire, confusion et examen neurologique, douleurs abdominales et musculaires) et paraclinique (radiographie thoracique, gazométrie artérielle, ionogramme, CRP) de la tolérance et de l'efficacité du traitement	

6/ Quel est votre diagnostic ? Quel en est le traitement ?	10
Diagnostic : **pleurésie parapneumonique** : pleurésie exsudative (protéinopleurie / protidémie > 0,5 ; LDH pleuraux / LDH sériques > 0,6) non infectés associés à une pneumopathie homolatérale	5
Traitement : **abstention** : disparaît spontanément en 2 à 4 semaines, ne nécessite pas de drainage	5

7/ Interprétez la radiographie thoracique.	**10**
Radiographie thoracique de face Sémiologie : • **Syndrome alvéolaire** : opacités arrondies, à limites floues, confluentes, avec bronchogramme aérique • Non systématisé, **diffus** aux deux champs pulmonaires Conclusion : aspect évocateur de **syndrome de détresse respiratoire aigue** (SDRA), si l'on peut exclure une étiologie cardiaque	 4 4 2

8/ Quel diagnostic suspectez-vous ? Quels en sont les critères diagnostics ?	**10**
On suspecte un **syndrome de détresse respiratoire aiguë** (SDRA)	2
Critères diagnostics :	
• Clinique : **détresse respiratoire aiguë**	2
• Gazométrie artérielle : **rapport PaO2/FiO2 < 200**	2
• Radiographie thoracique : **syndrome alvéolaire bilatéral, diffus, non systématisé**	2
• Exclusion d'une cause cardiaque : **cathétérisme droit : PAPO < 18 mmHg**	2

9/ Quelle est votre prise en charge thérapeutique ?	**10**
• Poursuite de la prise en charge réanimatoire	
• Traitement étiologique : poursuivre le traitement de la légionellose, réadapter l'antibiothérapie à l'antibiogramme	
• Traitement symptomatique : assistance ventilatoire :	
- Intubation orotrachéale	
- Oxygénothérapie avec FiO2 = 100%	
- Ventilation mécanique avec **pression expiratoire positive (PEP)** : recrute les alvéoles collabées ; redistribue l'œdème pulmonaire vers l'interstitium, améliore ventilation-perfusion	3
▪ Attention : utiliser des **volumes courants réduits** pour limiter le barotraumatisme pulmonaire	3
- Amélioration des rapports ventilation-perfusion :	
▪ **NO** (Monoxyde d'azote) → vasodilate les secteurs ventilés	2
▪ Almitrine (VECTARION) → vasoconstriction des territoires hypoxiques	
▪ **Alternance avec decubitus ventral**	2
• Surveillance	

ITEMS ABORDÉS

Item n°198 : Dyspnée aiguë et chronique
Item n°250 : Insuffisance cardiaque de l'adulte
Item n°312 : Epanchement pleural
Item n°86 : Infections broncho-pulmonaires du nourrisson, de l'enfant et de l'adulte

ON REFAIT LE DOSSIER

MESSAGES GENERAUX:

- Bien connaître les distinctions entre tableaux de pneumopathie typique et atypique
- Diagnostic différentiel du SDRA : OAP cardiogénique

QUESTIONS PAS A PAS :

QUESTIONS	COMMENTAIRES
1	Les légionelloses représentent de 0,5 à 5 % des pneumopathies aiguës communautaires et environ 15 % de celles nécessitant une hospitalisation. La légionelle est un bacille gram négatif dont on connaît 49 espèces et plus de 60 sérogroupes différents ; le sérogroupe 1 est le plus fréquemment retrouvé (environ 95% des cas) Elle vit dans l'eau douce chaude (prolifération entre 25 et 45°C ; température optimale de 35 à 40°C) La contamination se fait par inhalation d'aérosols contenant des légionnelles ou par micro-aspiration d'eau contaminée par la bactérie Signes cliniques de la légionellose : • Signes généraux : fièvre, asthénie, altération de l'état général • Signes respiratoires : toux, dyspnée • Signes neurologiques : confusion, céphalées • Signes digestifs : diarrhées, douleurs abdominales • Signes musculaires : myalgies • Signes rénaux : oligurie Signes biologiques non spécifiques de la légionellose : • NFS : lymphopénie • Ionogramme : hyponatrémie par SIADH • Bilan hépatique cytolyse hépatique • Fonction rénale : insuffisance rénale • Elevation des CPK Radiographie thoracique : syndrome alvéolaire bilatéral

	Diagnostic de certitude : • Antigénurie légionelle (ne détecte que le sérotype 1) • Sérologie Traitement : • Forme non compliquée : monothérapie parmi macrolides ou fluoroquinolones pendant 14 à 21 jours • Formes compliquées : bithérapie parmi macrolides, fluoroquinolones ou rifampicine pendant 30 jours • Déclaration obligatoire à la DDASS pour enquête sanitaire

DOSSIER 16

De garde aux urgences un samedi soir, vous examinez vers 20 heures un patient de 67 ans, qui consulte amené par son épouse pour fièvre et détresse respiratoire.

Les symptômes ont débuté en début d'après midi : il a tout d'abord été très fatigué, avec des frissons. Son épouse a pris sa température : 38,7 °C. Dans les heures qui ont suivi sont apparues de grandes difficultés respiratoires, qui ont conduit à son transfert aux urgences. Il tousse et crache, avec des expectorations de couleur « rouille ».

Elle vous révèle que cet ancien conducteur de taxi à la retraite a pour seul antécédent un accident de la voie publique il y a une vingtaine d'années, compliqué de traumatisme thoracique et abdominal, avec pneumothorax, hémorragie grave et fracture de la rate ayant nécessité de le splénectomiser. Il ne prend aucun traitement, n'est pas diabétique ni hypertendu. Il n'a que du bon cholestérol. Il fait du VTT 3 fois par semaine et a des enfants en bonne santé.

Votre examen clinique retrouve : fréquence cardiaque 137/min, fréquence respiratoire 37/min, pression artérielle 60/35 mmHg, saturation en oxygène 81% en air ambiant, température 39,1°C, gly cémie 5 mmol/L.

Le patient est marbré aux deux membres inférieurs. Sa peau est moite, chaude. Son poul est filant. Vous ne retrouvez pas de signe d'insuffisance cardiaque ; il n'y a pas de souffle cardiaque. L'examen respiratoire retrouve un syndrome de condensation pulmonaire dans l'hémichamp pulmonaire gauche.

1/ Qu'est ce qu'un syndrome de condensation pulmonaire ? Quelles en sont les causes ?

2/ Quel diagnostic suspectez-vous ?

3/ Quelle est votre démarche diagnostique et thérapeutique des premières heures ?

Vous recevez les examens complémentaires suivants :

Hémoglobine 12,4 g/dL, leucocytes 17850/mm3, plaquettes 112 000/mm3 ; natrémie 136mmol/L, kaliémie 4,7 mmol/L, chlorémie 103 mmol/L ; urée 17mmol/L ; créatininémie 215 micromol/L ; ASAT et ALAT 8N, TP 40%

Gazométrie artérielle en air ambiant à l'arrivée aux urgences : pH 7,11 ; PaO_2 43 mmHg ; $PaCO_2$ 23 mmHg, HCO_3^- 8 mmol/L ; lactates 8 mmol/L.

La radiographie thoracique ets la suivante :

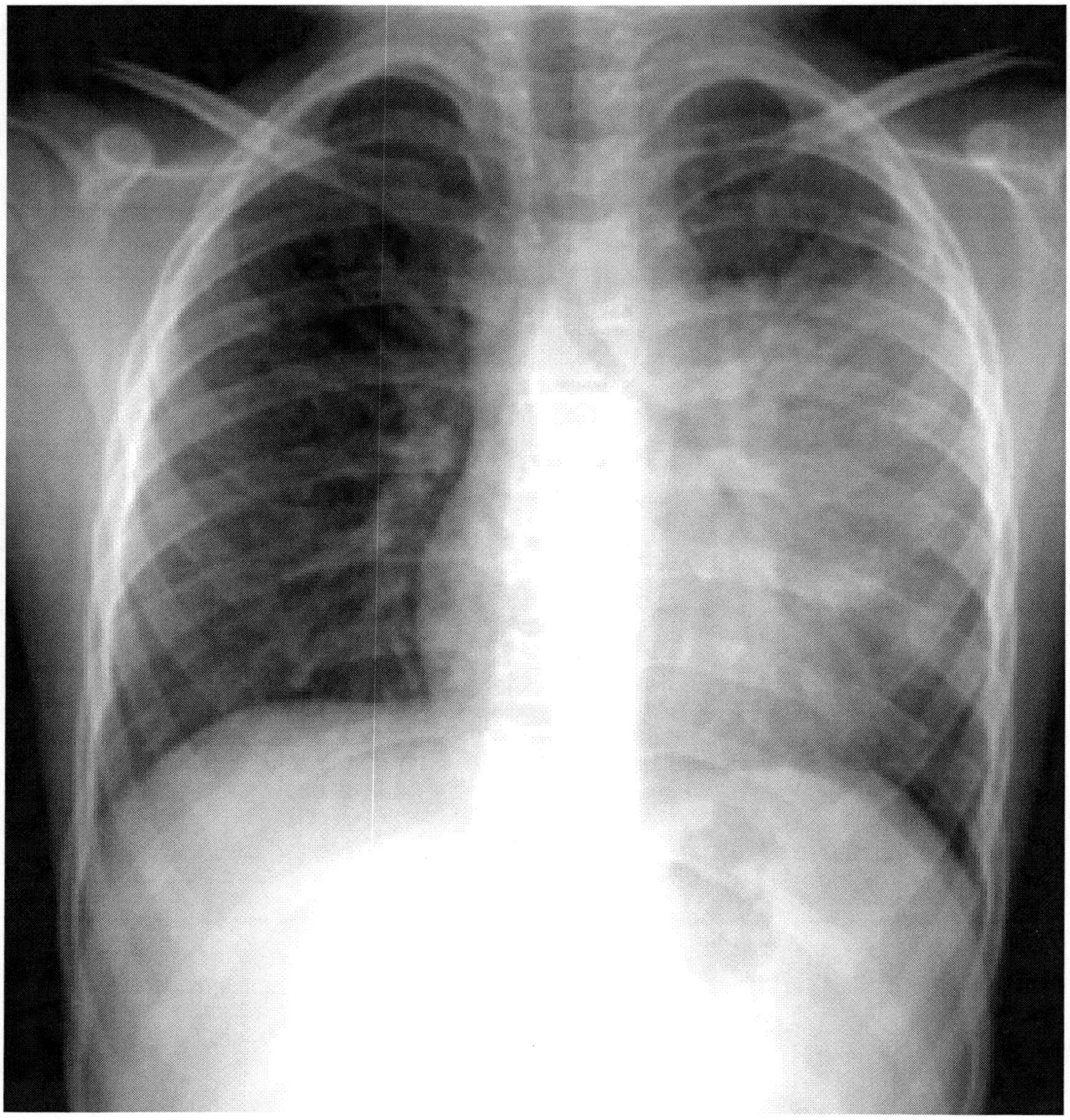

4/ Interprétez la radiographie thoracique ?

Le patient est transféré dans un service adapté et bénéficie d'un remplissage par 2L de sérum physiologique. Malgré cela, ses chiffres tensionnels ne s'améliorent pas.

5/ Quel est votre diagnostic ?

6/ Vous décidez de traiter votre patient par amines pressives. Votre externe vous demande si vous utilisez de l'adrénaline, de la noradrénaline ou de la dobutamine. Que lui répondez-vous ?

Le bilan infectiologique retrouve des cocci GRAM+ en diplocoques.

7/ Quel germe suspectez-vous ?

8/ Le patient semble prédisposé à ce type d'infection. Pourquoi, Quel aurait du être la prévention de ces infections ?

A 48 heures apparaissent ces lésions cutanées :

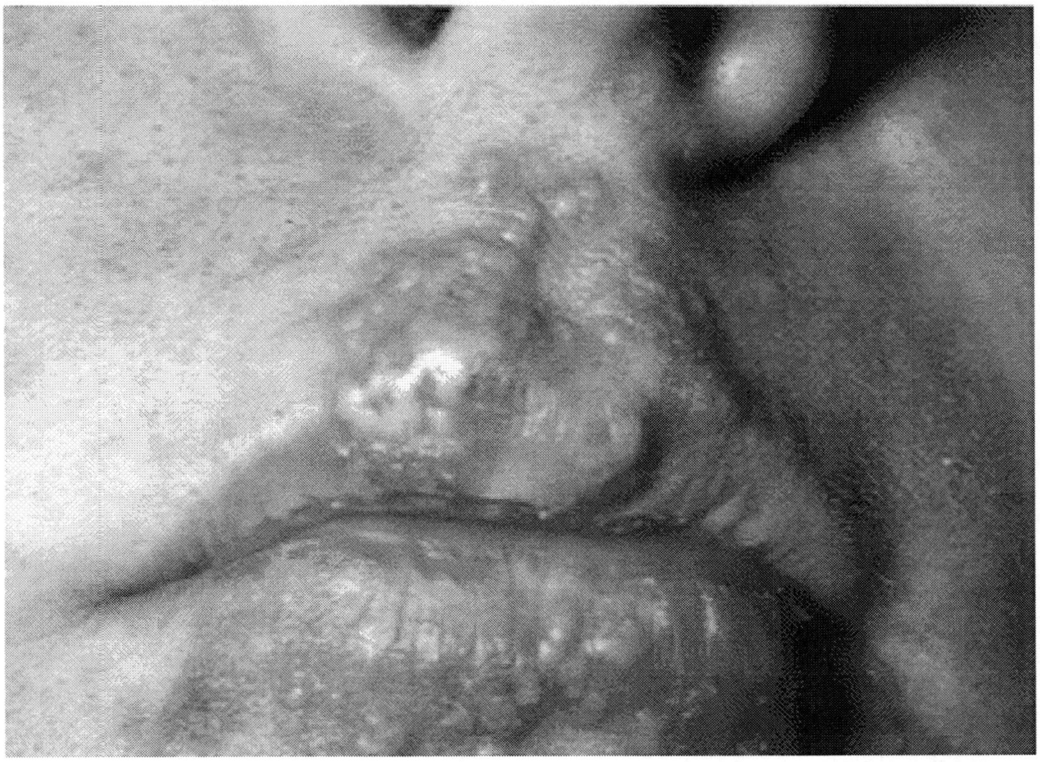

9/ Décrivez la photographie. Quel est votre diagnostic ? Comment l'expliquez-vous ?

CORRECTION DOSSIER 16

1/ Qu'est ce qu'un syndrome de condensation pulmonaire ? Quelles en sont les causes ?	**10**

Syndrome de condensation pulmonaire : comblement alvéolaire (par du pus, ...) ou obstruction bronchique (collapsus alvéolaire)

- Clinique : anomalies **systématisées** à un champ pulmonaire ou à une portion de champ : 2
  - Palpation : **augmentation des vibrations vocales** 1
  - Percussion : **matité** 1
  - Auscultation : **râles crépitants**, au centre de la matité présence d'un **souffle tubaire** 1 1
- Imagerie : opacités denses, confluentes, mal limitées, systématisées, souvent avec présence de bronchogramme aérique: **syndrome alvéolaire** 1

Etiologies des syndromes de condensation pulmonaire :

- **Infection** bactérienne ou virale 1
- **Infarctus pulmonaire** 1
- **Atélectasie**, obstruction bronchique d'origine tumorale (caractère rétractile de du syndrome alvéolaire) 1

2/ Quel diagnostic suspectez-vous ?	**10**

- **Sepsis sévère** 4
- Secondaire :
  - A une **pneumopathie franche lobaire aiguë** (fièvre, dyspnée, toux et expectoration, syndrome de condensation pulmonaire) 2
  - **Gauche** 1
  - A **germe typique** (tableau grave, atteinte respiratoire isolée, évolution rapidement progressive sur quelques heures) 1
  - Probable pneumocoque (terrain avec splénectomie, expectoration rouille)
- Compliqué de
  - **Défaillance hémodynamique** avec état de choc clinique (hypotension, marbrures, poul filant) 1
  - **Défaillance respiratoire** aiguë avec signes d'hypoxie (cyanose, désaturation) 1

3/ Quelle est votre démarche diagnostique et thérapeutique des premières heures ?	30
Urgence vitale	
Hospitalisation en urgence en **réanimation médicale**	1
Prise en charge diagnostique :	
• Biologie :	
- Standard : NFS plaquettes, ionogramme, urée créatininémie, hémostase (TP TCA fibrinogène), bilan hépatique (ASAT ALAT Gamma GT PAL bilirubine), CRP **PCT**, troponine, BNP	1
- **Gazométrie artérielle** avec **lactates**	1+2
- Infectiologie :	
o **Hémocultures** : **avant toute antibiothérapie** mais sans la retarder, aéro et anaérobies	2+1
o **Prélèvement respiratoire** (ECBC, ECBT, aspiration trachéale, prélèvement distal protégé, lavage bronchio-alvéolaire par fibroscopie bronchique selon état du patient et disponibilité) pour examen direct, culture et antibiogramme	1
o **Antigénurie légionelle et pneumocoque**	2
o Sérologie légionelle et chlamdydia, à répéter à J15	
• Imagerie : **radiographie thoracique** de face, au lit du patient	1
• ECG	
Prise en charge thérapeutique :	
• Mise en condition :	
- Repos au lit	
- **Monitorage** cardio tensionnel et SpO2, surveillance de la diurèse	1
- Pose de 2 voies veineuses de bon calibre, puis d'une voie veineuse centrale et d'un monitoring invasif de la pression artérielle	
• Traitement de la détresse respiratoire :	
- Libération des voies aériennes supérieures	
- **Oxygénothérapie** au masque à haute concentration, à fort débit, pour avoir une saturation en oxygène > 92%	2
- Si échec : discuter ventilation non invasive si état de conscience normale	
- Si échec : **intubation oro-trachéale et ventilation mécanique**	3
• Traitement du choc :	
- **Remplissage vasculaire** massif par cristalloïdes ou colloïdes	2
- Si échec (le patient devient un choc septique) : catécholamines : noradrénaline	
• Traitement étiologique : de la pneumopathie infectieuse : **antibiothérapie**	2
- **Après prélèvements bactériologiques, mais le plus rapidement possible**	1
- Double, synergique, bactéricide,	
- Probabiliste, **active sur les germes typiques (pneumocoque) et atypiques (légionella, chlamydia, mycoplasme)**,	1

- Secondairement adaptée à l'antibiogramme	
- A **bonne diffusion pulmonaire**	2
- En l'absence de contre-indication	
- Par voie intra-veineuse	
- **Céphalosporine de 3ème génération** (ceftriaxone Rocephine®) + **fluoroquinolone anti pneumococcique** (Levofloxacine Tavanic®) ou **macrolide** (Rovamycine)	2 2
• Traitement symptomatique :	
- Antalgiques adaptés à la douleur	
- Antipyrétiques si fièvre mal tolérée	
• Prévention des complications de décubitus : bas de contention élastique, anticoagulation préventive, nursing ; prévention de l'ulcère de stress par inhibiteurs de la pompe à proton	
• Mesures associées : information du patient et de la famille quant à la gravité potentielle de la pathologie	
• Surveillance clinique et paraclinique de la tolérance et de l'efficacité du traitement	

4/ Interprétez la radiographie thoracique ?	**10**
Radiographie thoracique de face	
Sémiologie :	
• **Syndrome alvéolaire** (opacités confluentes, mal limitées, floues, systématisées, avec bronchogramme aérique) **systématisé** au lobe supérieur gauche, **sans caractère rétractile**	2 2 1
• Pas de syndrome pariétal, pas d'anomalie cardiaque, pas de syndrome médiastinal, pas de syndrome hilaire, pas de syndrome pleural	
Conclusion : **pneumopathie franche lobaire aiguë** du **lobe supérieur gauche**	4+1

5/ Quel est votre diagnostic ?	**10**
• **Choc septique** (sepsis sévère avec échec du remplissage)	3
• Secondaire :	
- A une pneumopathie franche lobaire aiguë du lobe supérieur gauche	
- A germe typique : probable pneumocoque	
• Compliqué de **défaillance multiviscérale**	1
- **Défaillance hémodynamique**	1
- **Défaillance respiratoire aiguë** avec signes d'hypoxie	1
- **Défaillance rénale**	1
- Défaillance métabolique avec **acidose lactique**	1
- **Défaillance hématologique** (TP < 50%, thrombopénie)	1
- **Défaillance hépatique** (foie de choc)	1

6/ Vous décidez de traiter votre patient par catécholamines. Votre externe vous demande si vous utilisez de l'adrénaline, de la noradrénaline ou de la dobutamine. Que lui répondez-vous ?	5
Noradrénaline : • A utiliser en première intention dans le choc septique • Car effet vasoconstricteur (la dobutamine a un effet cardiaque, l'adrébaline a un effet cardiaque et vasoconstricteur)	5

7/ Quel germe suspectez-vous ?	5
Pneumocoque	5

8/ Le patient semble prédisposé à ce type d'infection. Pourquoi ? Quel aurait du être la prévention de ces infections ?	12
Splénectomie : facteur de risque d'infection aux germes encapsulés (pneumocoque, méningocoque, haemophilus)	4
Prévention des infections chez le splenectomisé :	
• **Vaccinations** : - Anti pneumococcique 1x/5 ans - Anti méningococcique - Anti haemophilus influenzae - Antigrippale 1x/ an	3
• **Antibioprophylaxie** au long cours (> 2 ans pour les adultes) par Pénicilline V : Oracilline en l'absence de contre-indication	2
• **Eradication des foyers infectieux**	2
• Education du patient et de sa famille : **consulter en urgence en cas de fièvre**, traitement antibiotique systématique si épisode fébrile, kit de béta-lactamines injectables à avoir à domicile	1
• Perfusion d'immunoglobulines en pré-opératoire	

9/ Décrivez la photographie. Quel est votre diagnostic ? Comment l'expliquez-vous ?	8
• Description : - **Vésicules** : regroupées en **bouquet**, parfois confluentes - Erosions	1+1

- Croutes	
- Sur **fond érythémateux**	1
- **Topographie : labiale et péribuccale**	1
• Diagnostic : **Herpès labial**	2
• Explication : les poussées (récurrences) herpétiques sont **très fréquentes dans les pneumopathies à pneumocoque** (retardées de quelques jours par rapport au début des symptômes)	2

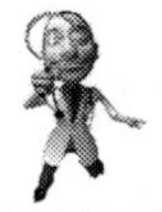

ITEMS ABORDÉS

Item n°84 : Herpès
Item n°198 : Dyspnée aiguë et chronique
Item n°86 : Infections broncho-pulmonaires du nourrisson, de l'enfant et de l'adulte
Item n°200 : état de choc

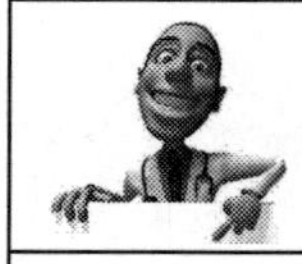

ON REFAIT LE DOSSIER

MESSAGES GENERAUX:

- Pneumopathie infectieuse : bien différencier les tableaux « typiques » des « atypiques »
- Différencier une pneumopathie d'une atélectasie à la radiographie : bronchogramme aérique dans la pneumopathie, caractère rétractile dans l'atélectasie

QUESTIONS PAS A PAS :

QUESTIONS	COMMENTAIRES
2	Sepsis sévère = sepsis + défaillance d'organe On ne parle pas de choc septique tant qu'il n'y a pas eu un échec du remplissage vasculaire
3	Signes cliniques du choc : • Impression subjective de gravité • Signes cutanés : marbrures, extrémités et peau froide, pâleur, temps de recoloration cutanée > 3s, peau moite, saturation imprenable • Signes neurologiques : agitation, confusion, somnolence • Signes cardiovasculaires : tachycardie, polypnée, hypotension artérielle (l'hypotension artérielle est tardive, lorsque le choc décompense), abolition des pouls périphériques, pouls filant • Signes urinaires : oligurie < 0,5 mL/kg/h

Notes personnelles :

Médecin généraliste, vous recevez en consultation un patient de 57 ans pour des douleurs de la nuque et du bras droit évoluant depuis quelques jours.

Electricien, ayant notamment travaillé des années dans les chantiers navals à Dunkerque, il a des antécédents de traumatisme cervical suite à un accident de la voie publique il y a une dizaine d'années avec polytraumatisme ayant nécessité une splénectomie et plusieurs transfusions. Il souffre d'arthrose aux deux genoux. Il est par ailleurs alcoolique chronique sevré il y a 5 ans, et tabagique à 38 paquets années.

Votre examen clinique retrouve des douleurs de nuque, impulsives à la toux, avec raideur et contracture paravertébrale. Les douleurs, à type de décharge électrique, irradient vers la face interne du bras et de l'avant bras droit, jusqu'au 5ème doigt, avec présence de paresthésies. Vous retrouvez un déficit musculaire des muscles intrinsèques de la main droite. En réinterrogeant votre patient, celui-ci confirme effectivement qu'il est maladroit de cette main depuis quelques semaines…

1/ Quel est votre diagnostic neurologique ?

Votre patient réalise des radiographies cervicales et d'un cliché thoracique. Il bénéficie d'un traitement antalgique qui améliore incomplètement ses douleurs.

Une semaine plus tard, il revient vous consulter pour vous montrer le résultat de ces examens.

A l'entrée dans votre salle d'examen, vous êtes frappés par cet aspect :

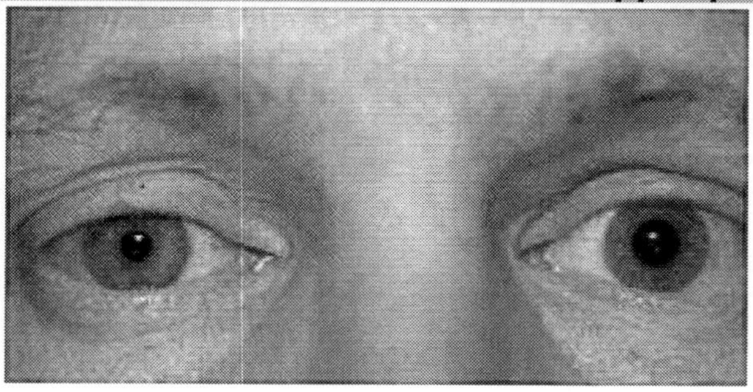

2/ Décrivez cette image. Qu'en pensez vous ?

Le patient vous montre son cliché thoracique :

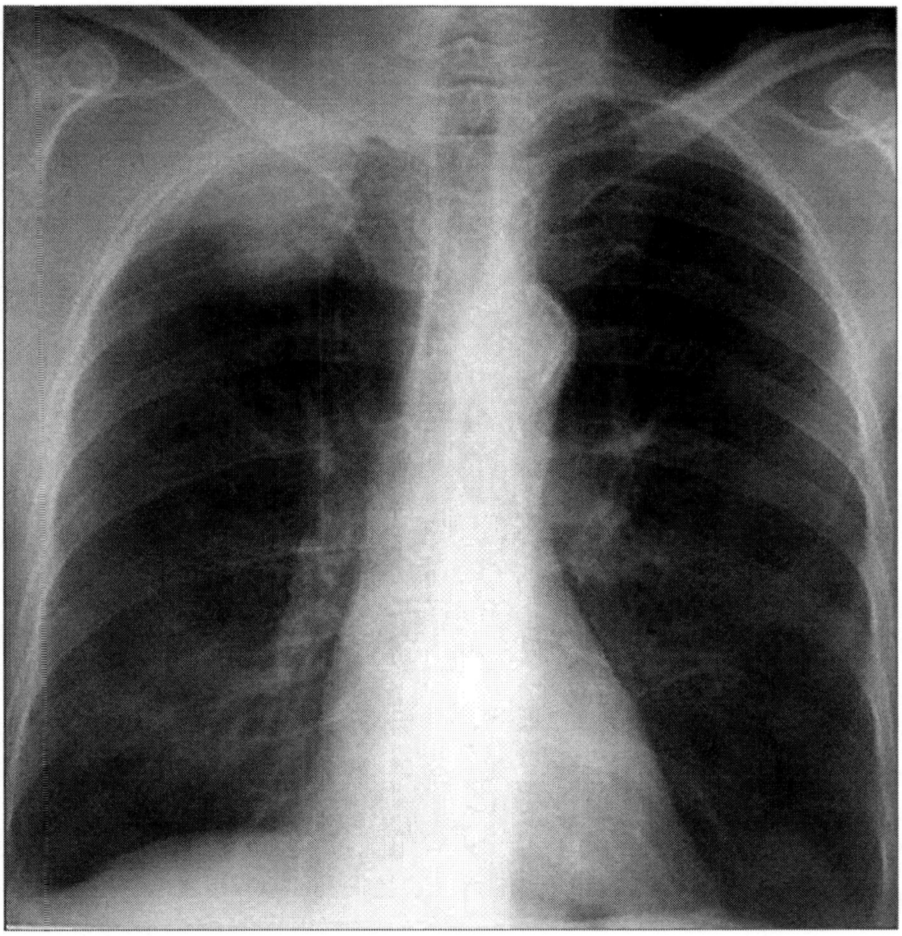

3/ Interprétez la radiographie.

Le scanner cervical réalisé dans le même temps confirme votre diagnostic…

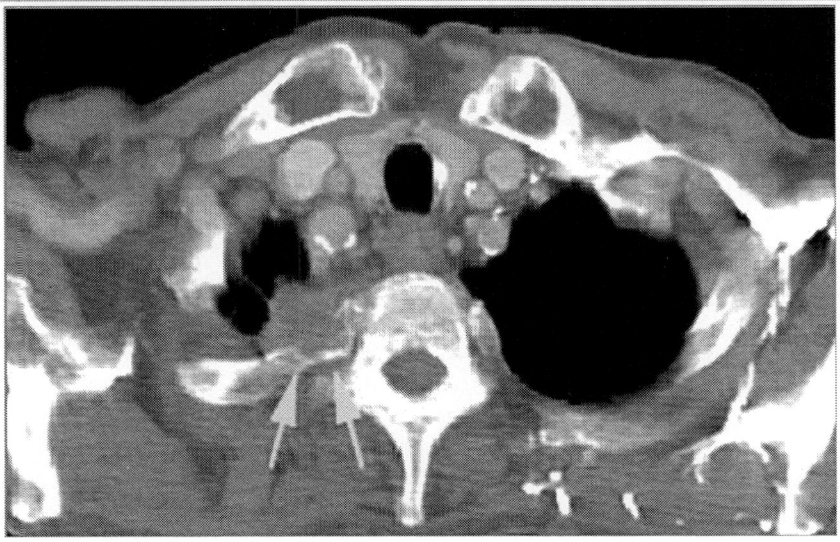

4/ Quel est votre diagnostic ?
5/ Comment établissez-vous un diagnostic de certitude ?

Votre diagnostic est confirmé.

6/ Quel est votre bilan paraclinique ?

7/ Quelle est votre prise en charge thérapeutique ?

Votre patient est traité de façon efficace.
Quelques mois plus tard, il est transporté par le SMUR aux urgences pour convulsions. Il est traité par benzodiazépines avec une évolution favorable.

Voici quelques clichés réalisés :

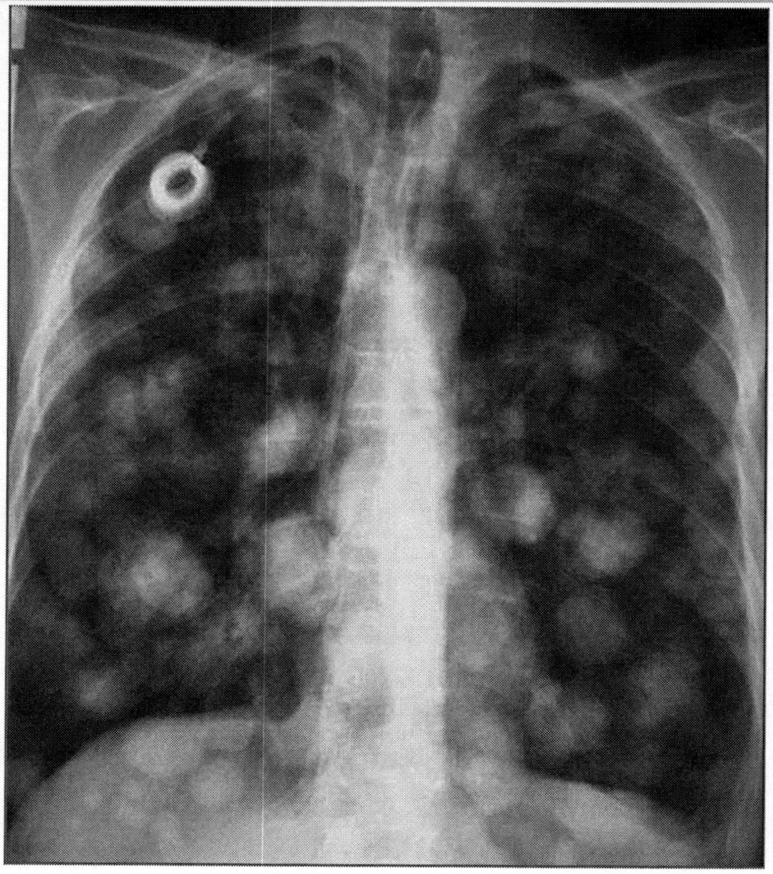

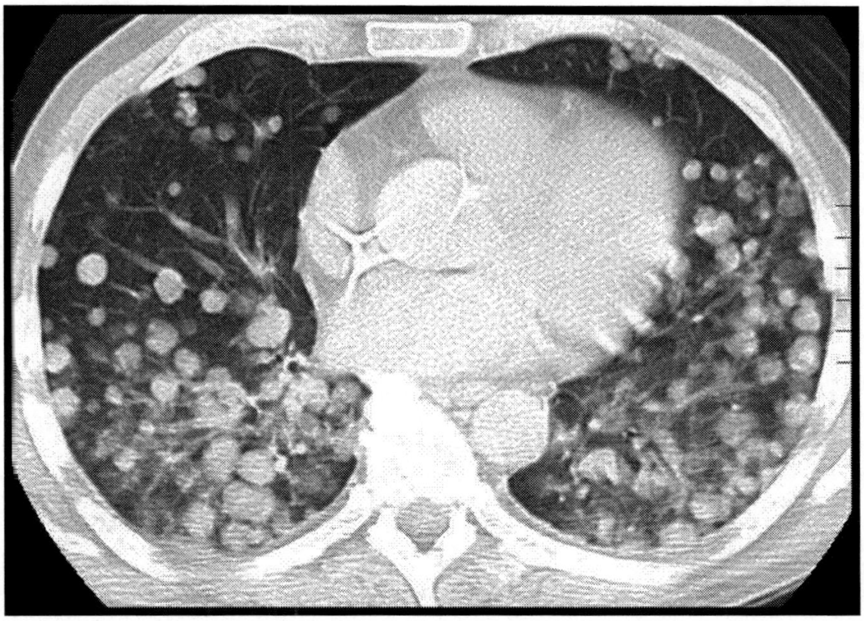

8/ Décrivez ces images. Quel est votre diagnostic ?
9/ Quelle est votre prise en charge thérapeutique ?

CORRECTION DOSSIER 17

1/ Quel est votre diagnostic neurologique ?	5
Névralgies C8 droite : • Syndrome rachidien : douleur, raideur, contracture paravertébrale, signe de la sonnette • Névralgies (douleurs neuropathiques, avec paresthésies et impulsivité) dans le territoire C8 (sensitif : face interne du bras et de l'avant bras vers le 5ème doigt ; moteur : muscles intrinsèques de la main)	5

2/ Décrivez cette image. Qu'en pensez-vous ?	5
Au niveau de l'œil droit :	
• **Myosis**	1
• **Ptosis**	1
• **Enophalmie**	1
Conclusion : syndrome de **Claude Bernard Horner**	2

3/ Interprétez la radiographie.	10
Radiographie thoracique de face, en inspiration :	
• Sémiologie :	
- **Masse** arrondie mal limitée en regard de **l'apex pulmonaire droit**	2+2
- Syndrome pariétal : **ostéolyse des 1ères et 2èmes cotes** à droite	2
- Pas de syndrome cardiaque, pas de sundrome pleural, pas de syndrome hilaire ou médiastinal, pas de syndrome interstitiel ou alvéolaire	
• Interprétation : masse au niveau de l'apex pulmonaire droit, **suspecte de malignité**	4

4/ Quel est votre diagnostic ?	7
Syndrome de Pancoast Tobias (= syndrome apico costo vertébral douloureux) : à droite : • Névralgie C8-T1 • Syndrome de Claude Bernard Horner • Ostéolyse de l'arc postérieur des 1ères et 2èmes côtés (bien visualisé au scanner)	5
Secondaire à une **tumeur maligne pulmonaire** au niveau de l'apex droit, par envahissement du plexus brachial et du ganglion stellaire sympathique	2

5/ Comment établissez-vous un diagnostic de certitude ?	13
Biopsie pour **analyse anatomopathologique** (et immunohistochimique) :	5
• De la tumeur :	
- **Fibroscopie bronchique + biopsie**	2
- **Ponction biopsie transpariétale scanno-guidée** ou échoguidée	2
- **Biopsie transbronchique**	1
- **Biopsie chirurgicale** par thoracoscopie ou thoracotomie	1
• D'une **adénopathie** profonde (par endoscopie bronchique ou oesophagienne ou par médiastinoscopie) ou périphérique	1
• D'une éventuelle **extension à distance (métastase)**	1

6/ Quel est votre bilan paraclinique ?	20
Bilan d'extension :	
• Clinique :	
- Recherche d'adénopathies : **palpation des aires ganglionnaires** (sus claviculaire gauche) et de la rate	1
- Recherche de métastases : **examen neurologique** complet, examen **hépatique**, palpation des **reliefs osseux**	1 1+1
• Paraclinique :	
- Biologique :	
o **Bilan hépatocellulaire** : ASAT ALAT Gamma GT PAL Bilirubine (métastases hépatiques), bilan inflammatoire (VS CRP), calcémie (métastases osseuses)	1
o **Marqueurs tumoraux** : ACE, CYFRA21 (facteur pronostic des carcinomes épidermoïdes)	1
- Imagerie :	
o **Scanner thoraco-abdomino-pelvien** sans et avec injection avec **coupes sur les surrénales**	2 1
o Echographie hépatique	
o **Scanner cérébral** sans et avec injection de produit de contraste +- IRM cérébrale	1
o **IRM vertébrale et sus claviculaire** (systématique dans les syndromes de Pancoast Tobias pour évaluer l'envahissement neurologique)	2
o **Scintigraphie osseuse au Tc99m***, complété par des radiographies osseuses sur les zones douloureuses	1
o **PET scan**	1
Bilan pré-thérapeutique (et d'opérabilité) :	
• Clinique : recherche de co intoxication (alcool), bilan nutritionnel (poids taille IMC), recherche de comorbidité cardio respiratoire	
• Paraclinique :	
- Biologique : **bilan nutritionnel** (albuminémie, pré-albuminémie) ; NFS plaquettes, TP TCA fibrinogène, groupe sanguin rhésus RAI, ionogramme urée créatininémie	1
- Bilan respiratoire : **Epreuves fonctionnelles respiratoires, gazométrie artérielle**	1+1

- Bilan cardiovasculaire : **ECG**, **échographie cardiaque**, test d'ischémie	1+1
- Panendoscopie des voies aéro digestives supérieures si suspicion de cancer ORL associé (patient alcoolo-tabagique)	1
- **Consultation d'anesthésie**	

7/ Quelle est votre prise en charge thérapeutique ?	**20**
Généralités :	
• Prise en charge globale (bio psycho sociale)	
• **Pluridisciplinaire**	1
• Après **réunion de concertation pluridisciplinaire**	2
• Et réalisation d'un **projet de soins personnalisé**	1
• **Annonce diagnostique**	1
• Traitement curatif (si tumeur extirpable) ou palliatif selon les résultats du bilan d'extension et pré-thérapeutique	
• Hospitalisation pour mise en place du traitement	
Mise en condition du patient	
• **Renutrition**	1
• **Arrêt impératif du tabac, aide au sevrage tabagique**	1
• **Réhabilitation respiratoire** kinésithérapie	1
• Traitement des pathologies associées	
Traitement curatif :	1
• **Traitement chirurgical**	1
- Lobectomie ou pneumectomie (marge de sécurité)	
- Curage ganglionnaire du territoire de drainage	
- Analyse anatomopathologique des pièces d'exérèses	
• Traitement adjuvant	
- **Chimiothérapie IV**	1
- **Radiothérapie**	1
Traitement palliatif :	
• Chimiothérapie IV	1
- Prévention agranulocytose iatrogène (Facteur de croissance granulocytaire)	
- Prévention effet digestif (Anti émétique :Métoclopramide, anti récepteur 5 HT3, corticothérapie)	
• Radiothérapie	
Traitement symptomatique médical : **antalgique** IV adapté à l'auto évaluation de la douleur par EVA jusqu'à palier 3 OMS	1
Mesures associées	
• Prévention complications immobilité et décubitus	
• **Déclaration maladie professionnelle**	1
• **Déclaration ALD, prise en charge à 100%**	1

• **Soutien psychologique**	1
• Prévention des décompensations respiratoires	
- Recherche et traitement des foyers infectieux ORL dentaire	
- **Vaccination anti grippale annuelle et anti pneumococcique tous les 5 ans**	1
- Oxygénothérapie, kinésithérapie, aérosols	
Surveillance régulière à vie	
• Clinique	
- **Poids** (AEG)	1
- Examen pulmonaire	
- Examen abdominal, neurologique, oseeux	
• Paraclinique	
- Biologique : bilan hépatocellulaire, calcémie, albuminémie, marqueurs tumoraux	
- Imagerie : **TDM TAP** avec injection de PCI	1
- Autres : EFR	

8/ Décrivez ces images. Quel est votre diagnostic ?	**7**
Radiographie thoracique de face puis scanner thoracique :	
• **Nodules et masses multiples**	1
• **Dans le parenchyme pulmonaire**	1
• Aspect de **lâcher de ballons** : métastases multiples par dissémination hématogène	2
Diagnostic : **métastases pulmonaires** multiples et **métastases cérébrales** compliquées de crise épileptique	1+2

9/ Quelle est votre prise en charge thérapeutique ?	**13**
Discussion du traitement en **réunion de concertation pluridisciplinaire**	2
Traitement **palliatif** :	2
• **Radiothérapie** cérébrale fractionnée	2
• Lutte contre l'hypertension intracrânienne :	
- **Corticothérapie**	2
- Solution hyperosmolaire : mannitol	
- **Position demi-assise**	2
- Diurétiques, …	
• Discuter **chimiothérapie** de confort	1
Traitement symptomatique et de confort, en relation avec l'équipe de soins palliatifs :	
• Antalgiques adaptés à la douleur	
• Antiépileptiques	
• **Soutien psychologique**, antidépresseurs	2
Surveillance	

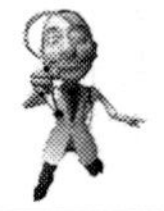

ITEMS ABORDÉS

Item n°109 : Accidents du travail et maladies professionnelles : définitions
Item n°157 : Tumeurs du poumon, primitives et secondaires
Item n°317 : Hémoptysie
Item n°324 : Opacités et masse intra-thoraciques

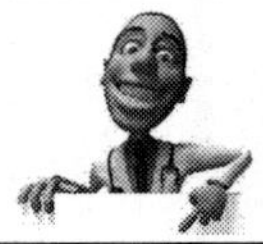

ON REFAIT LE DOSSIER

MESSAGES GENERAUX:

- Névralgie + Claude Bernard Horner : penser au syndrome de Panoast Tobias

QUESTIONS PAS A PAS :

QUESTIONS	COMMENTAIRES
1	Cancers du poumon : 2 types histologiques : • Les cancers bronchiques non à petites cellules (80%) - Les carcinomes épidermoides (45%) - Les adénocarcinomes (25%) - Les carcinomes à grandes cellules (10%) • Les cancers bronchiques à petites cellules (20%) Circonstances diagnostiques : • Toux • Douleur thoracique • Altération de l'état général • Dyspnée • Hémoptysie • Dysphonie Interrogatoire : • Signes généraux (altération de l'état général) - Asthénie - Amaigrissement - Anorexie • Symptomes respiratoires - Toux - Dyspnée - Hémoptysie - Infections broncho pulmonaire récidivantes • Syndromes de compression médiastinale

- Dyspnée
- Dysphagie
- Dysphonie

- Facteurs de risques
  - Tabagisme sevré ou non
  - Quantification en paquets années
  - Profession à risque
- Prise antécédents, traitement

Examen physique

- Signes d'extension loco régionale
  - Syndromes de compressions médiastinaux
    - o Dysphonie
    - o Wheezing
    - o Syndrome cave supérieur
  - Syndrome de Pancoast Tobias
    - o Névralgie cervico-brachiale C8 T1, syndrome de Claude Bernard Horner, lyse des premiers arcs costaux
  - Douleur pariétale
- Signes d'extension à distance
  - Troubles neurologiques (HTIC, signes de focalisations)
  - Douleurs osseuses
  - Hépatomégalie
  - Adénopathie sus claviculaire
- Syndrome paranéoplasique
  - Maladie thromboembolique veineuse
  - Fièvre paranéoplasique
  - Hippocratisme digital
  - Gynécomastie

Imagerie standard : radiographie thoracique :

- Radiographie thoracique face profil
  - Image directe
    - o Nodule parenchymateux,opacité hilaire
  - Trouble ventilatoire
    - o Atélectasie
  - Signes extensions
    - o Lyse costale,pleurésie néoplasique,paralysie phrénique
- Une radiographie normale n'élimine pas le diagnostic

5

<u>Stade TNM des cancers non à petites cellules :</u>

T - Tumeur primitive

- TX : Tumeur ne peut être évaluée ou est démontrée par la présence de cellules malignes dans les expectorations ou un lavage bronchique sans visualisation de la tumeur par des examens endoscopiques ou d'imagerie
- T0 : Pas d'évidence de tumeur primitive
- Tis : Carcinome in situ

- T1 : Tumeur de 3 cm ou moins dans sa plus grande dimension, entourée par le poumon ou la plèvre viscérale, sans évidence bronchoscopique d'invasion plus proximale que la bronchique lobaire (c-à-d pas la bronche souche)
  - T1a : Tumeur de 2 cm ou moins dans sa plus grande dimension
  - T1b : Tumeur de plus de 2 cm sans dépasser 3 cm dans sa plus grande dimension
- T2 : Tumeur de plus de 3 cm sans dépasser 7 cm dans sa plus grande dimension ou présentant une des caractéristiques suivantes * :
  - ATTEINTE DE LA BONCHE DE LA BRONCHE SOUCHE A 2 CM OU PLUS DE LA CARENE
  - INVASION DE LA PLEVRE VISCERALE
  - PRESENCE D'UNE ATELECTASIE OU D'UNE PNEUMOPATHIE OBSTRUCTIVE S'ETENDANT à la région hilaire sans atteindre l'ensemble du poumon.
  - T2a : Tumeur de plus de 3 cm sans dépasser 5 cm dans sa plus grande dimension
  - T2b: Tumeur de plus de 5 cm sans dépasser 7 cm dans sa plus grande dimension
  - * les tumeurs avec ces caractéristiques sont classées T2a si leur dimension est de 5 cm ou moins
- T3 : Tumeur de plus de 7 cm ; ou envahissant directement une des structures suivantes : la paroi thoracique (y compris la tumeur de Pancoast), le diaphragme, le nerf phrénique, la plèvre médiastinale, pleural ou pariétal ou le péricarde ; ou une tumeur dans la bronche souche à moins de 2 cm de la caréna sans l'envahir ; ou associée à une atélectasie ou d'une pneumopathie obstructive du poumon entier ; ou présence d'un nodule tumoral distinct dans le même lobe
- T4 : Tumeur de tout taille envahissant directement une des structures suivantes : médiastin, cœur, grands vaisseaux, trachée, nerf laryngé récurrent, œsophage, corps vertébral, carène; ou présence d'un nodule tumoral distinct dans un autre lobe du poumon atteint

N – Ganglions lymphatiques régionaux

- NX : les ganglions ne peuvent pas être évalués
- N0 : pas de métastase ganglionnaire lymphatique régionale
- N1 : métastase dans les ganglions lymphatiques intrapulmonaires, péribronchiques et/ou hilaires ipsilatéraux, y compris par envahissement direct
- N2 : métastase dans les ganglions lymphatiques médiastinaux ipsilatéraux et/ou sous-carinaires
- N3 : métastase dans les ganglions lymphatiques médiastinaux controlatéraux, hilaires controlatéraux, scalènes ou sous-claviculaires ipsilatéraux ou controlatéraux

M – Métastase à distance

- MX : les métastases à distance n'ont pas pu être évaluées
- M0 : absence de métastase à distance
- M1 : métastase à distance

- M1a : Nodule(s) tumoral distinct dans un lobe controlatéral ; tumeur avec nodules pleuraux ou épanchement pleural (ou péricardique) malin
- M1b : métastase à distance

Classification en stades :

Cancer occulte	TX	N0	M0
Stade 0	Tis	N0	M0
Stade IA	T1a, b	N0	M0
Stade IB	T2a	N0	M0
Stage IIA	T1a, b	N1	M0
	T2a	N1	M0
	T2b	N0	M0
Stade IIB	T2b	N1	M0
	T3	N0	M0
Stade IIIA	T1, T2	N2	M0
	T3	N1, N2	M0
	T4	N0, N1	M0
Stade IIIB	T4	N2	M
	Tout T	N3	M0
Stade IV	Tout T	Tout N	M1

6

Marqueurs immuno-histochimiques du cancer bronchique :

- Carcinome épidermoïde : aucun
- Adénocarcinome : TTF1 (70%), CK7
- Carcinome bronchique à petites cellules : TTF1, chromogranine A, CD56

7

Traitement curatif des cancers pulmonaires non à petite cellules :

- Stade 1 et 2 : chirurgie puis chimiothérapie (sauf stade 1A) +- radiothérapie (si résidus après chirurgie)
- Stade 3A N1 : chirurgie d'emblée, puis chimiothérapie +- radiothérapie
- Stade 3A N2 : chimiothérapie première pusi réévaluation
- Stade 3B : radiochimiothérapie concomittante
- Stade 4 : soins palliatifs = chimiothérapie
- Pancoast Tobias : chirurgie + radiochimiothérapie concomittante

Traitement des cancers à petites cellules :

- Forme limitée au thorax : radiochimiothérapie +- radiothérapie cérébrale prophylactique
- Forme métastatique : chimiothérapie +- radiothérapie cérébrale prophylactique

Interne aux urgences, un soir de février, vous recevez en consultation un nourrisson de 5 mois, sans antécédent notable, pour une gêne respiratoire. Il est fatigué depuis plusieurs heures, sa maman le trouve fébrile. Il présente des difficultés à boire son biberon.

Les constantes sont les suivantes : température 37,9℃, fréquence cardiaque 139/min, fréquence respiratoire 51/min, pression artérielle est 75/49 mmHg, la saturation en oxygène est à 97%.

L'examen respiratoire de votre externe retrouve une dyspnée expiratoire et des râles sibilants à l'auscultation.

Le temps de recoloration cutané est à 2 secondes, il n'y a pas de marbrures, l'auscultation cardiaque ne retrouve aucun souffle.

1/ Quel diagnostic suspectez-vous?

2/ Quels critères de gravité allez vous rechercher à l'examen clinique?

3/ Quels sont les agents étiologiques de cette affection? Le quel est le plus probable? Comment se transmet t'il ?

4/ réalisez-vous des examens complémentaires? Quelle est votre prise en charge thérapeutique ?

5/ prescrivez-vous des antibiotiques? Dans quelles conditions allez vous prescrire des antibiotiques dans cette pathologie ?

6/ Quelles sont les complications à court terme de cette pathologie?

Malgré votre prise en charge, la maman revient aux urgences le lendemain. L'enfant a des difficultés à boire son biberon, sa fréquence respiratoire s'est accélérée à 72/min. Il présente des signes de lutte. Vous l'hospitalisez et réalisez une radiographie thoracique.

7/ Quel est l'intérêt de réaliser une radiographie dans cette pathologie?

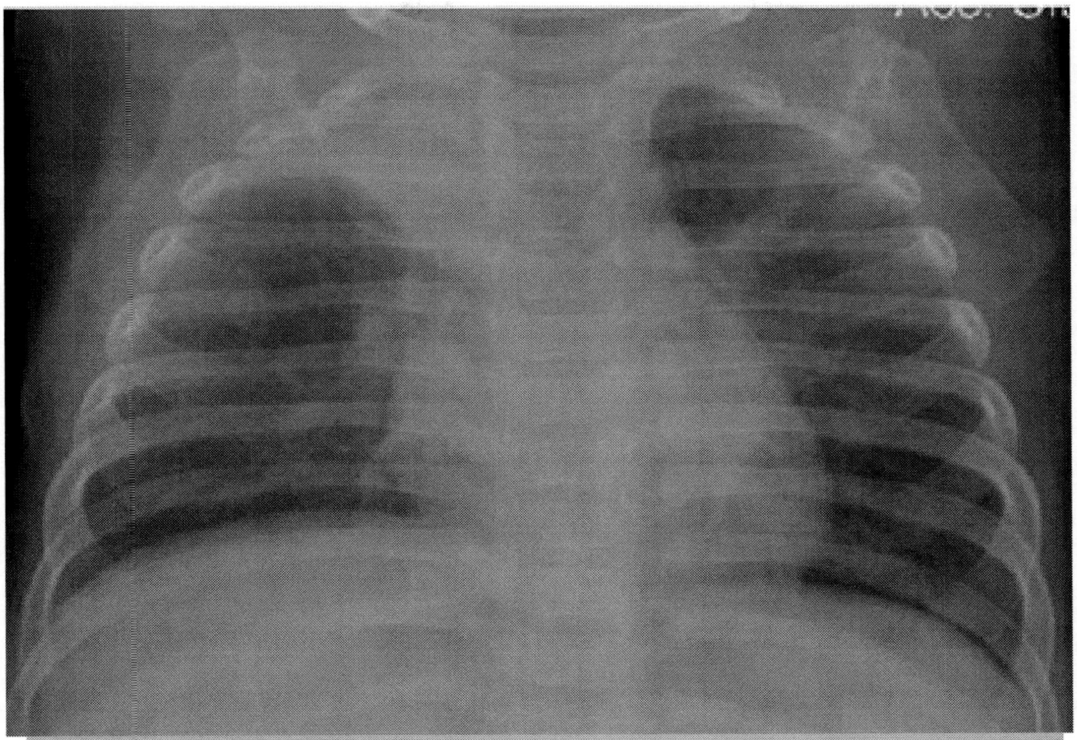

8/ Interprétez cette radiographie.

9/ L'évolution est favorable, l'enfant retourne à domicile quelques jours plus tard. Dans les 12 mois qui suivent, il fera 5 nouveaux épisodes identiques. Quel est votre diagnostic?

CORRECTION DOSSIER 18

1/ Quel diagnostic suspectez-vous?	10
• Diagnostic :	
- **Bronchiolite aigue du nourrisson**	3
- **Sans signe de gravité**	2
• Justification :	
- Terrain : **âge < 2 ans**	1
- Anamnèse : **période épidémique**, apparition des symptômes en quelques heures ou jours **suite à un épisode de rhinopharyngite** peu ou pas fébrile avec toux sèche	1 1
- Clinique : dyspnée expiratoire, **auscultation riche** (sibilants, crépitants), peu ou pas fébrile	1
- **Argument de fréquence** - Signes négatif : pas de signe de gravité	1

2/ Quels critères de gravité allez vous rechercher à l'examen clinique?	20
• **Signes de lutte**	2
- **Tirage intercostal et sus sternal**	1
- **Balancement thoraco-abdominal**	1
- **Entonnoir xyphoïdien**	1
- **Geignement expiratoire**	1
- **Battement des ailes du nez**	1
• **Signes d'hypoxie :**	2
- Tachypnée, tachycardie	
- Désaturation en oxygène	
- **Cyanose**	1
- Agitation	
• **Signes d'hypercapnie :**	2
- HTA, tachycardie	
- Sueurs	
- Somnolence	
- Agitation	
• **Signes d'épuisement respiratoire ;**	2
- **Silence auscultatoire**	1
- Disparition de signes de lutte	
- Pauses respiratoires	
• Retentissement hémodynamique : **signes de choc** (marbrures, pâleur, poul filant, tachycardie, oligurie...)	2
• Retentissement comportemental :	
- **Difficultés d'alimentation**	2
- Angoisse, agitation, **somnolence**, ...	1

3/ Quels sont les agents étiologiques de cette affection? Le quel est le plus probable? Comment se transmet-il ?	**10**
• Etiologie de la bronchiolite : virus :	
- **VRS**	**1**
- **Adénovirus**	**1**
- **Influenza virus, parainfluenza virus**	**1**
- **Rhinovirus**	**1**
- **Entérovirus**	**1**
• Le plus probable : **VRS** (argument de fréquence, période épidémique)	**2**
• Transmission du VRS :	
- **Directe : toux**, éternuements	**2**
- **Indirecte: mains**, matériel souillé	**1**

4/ Réalisez-vous des examens complémentaires? Quelle est votre prise en charge thérapeutique ?	**20**
Examens complémentaires : **non**, il n'y a pas d'indication à réaliser des examens complémentaires en l'absence de signe de gravité ou de doute diagnostique.	**2**
Prise en charge thérapeutique :	
• Traitement ambulatoire	
• Traitement spécifique de la bronchiolite : favoriser la respiration :	
- **Kinésithérapie respiratoire** : désencombrement bronchique par accélération du flux (en phase secrétante)	**2**
- **Désobstruction rhinopharyngée régulière au sérum physiologique** (après explications et démonstration à la maman)	**2**
- **Chambre aérée à température de 20°C**, humidificateur	**2**
• Traitement symptomatique :	
- **Mesures antipyrétiques** : médicaments (paracétamol 60 mg/kg/j en 4 prises) + mesures physiques	**2**
- **Hyperhydratation**	**2**
- Eviter le RGO :	
o **Position proclive dorsale à 30°**	**2**
o **Fractionner et épaissir les biberons**	**2**
• Eviter les facteurs favorisants : **arrêt du tabagisme passif**	**2**
• **Expliquer les signes devant amener à reconsulter** : refus alimentaire, troubles digestifs, détérioration respiratoire, élévation de la fièvre, modification du comportement	**2**
• Surveillance	

5/ Prescrivez-vous des antibiotiques? Dans quelles conditions allez vous prescrire des antibiotiques dans cette pathologie ?	5
• **Non**, il n'y a pas d'indication à une antibiothérapie dans une bronchiolite. La cause est en général virale (VRS)	1
• Indications à une antibiothérapie dans la bronchiolite :	
- **Hyperthermie** > 38,5℃ pendant > 72h	1
- **Otite moyenne aigue** associée	1
- **Pneumopathie** sous jacente : clinique, foyer radiographique, hyperleucocytose à polynucléaires neutrophiles	1
- Terrain à risque : **comorbidité cardiorespiratoire**	1

6/ Quelles sont les complications à court terme de cette pathologie?	10
A court terme :	
- Epuisement respiratoire, apnées, **hypoxie**, arrêt cardiorespiratoire, décès	2
- **Pneumothorax, pneumomédiastin**	2+2
- **Atelectasie**	2
- **Surinfection bactérienne** pulmonaire ou ORL	2

7/ Quel est l'intérêt de réaliser une radiographie dans cette pathologie?	10
• Diagnostic positif de bronchiolite :	
- Radiographie le plus souvent **normale** +++	2
- Peut montrer :	
o **Distension thoracique**	1
o **Syndrome bronchique**	1
o Des complications	
• Recherche de complications :	
- **Atéléctasies**	2
- **Pneumothorax**	2
- **Emphysème**	1
• Elimine les diagnostics différentiels : foyer de **pneumopathie**	1

8/ Interprétez cette radiographie.	10
• Radiographie thoracique de face, en inspiration	
• Sémiologie :	
- Distension thoracique :	
o **Horizontalisation des côtes**	2

o **Aplatissement du diaphragme** o Visualisation de plus de 7 espaces intercostaux	**2**
- Opacité du lobe supérieur droit, **rétractile**, triangulaire, à bord net, sans bronchogramme aérien	**2**
- Pas de syndrome pariétal, pas de syndrome cardiaque, pas de syndrome hilaire, pas de syndrome médiastinal, pas de syndrome pleural, pas de syndrome interstitiel ou alvéolaire • Conclusion : bronchiolite compliquée d'une **atélectasie** du **lobe supérieur droit**	**2+2**

9/ L'évolution est favorable, l'enfant retourne à domicile quelques jours plus tard. Dans les 12 mois qui suivent, il fera 5 nouveaux épisodes identiques. Quel est votre diagnostic?	**5**
Asthme du nourrisson (au moins 3 bronchiolite avant l'âge de 2 ans)	**5**

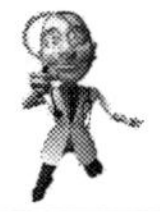

ITEMS ABORDÉS

Item n°226 : Asthme de l'enfant et de l'adulte
Item n°113 : Allergies et hypersensibilités chez l' enfant et l'adulte : aspects épidémiologiques, diagnostiques et principes de traitement
Item n°33 : Suivi d'un nourrisson, d'un enfant et d' un adolescent normal. Dépistage des anomalies orthopédiques, des troubles visuels et auditifs. Examens de santé obligatoires. Médecine scolaire. Mortalité et morbidité infantile.
Item n°115 : Allergies respiratoires chez l'enfant et chez l'adulte
Item n°198 : Dyspnée aiguë et chronique

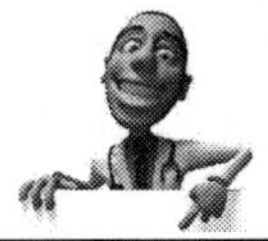

ON REFAIT LE DOSSIER

MESSAGES GENERAUX:

- Dyspnée de l'enfant : inhalation de corps étranger jusqu'à preuve du contraire
- Pédiatrie : accord parental
- Pneumologie pédiatrique : kinésithérapie, vaccinations, arrêt du tabagisme passif

QUESTIONS PAS A PAS :

QUESTIONS	COMMENTAIRES
3	Transmission du VRS : • Directe (toux, éternuements) • Indirecte : le VRS peut rester 90 minutes sur les mains et jusqu'à 6h sur du matériel souillé Incubation du VRS : 2 à 8 jours Durée d'excrétion virale : 3 à 7 jours

4	Traitement des bronchiolites : en 1ère intention : • Pas de bronchodilatateurs • Pas de corticoïdes systémiques ou inhalés • Pas d'antiviraux • Pas d'antibiotiques • Pas d'antitussifs, de mucolytiques, de mucorégulateurs Indications d'hospitalisation : signes de gravité (détresse respiratoire, diminution de l'alimentation), syndrome septique, terrain à risque (âge < 6 semaines, prématuré), contexte psychosocial défavorable

Nouvellement installé comme médecin généraliste à Rambervillers, petite ville des Vosges, vous êtes de garde un samedi soir.

Vous êtes appelés vers 19 heures par les parents du petit Nicolas, âgé de 22 mois. Alors que les parents et leurs amis prenaient l'apéritif, l'enfant qui jouait par terre a soudain eu de grandes difficultés à respirer. Il est devenu bleu et a beaucoup toussé. Maintenant il va mieux et a recommencé à jouer, mais les parents ont tout de même tenu à vous appeler, inquiets, de peur que cela ne se reproduise.

1/ Quel diagnostic suspectez-vous? Comment appelleriez-vous les symptômes présentés par Nicolas?

2/ Comment expliquez-vous ce retour à la normale?

3/ Quelle aurait été la conduite à tenir si vous aviez été présent au moment de l'asphyxie aiguë et que celle ci présentait des critères de gravité ?

4/ Jugez-vous nécessaire de venir examiner l'enfant? Que recherchez-vous cliniquement?

Votre examen clinique est parfaitement rassurant.

5/ Décidez-vous d'hospitaliser l'enfant? Pourquoi? Dans quel délai? Pourquoi?

6/ Quelles complications peuvent survenir dans cette pathologie?

7/ Quel examen complémentaire d'imagerie pratiquez-vous? Que recherchez-vous?

Cet examen est normal

8/ Quelle est votre prise en charge thérapeutique?

CORRECTION DOSSIER 19

1/ Quel diagnostic suspectez-vous? Comment appelleriez-vous les symptômes présentés par Nicolas?	**10**
• Diagnostic suspecté : **inhalation de corps étranger**	**5**
• Symptômes présentés par l'enfant : **syndrome de pénétration**	**5**

2/ Comment expliquez-vous ce retour à la normale?	**15**
• Soit le corps étranger a été expulsé par les efforts de toux de l'enfant :	
- Il a été **recraché** (sans que les parents ne s'en aperçoivent)	5
- Il est repassé en sus glottique et a été **avalé**	5
• Soit le corps étranger s'est **enclavé dans une bronche plus distale**	5

3/ Quelle aurait été la conduite à tenir si vous aviez été présent au moment de l'asphyxie aiguë et que celle ci présentait des critères de gravité ?	**5**
• Au domicile du patient, en l'absence de matériel : manoeuvre de désobstruction de **Heimlich** (enfant > 1 an) ou de Mofenson (enfant > 1 an) • A l'hôpital, si plateau technique et matériel disponible : - Intubation pour repousser le corps étranger dans une bronche puis extraction secondaire - Fibroscopie et extraction à la pince	5

4/ jugez-vous nécessaire de venir examiner l'enfant? Que recherchez-vous cliniquement?	**15**
• **Oui,** il faut venir examiner l'enfant : si le corps étranger est encore présent, il peut entraîner de nombreuses complications : essentiellement : - Mobilisation et obstruction trachéale : nouvel épisode asphyxique potentiellement mortel... - Surinfection : bronchite, pneumopathie	5
• L'examen clinique doit rechercher des signes de présence du corps étranger :	
- **Wheezing** (sifflement ou ronflement audible sans stethoscope évocateur d'une obstruction des voies aérienne)	5
- A l'auscultation : **diminution unilatérale du murmure vésiculaire** (le plus souvent en base droite) par diminution de la ventilation dans le territoire de la bronche obstruée par le corps étranger	5

5/ Décidez-vous d'hospitaliser l'enfant? Pourquoi? Dans quel délai? Pourquoi?	**15**
• **Oui**, il faut hospitaliser l'enfant :	3
- Si le corps étranger est encore présent, il peut entraîner de **nombreuses complications** : mobilisation et obstruction trachéale ; surinfection : bronchite, pneumopathie	2
- L'examen clinique ne permet pas d'exclure que le corps étranger soit toujours présent, **l'enfant doit bénéficier d'une radiographie thoracique et d'une fibroscopie bronchique**	2
• L'hospitalisation doit être en **urgence** (immédiate) :	3
- **La mobilisation du corps étranger est imprévisible et peut survenir à tout moment**, notamment à la toux et à la mobilisation	2
- Plus le délai avant extraction du corps étranger est long, plus le risque d'infection est grand	
- **Les corps étrangers huileux comme les cacahuètes entraînent en quelques heures une réaction granulomateuse à leur contact ce qui complique leur extraction**	3
- D'où l'intérêt d'extraire le corps étranger au plus vite	

6/ Quelles complications peuvent survenir dans cette pathologie?	**10**
Complications de l'inhalation de corps étranger :	
• Mobilisation du corps étranger (mobilisation de l'enfant, effort de toux) : risque d'enclavement dans la trachée avec **asphyxie**, risque vital	2
• Complications **infectieuses :**	
- **Bronchites**, bronchites à répétition	1
- **Pneumopathies**, pneumonies à répétition sur le même lobe ou segment	1
- Abcès pulmonaire	1
• **Atélectasie**	
• **Dilatation des bronches**, sténose bronchique	2
• **Pneumothorax, pneumomédiastin**	2
• BPCO, insuffisance respiratoire chronique	1

7/ Quel examen complémentaire d'imagerie pratiquez-vous? Que recherchez-vous?	**20**
• Examen d'imagerie :	
- **Radiographie thoracique**	2
- **Prenant le larynx**	2
- **De face et de profil**	2
- **En inspiration et en expiration**	2

• Recherche :	
- Le plus souvent radiographie **normale**	2
- Une **visualisation directe d'un corps étranger** radio-opaque (rare chez l'enfant, fréquent chez l'adulte)	2
- **Piégeage/trappage** ou emphysème localisé	2
o Hyperclarté +- élargissement de l'espace intercostal, horizontalisatin des côtes, refoulement du médiastin, abaissement du diaphragme	
o Lié à un corps étranger enclavé dans une bronche avec effet de valve	
- **Sensibilisé par la radiographie en expiration** : le trappage peut être visualisé en inspiration, ou être non visible en inspiration mais visible en expiration	2
- **Atélectasie** : opacité rétractile (pincement intercostal, attraction du médiastin, surélévation du diaphragme)	2
- Complication :	
o **Foyer infectieux**	1
o **Pneumothorax, pneumomédiastin**	1

8/ Quelle est votre prise en charge thérapeutique?	**10**
• **Fibroscopie bronchique** au tube rigide sous anesthésie générale (ou si le diagnostic est incertain fibroscopie bronchique au tube souple sous anesthésie locale pour repérage puis fibroscopie au tube rigide pour extraction si la présence du corps étranger est confirmée) :	4
- Confirmation diagnostic : **visualise le corps étranger**	2
- **Extraction**	2
- Nouvelle exploration après extraction du corps étranger pour s'assurer de la perméabilité des voies aériennes	
• Discuter **antibioprophylaxie** et **corticothérapie** pendant 7 jours	1+1

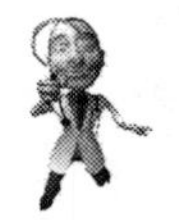

ITEMS ABORDÉS

Item n°193 : Détresse respiratoire aiguë du nourrisson de l'enfant et de l'adulte. Corps étranger des voies aériennes supérieures.
Item n°33 : Suivi d'un nourrisson, d'un enfant et d' un adolescent normal. Dépistage des anomalies orthopédiques, des troubles visuels et auditifs. Examens de santé obligatoires. Médecine scolaire. Mortalité et morbidité infantile
Item n°76 : Vaccinations : bases immunologiques, indications, efficacité, complications
Item n°78 : Coqueluche
Item n°115 : Allergies respiratoires chez l'enfant et chez l'adulte
Item n°198 : Dyspnée aiguë et chronique

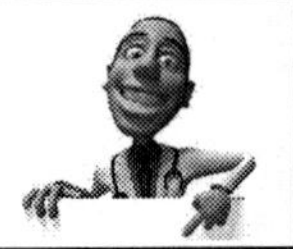

ON REFAIT LE DOSSIER

MESSAGES GENERAUX:

- Tout symptôme respiratoire de l'enfant doit faire évoquer en première intention une inhalation de corps étranger
- Enfant : accord parental

QUESTIONS PAS A PAS :

QUESTIONS	COMMENTAIRES
1	• Tout symptôme respiratoire aigu de l'enfant de moins de 4 ans doit faire évoquer en premier lieu une inhalation de corps étranger • L'âge habituel de survenue d'une inhalation de corps étranger est de 2 ans • Ce n'est pas un hasard que cet épisode soit survenu au moment de l'apéritif : la cacahuète représente la majorité des corps étrangers inhalés chez les enfants, suivi par les pièces de jouets • Les inhalations de corps étrangers sont très fréquentes et potentiellement grave : 7% des décès accidentels des enfants de moins de 4 ans, par asphyxie • les inhalations chez l'adulte : plus rares : traumatismes faciaux (débris dentaires), bricolage (clous, aiguilles), aliments chez le sujet âgé • Les inhalations de corps étrangers sont en général bruyantes chez l'enfant (obstruction de la trachée ou d'une bronche) et peu symptomatique chez l'adulte (enclavement distal)
2	• Un corps étranger enclavé dans une bronche plus distale n'entraîne généralement pas de symptôme au repos mais peut entraîner une dyspnée d'effort

Une patiente de 29 ans, jeune maman, vous amène en consultation son enfant de 9 mois, né à terme suite à une grossesse et un accouchement sans particularités, et actuellement gardé en crèche.

Elle s'inquiète car son enfant a déjà eu plusieurs problèmes respiratoires : il a fait 3 épisodes de bronchiolite depuis sa naissance, dont un épisode sévère ayant nécessité une hospitalisation à l'âge de 5 mois.

Depuis 3 jours, l'enfant tousse, siffle, a le nez qui coule. Il est par contre resté apyrétique.

Votre examen retrouve des sibilants diffus dans les deux champs pulmonaires. Le reste de l'examen est normal : l'enfant pèse 9 kg, son développement staturo pondéral et psychomoteur est normal, ses tympans sont normaux, il s'alimente bien.

1/ Quel diagnostic évoquez-vous ?

2/ Quels sont les diagnostics différentiels que vous évoquez ?

3/ Quels examens paracliniques demandez-vous ?

L'enfant est traité et évolue favorablement. Vous perdez de vue l'enfant.

Vous revoyez l'enfant à l'âge de 12 ans, aux urgences, pour une succession de crises (au moins 10) sur les 3 derniers jours. Les crises s'aggravent de plus en plus et l'enfant comme ses parents sont inquiets…

L'examen clinique retrouve un enfant dyspnéique, une fréquence respiratoire à 27/min, une saturation en oxygène à 92% en air ambiant, une tachycardie à 110/min, une pression artérielle à 10/6, une température à 37,5°C. L'auscultation pulmonaire ret rouve des sibilants aux deux champs.

4/ Quel est votre traitement des premiers jours ?

5/ L'enfant est hospitalisé, l'évolution est favorable en quelques heures. Quels critères vous permettent d'évaluer la sévérité de la pathologie ?

Les parents vous expliquent que l'enfant a reçu plusieurs traitements depuis des années, mais que les symptômes persistent toujours.

6/ Quelles causes de non-réponse au traitement recherchez-vous ?

7/ Vous suspectez une cause allergique. Comment faire le diagnostic ?

L'enfant est scolarisé en classe de CM1. Il est gêné à l'école et dans ses activités sportives quotidiennes.

8/ Quelle va être votre prise en charge globale ?

9/ Le bilan effectué vous oriente fortement vers une étiologie allergique. Quelles actions allez-vous proposer afin de favoriser l'éviction des allergènes ?

CORRECTION DOSSIER 20

1/ Quel diagnostic évoquez-vous ?	5
• **Asthme du nourrisson** 3 épisodes de dyspnée avec sibilants avant l'âge de 2 ans définissent l'asthme du nourrisson	3
• Par probable **hyperréactivité bronchique post virale**	2

2/ Quels sont les diagnostics différentiels que vous évoquez ?	5
• **Inhalation de corps étranger**	1
• **Mucoviscidose**	1
• **Coqueluche**	1
• **Cardiopathies**	1
• **Reflux gastro-oesophagien**	1

3/ Quels examens paracliniques demandez-vous ?	5
• Seul examen complémentaire indispensable : **radiographie thoracique**	3
• Pour le diagnostic positif : EFR avec spirométrie	
• Pour le diagnostic différentiel : - Radiographie thoracique (inspiration + expiration pour mettre en évidence une inhalation de corps étranger)	
- **Test de la sueur**	2
• Pour le diagnostic étiologique : recherche d'arguments pour une allergie : - NFS : recherche d'hyperéosinophilie - Prick test si un allergène est suspecté - Si interrogatoire et prick tests sont discordants : dosage des IgE spécifiques (RAST)	

4/ Quel est votre traitement des premiers jours ?	20
Diagnostic d'exacerbation d'asthme : • Hospitalisation en urgence avec accord parental	
• Mise en condition : repos au lit semi-assis, **monitorage** SpO2 et cardiorespiratoire, pose d'une voie veineuse périphérique	2

- Traitement symptomatique :
    - **Oxygénothérapie** pour SpO2 > 94% 3
    - Bronchodilatateurs :
        - **Bêta 2 mimétiques de courte durée d''action** en nébulisation dans une chambre d'inhalation : salbutamol ou terbutaline 0,1 à 0,2 mg/kg dilués dans 5 mL de sérum physiologique répétés en continu pendant une heure 3
        - **Anticholinergique** : Bromure d'ipratropium (Atrovent) 0,5 mg en aérosol 3
    - **Corticothérapie par voie générale** : 1 à 2 mg/kg/j pendant 3 à 5 jours 3
    - **Désobstruction rhinopharyngée** 2
- Traitement étiologique : **recherche et prise en charge d'un facteur déclenchant** : allergique, infectieux, reflux gastro oesophagien, tabagisme passif, médicamenteux 2
- Surveillance : réévaluation clinique au bout d'une heure :
    - Etat général
    - Constantes : fréquence respiratoire, SpO2
    - Signes de lutte respiratoire
    - Auscultation
    - **DEP** 2
- En fonction de l'évolution sous traitement, discussion entre :
    - Transfert en soins intensifs (aggravation ou non réponse au traitement)
    - Hospitalisation (réponse partielle au traitement)
    - Retour à domicile (bonne réponse au traitement : SpO2 > 95% en air ambiant, DEP > 70% de la théorique, pas de signe de détresse respiratoire, environnement social et entourage compréhensif)

5/ L'enfant est hospitalisé, l'évolution est favorable en quelques heures. Quels critères vous permettent d'évaluer la sévérité de la pathologie ? **15**

- Contexte de l'asthme :
    - Antécédents personnels (dermatite atopique, rhinite allergique, infections ORL et respiratoires de la petite enfance) et familiaux (atopie)
    - Environnement : tabagisme passif, allergènes, ...
    - Anamnèse de l'asthme : âge de début
    - **Antécédents d'hospitalisation ou de séjour en réanimation pour crise d'asthme** 2
- Stade de l'asthme :
    - **Fréquence des symptômes diurnes** 2
    - **Fréquence des symptômes nocturnes** 2
    - **VEMS** 2
    - **Variabilité du DEP** 2
- Contrôle de l'asthme :
    - **Traitement en cours** 1
    - **Consommation habituelle de bronchodilatateur** 1
    - **Qualité de vie** : retentissement sur les activités sportives, la présence scolaire 2
    - **Fréquence des consultations ou hospitalisations en urgence** 1

6/ Quelles causes de non réponse au traitement recherchez vous ?	15
• **Erreur diagnostic** :	-
- **Inhalation de corps étranger** (➔ radiographie thoracique face et profil, inspiré et expiré, prenant le larynx ; fibroscopie bronchique)	1
- **Mucoviscidose** (➔ test de la sueur)	1
- **Tuberculose** (➔ IDR à la tuberculine, quantiféron, prélèvements BK)	1
• Persistance de facteurs favorisants :	
- **Reflux gastro oesophagien** (➔ pH métrie oesophagienne)	2
- **Rhinosinusite** (➔ consultation ORL)	1
- **Infection** (➔ recherche d'immunodépression : électrophorèse des protéines, dosage pondéral des immunoglobulines, bilan martial)	1
- **Tabagisme passif**	2
- **Persistance d'une cause allergique**	2
• Mauvais traitement	
- **Traitement insuffisant**	1
- **Mauvaise observance**	1
- **Mauvaise technique d'inhalation des aérosols**	2

7/ Vous suspectez une cause allergique. Comment faire le diagnostic ?	5
• **Interrogatoire** : relation chronologique entre les symptômes et un allergène respiratoire (pièce de la maison, chambre, acariens, animaux domestiques, ...)	1
• **NFS** : recherche d'hyperéosinophilie	
• **Prick test**	1
• Si discordance entre l'interrogatoire et les résultats des Prick test : dosage des **IgE spécifiques (RAST)**	2 1

8/ Quelle va être votre prise en charge globale ?	20
• Prise en charge au long cours : ambulatoire, **multidisciplinaire**	1
• **Accord parental**	1
• Traitement de fond :	
- **Bronchodilatateurs de longue durée d'action (Bêta 2 mimétiques)**	2
- **Corticoïdes inhalés**	2
• **Eviction des facteurs favorisants** :	2
- Arrêt du tabagisme passif	
- Allergènes	
- Reflux gastro-oesophagien	
- Rhinosinusite	

- Foyers infectieux - Médicaments (beta bloquants, ...)	
• **Vaccination antigrippale**	2
• **Education** de l'enfant : - **Ecole de l'asthme** : observance, utilisation des sprays/chambres d'inhalation	2
- Autosurveillance : **DEP**	2
- **Plan d'action personnalisé**	2
- **Projet d'accueil individualisé** pour l'environnement scolaire	1
• Mesures associées : **prise en charge à 100%**, ALD	3
• Surveillance clinique régulière et paraclinique de la tolérance et de l'efficacité du traitement	1

9/ Le bilan effectué vous oriente fortement vers une étiologie allergique. Quelles actions allez vous proposer afin de favoriser l'éviction des allergènes ?	**10**
• Acariens :	
- **Enlever tapis, moquette**, laver tissus d'ameublement	1
- **Changer et laver régulièrement la literie**	1
- **Housses anti acariens, acaricides**	1
- **Peluches : 12h au congélateur régulièrement**	1
- Immunothérapie spécifique : en deuxième intention	
• Allergènes domestiques :	
- **Aérer les pièces**	1
- **Ne pas trop chauffer**	1
- **Aspirateur régulièrement**	1
• Moisissures :	
- **Eviter l'humidité**	1
- **Eviter les plantes vertes**	1
• Animaux domestiques : - **Ne pas avoir d'animal**	1
- Ou sinon le laisser à l'extérieur, le laver régulièrement	

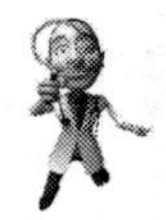

ITEMS ABORDÉS

Item n°226 : Asthme de l'enfant et de l'adulte
Item n°113 : Allergies et hypersensibilités chez l'e nfant et l'adulte : aspects épidémiologiques, diagnostiques et principes de traitement
Item n°33 : Suivi d'un nourrisson, d'un enfant et d' un adolescent normal. Dépistage des anomalies orthopédiques, des troubles visuels et auditifs. Examens de santé obligatoires. Médecine scolaire. Mortalité et morbidité infantile
Item n°76 : Vaccinations : bases immunologiques, ind ications, efficacité, complications
Item n°78 : Coqueluche
Item n°115 : Allergies respiratoires chez l'enfant e t chez l'adulte
Item n°198 : Dyspnée aiguë et chronique

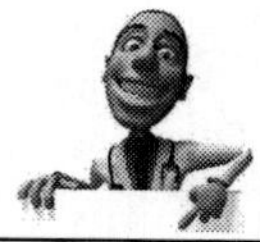

ON REFAIT LE DOSSIER

MESSAGES GENERAUX:

- Asthme de l'enfant : éliminer diagnostics différentiels : corps étranger inhalé, mucoviscidose
- Asthme : éviter facteurs favorisants, éducation
- Enfant : accord parental

QUESTIONS PAS A PAS :

QUESTIONS	COMMENTAIRES
1	• Le facteur déclenchant infectieux d'une crise d'asthme est souvent viral. • Les causes bactériennes sont rares (moins de 5% des cas). Ni la fièvre, ni la purulence de la rhinorrhée ne sont prédictifs d'une cause bactérienne • Donc pas d'antibiothérapie systématique

De garde aux urgences pédiatriques, vous recevez en consultation une jeune fille e 4 ans, deuxième d'une fratrie de 3, pour angine et difficultés respiratoires.

Elle n'a pas d'antécédents particuliers : née à terme d'une grossesse sans particularité, développement staturo pondéral et psychomoteur normal. Elle a été vaccinée par le BCG au premier mois, contre la diphtérie tétanos et poliomyélite au 2ème, 3ème et 4ème mois ; contre l'hépatite B ; contre la rougeole-oreillons-rubéole.

Le tableau clinique a débuté brutalement il y a huit heures : fièvre à 39,5℃, dyspnée, douleurs dans la gorge, altérati on de l'état général.

1/ Quelles sont les causes principales de dyspnée de l'enfant : en cas de bradypnée inspiratoire ? En cas de dyspnée aux deux temps ? En cas de bradypnée expiratoire ? En cas de tachynée ?

La jeune fille est assise, immobile, droite, la bouche ouverte.

Votre examen retrouve une dyspnée à l'inspiration et une hypersialorrhée... La douleur pharyngée empêche l'enfant de parler ou d'avaler. La salive coule sur le menton.

2/ 2 causes infectieuses sont à évoquer devant ce type de dyspnée. Lesquelles ? Comment les différencier ?

3/ Quelle étiologie évoquez-vous en priorité ?

L'ORL a été appelé par votre interne, afin d'examiner la gorge de l'enfant.

4/ Qu'en pensez-vous ?

5/ Quelle va être votre prise en charge thérapeutique ?

La maman vous consulte à nouveau pour son troisième enfant : il tousse depuis plusieurs semaines.

6/ Quelles étiologies évoquez-vous devant une toux de l'enfant ?

7/ Quelle sera votre démarche diagnostique (examens complémentaires)?

CORRECTION DOSSIER 21

1/ Quelles sont les causes principales de dyspnée de l'enfant : en cas de bradypnée inspiratoire ? En cas de dyspnée aux deux temps ? En cas de bradypnée expiratoire ? En cas de tachynée ? — **16**

- Bradypnée inspiratoire = dyspnée laryngée :
  - **Inhalation de corps étranger** — 2
  - **Epiglottite** — 2
  - **Laryngite aigue sous glottique** — 2
- Dyspnée aux deux temps = dyspnée trachéale :
  - **Inhalation de corps étranger** — 2
- Bradypnée expiratoire = dyspnée bronchique :
  - **Inhalation de corps étranger** — 2
  - **Asthme** — 2
  - **Bronchiolite (**bradypnée ou polypnée) — 2
- Polypnée/tachypnée = origine pulmonaire :
  - **Pneumopathie** — 2

2/ 2 causes infectieuses sont à évoquer devant ce type de dyspnée. Lesquelles ? Comment les différencier ? — **20**

- **Epiglottite** : — 5
  - A évoquer prioritairement car **urgence vitale**
  - Terrain : **3 à 5 ans, non vacciné** contre l'haemophilus — 1+1
  - Etiologie : bactérienne : haemophilus influenzae type B
  - Début **brutal** — 1
  - Clinique : **fièvre > 39°C**, enfant assis droit immobile bouche ouverte, — 1
    voix éteinte, hypersialorrhée ; peu ou pas de toux — 1
  - Traitement : urgence, réanimatoire, intubation orotrachéale et ventilation mécanique, corticothérapie, antibiothérapie par C3G
- **Laryngite aigue sous glottique** — 5
  - Diagnostic le plus fréquent (argument de fréquence)
  - Terrain **: 1 à 3 ans** — 2
  - Etiologie virale
  - Début **progressif** — 1
  - Clinique : fièvre à 38°C-38,5°C, **voix rauque, toux rauque** — 1+1
  - Traitement : hospitalisation, corticothérapie, aerosols d'adrénaline ; pas d'antibiothéraie (viral)

3/ Quelle étiologie évoquez-vous en priorité ? — **5**

- **Epiglottite** : — 5
  - Terrain : âge > 3 ans
  - Anamnèse : non vacciné contre Haemophilus influenzae type B ; début brutal

- Clinique : position évocatrice (assis droit immobile bouche ouverte), fièvre élevée, voix éteinte, hypersialorrhée	

4/ Qu'en pensez-vous ?	**5**
• **Contre indication absolue à l'examen ORL** car suspicion d'épiglottite : ne pas faire d'examen ORL	5
• Coucher l'enfant, lui examiner la gorge, le manipuler peut majorer l'obstruction respiratoire et provoquer le décès par asphyxie	

5/ Quelle va être votre prise en charge thérapeutique ?	**24**
• **Ne pas mobiliser l'enfant**	4
• Urgence vitale	
• Hospitalisation en **réanimation**, avec l'accord parental	4
• Traitement symptomatique en urgence : assurer la perméabilité des voies respiratoires : **anesthésie générale et intubation oro-trachéale** (trachéotomie si nécessaire)	4
• Puis réalisation d'un bilan étiologique : hémocultures	
• Puis traitement étiologique : **antibiothérapie** par **céphalosporine de 3ème generation (Cefotaxime)** pendant 5 jours	4+2
• Discuter **corticothérapie**	2
• Mesures associées :	
- **Prophylaxie des sujets contacts par Rifampicine**	2
- **Vaccination anti haemophilus influenzae type B de la fratrie**	2
• Surveillance de la tolérance et de l'efficacité du traitement :	
- Clinique: extubation en général possible à 24 heures, évolution favorable en 3 à 5 jours	
- Paraclinique	

6/ Quelles étiologies évoquez-vous devant une toux de l'enfant ?	**20**
• Toux aigue (< 3 semaines) :	
- **Inhalation de corps étrangers**	2
- **Infection respiratoire** : laryngite, bronchite, bronchiolite, pneumopathie	2
- **Infection ORL** : rhinite, rhinopharyngite, sinusite	2
• Toux chronique (> 3 semaines) :	
- **Coqueluche**	2
- **Asthme**	2
- Inhalation de corps étranger bronchique	-
- **Mucoviscidose**	2
- **Tuberculose**	2
- **Reflux gastro oesophagien**	2
- **Sinusite**	2
- **Tabagisme passif**	2

7/ Quelle sera votre démarche diagnostique (examens complémentaires)?	10
• **Radiographie thoracique**	3
• Si la radiographie est anormale : compléter le bilan :	
- **Scanner thoracique**	1
- **Endoscopie bronchique**	1
- **Test de la sueur** (mucoviscidose)	1
- **IDR à la tuberculine**, quantiferon, prélèvements BK	1
• Si la radiographie est normale :	
- **Epreuves fonctionnelles respiratoires** (asthme)	1
- **pH métrie oesophagienne** (RGO)	1
- **Bilan allergologique**	1

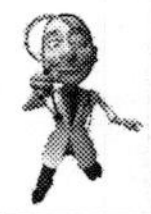

ITEMS ABORDÉS

Item n°113 : Allergies et hypersensibilités chez l'enfant et l'adulte : aspects épidémiologiques, diagnostiques et principes de traitement
Item n°76 : Vaccinations : bases immunologiques, indications, efficacité, complications
Item n°78 : Coqueluche
Item n°115 : Allergies respiratoires chez l'enfant et chez l'adulte
Item n°198 : Dyspnée aiguë et chronique

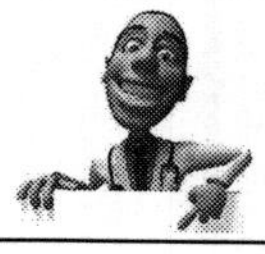

ON REFAIT LE DOSSIER

MESSAGES GENERAUX:

- Pédiatrie = accord parental
- Toute dyspnée de l'enfant doit faire évoquer une inhalation de corps étranger
- Dyspnée laryngée de l'enfant : évoquer avant tout l'épiglottite (le plus grave), la laryngite aiguë étant le plus fréquent

QUESTIONS PAS A PAS :

QUESTIONS	COMMENTAIRES
4	<u>3 choses à ne surtout pas faire dans une épiglottite : (Zéro au dossier) :</u> • Coucher l'enfant • Examiner la gorge • Le manipuler (Radiographie thoracique, ...) avant la prise en charge thérapeutique

Vous recevez en consultation dans votre cabinet de médecine générale un enfant de 1 an et demi, amené par sa maman pour un malaise survenu au décours d'un effort de toux.

Cet enfant n'a pas d'antécédent notable, il est né à terme par voie basse. Il est vacciné par DT Polio, ROR, et contre l'hépatite B et la tuberculose.

Depuis une quinzaine de jours, l'enfant avait le nez qui coule. Un de votre collègue a fait le diagnostic de rhinite virale. Il y a 3 jours, un toux sèche et apparue. Elle est intense (elle a même entraîné plusieurs épisodes de vomissements) et évolue par quintes.

Suite à un nouvel épisode de toux plus prolongé, l'enfant a présenté une cyanose labiale puis un malaise hypotonique avec brève perte de connaissance mais sans mouvements anormaux.

Votre examen retrouve un enfant apyrétique, sans signe de détresse respiratoire. L'examen cardiovasculaire est strictement normal. Vous retrouvez un murmure vésiculaire bilatéral et symétrique sans bruit surajouté. L'examen neurologique est normal.

1/ Quel diagnostic suspectez-vous ?

2/ Que recherchez-vous à l'interrogatoire pour corroborer votre diagnostic ? Quels signes de gravité recherchez-vous ?

3/ Une radiographie thoracique est réalisée. Qu'en attendez vous ?

4/ Comment peut-on faire le diagnostic de cette pathologie ?

5/ Quelles sont les complications de cette pathologie ?

6/ Quel traitement envisagez-vous ?

7/ Comment aurait-on pu éviter cette maladie ? Quelles en sont les recommandations ?

8/ L'enfant est le deuxième d'une fratrie de 3 (1 sœur de 3 ans, 1 frère de 5 mois). Que recommandez-vous pour les autres enfants ?

CORRECTION DOSSIER 22

1/ Quel diagnostic suspectez-vous ?	10
• **Coqueluche**	5
• **Compliquée** : syncopale (malaise syncopal lors de quintes de toux)	5

2/ Que recherchez-vous à l'interrogatoire pour corroborer votre diagnostic ? Quels signes de gravité recherchez-vous ?	15
Interrogatoire :	
• **Absence de vaccination** chez l'enfant, dans sa fratrie, dans l'entourage (parents, ...)	2
• **Notion de contage** : personne de l'entourage avec une toux chronique	2
Signes de gravité à rechercher :	
• Présence et **fréquence de quintes** de toux asphyxiantes (cyanose), syncopales (malaises) émétisantes (vomissements)	2
• Episodes **d'apnée**	2
• Episodes de **cyanose** en dehors des quintes de toux	1
• Présence et fréquence d'épisodes de **bradycardie**	2
• **Signes neurologiques** : confusion, convulsions, déficit moteur	2
• Signes digestifs : vomissements, **déshydratation**	1
• Signes de **surinfection** (otite moyenne aiguë, pneumopathie bactérienne...)	1

3/ Une radiographie thoracique est réalisée. Qu'en attendez vous ?	10
Radiographie dans la coqueluche :	
• Diagnostic positif :	
- **Normale** le plus souvent	2
- Ou **syndrome bronchique**	2
• Diagnostic de gravité : **recherche de complications** ;	2
- **Pneumothorax**	1
- **Atelectasies**	1
- Surinfection pulmonaire	
• Intérêt dans le **diagnostic différentiel**	2

4/ Comment peut-on faire le diagnostic de cette pathologie ? **15**

Biologie non spécifique :

- NFS : Hyperleucocytose avec **hyperlymphocytose**, thrombocytose 3
- Ionogramme : **hyponatrémie** 3

Diagnostic de certitude : mise en évidence de bordetella pertussis :

- Prélèvement de sécrétions nasopharyngiennes par aspiration ou écouvillon :
  - **PCR** 2
  - **Immunofluorescence** 2
  - **Culture** 2
- **Sérologie** 3
  - Diagnostic immédiat possible si délai par rapport à l'infection > 20 j : intérêt de la sérologie chez une personne contaminante par exemple
  - Sinon évaluer l'évolution sur 2 sérologies à 15 jours d'intervalle

5/ Quelles sont les complications de cette pathologie ? **10**

- Complications respiratoires :
  - Quintes de toux **asphyxiantes** (cyanose) 1
  - Quintes de toux **syncopales** (malaises) 1
  - Quintes de toux **émétisante** (vomissements) 1
  - **Apnées** 1
  - Cyanose
  - Complications de la toux : **pneumothorax**, ulcérations du frein de la langue, purpura, épistaxis, hernie, prolapsus rectal 1
  - Dilatation des bronches
- Complications cardiovasculaires : **bradycardie**, syncopes 1
- Complications digestives : vomissements, **déshydratation** 1
- **Complications neurologiques** : confusion, convulsions, encéphalopathie 1
- Complications infectieuses : **surinfection** pulmonaire ou ORL (otites moyennes aigues, ...) 1
- **Coqueluche maligne** : détresse respiratoire avec SDRA, choc hémodynamique, encéphalopathie 1
- Décès

6/ Quel traitement envisagez-vous ? **20**

- Hospitalisation en **urgence** 2
- Mise en condition :
  - **Scope** cardiotensionnel et SpO2 3
  - **Isolement** pendant 5 jours 3
- Traitement étiologique : **antibiothérapie par macrolide** (azithromycine) pendant 5 jours 4

• Traitement symptomatique : nursing :	
- **Désobstruction rhinopharyngée**	
- **Oxygénothérapie**	1
- Réhydratation et rééquilibration hydro électrolytique	2
- **Fractionnement des repas**	
- Mesures antipyrétiques si hyperthermie	1
• Mesures associées :	
- **Dépistage et traitement des sujets contacts**	
- Mise à jour du calendrier vaccinal (si nécessaire)	3
- Arrêt du tabagisme passif	
• **Surveillance** clinique et paraclinique de la tolérance et de l'efficacité du traitement :	1
- Scope : apnées, bradycardies ?	
- Etat respiratoire : quintes de toux (nombre et intensité), cyanose	
- Etat digestif : vomissements	
- Etat neurologique : apparition de signes neurologiques	

7/ Comment aurait-on pu éviter cette maladie ? Quelles en sont les recommandations ?	**10**
Vaccination contre la coqueluche	4
Il s'agit d'un vaccin **recommandé** (et non obligatoire)	3
Modalités :	
• **Injections au 2ème, 3ème et 4ème mois**	1
• **Rappel à 1 an**	1
• **Rappel entre 11 et 13 ans**	1

8/ L'enfant est le deuxième d'une fratrie de 3 (1 sœur de 3 ans, 1 frère de 5 mois). Que recommandez-vous pour les autres enfants ?	**10**
• **Eviction scolaire** pendant 5 jours	5
• Traitement par **macrolide** : azithromycine pendant 5 jours	3
• **Mise à jour du calendrier vaccinal**	2
• Consulter si apparition de symptômes évocateurs de coqueluche	

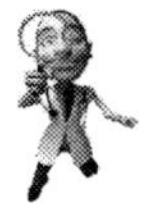

ITEMS ABORDÉS

Item n°198 : Dyspnée aiguë et chronique
Item n°86 : Infections broncho-pulmonaires du nourrisson, de l'enfant et de l'adulte
Item n°76 : Vaccinations

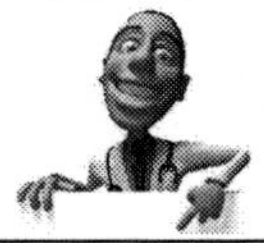

ON REFAIT LE DOSSIER

MESSAGES GENERAUX:

- Coqueluche : apyrexie le plus souvent
- Coqueluche : isolement, éviction scolaire des cas contacts

QUESTIONS PAS A PAS :

QUESTIONS	COMMENTAIRES
1	Justification : Coqueluche grave : • Terrain : enfant jeune, non vacciné • Anamnèse : phase catarrhale avec rhinite depuis 15 jours, puis apparition d'une toux quinteuse • Clinique : toux quinteuse, émétisante • Complication : malaise • Signes négatifs : apyrexie, pas d'argument pour un RGO, pas d'argument pour une épilepsie • Argument de fréquence
6	Coqueluche : contre indication absolue : • De la kinésithérapie respiratoire • Des antitussifs

DOSSIER 23

Vous recevez en consultation un jeune couple, qui vous consulte pour obtenir des informations. Ils souhaiteraient avoir un enfant, mais sont inquiets. L'épouse du couple a un frère atteint de mucoviscidose, et elle voudrait connaître le risque pour un éventuel enfant à naître d'être atteint de mucoviscidose...

1/ Sachant que le frère de l'épouse est atteint de mucoviscidose, que l'époux n'a pas d'antécédent familial de mucoviscidose, et que dans la population générale 1 personne sur 25 est hétérozygote pour le gène de la mucoviscidose, quel est le risque de mucoviscidose chez l'enfant à naître ?

2/ Comment peut-on réaliser un diagnostic anténatal de mucoviscidose ?

La patiente est déjà enceinte. Devant le risque non négligeable de perte foetale, le couple préfère ne pas réaliser d'amniocentèse.

Les échographies prénatales et la grossesse se déroulent sans particularité, l'accouchement se fait par voie basse sans complication.

3/ Des tests de dépistage sont réalisés systématiquement à la naissance : quels sont-ils ?

4/ Comment peut-on diagnostiquer une mucoviscidose après la naissance ?

Malheureusement, l'enfant est atteint par la maladie...

5/ Quelles sont les principales atteintes cliniques dans la mucoviscidose?

6/ Quelle est la prise en charge thérapeutique d'un enfant atteint de mucoviscidose ?

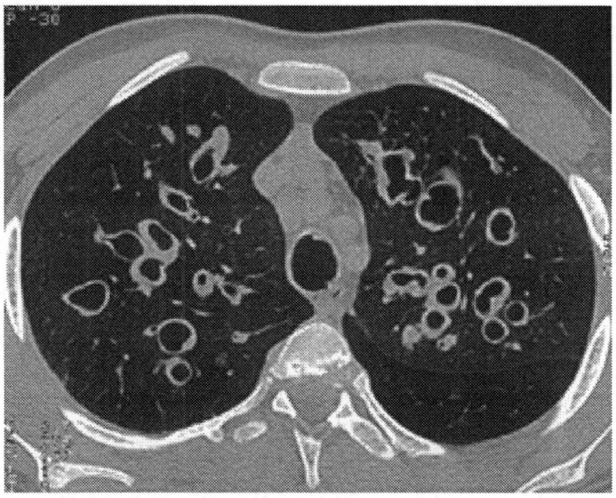

7/ Voici un scanner du patient, 15 ans plus tard... Décrivez le.

CORRECTION DOSSIER 23

1/ Sachant que le frère de l'épouse est atteint de mucoviscidose, que l'époux n'a pas d'antécédent familial de mucoviscidose, et que dans la population générale 1 personne sur 25 est hétérozygote pour le gène de la mucoviscidose, quel est le risque de mucoviscidose chez l'enfant à naître ?	10
Risque pour l'enfant à naître :	
• = Probabilité que la mère soit hétérozygote x probabilité que le père soit hétérozygote x ¼	
• **= 1 x 1/25 x ¼**	3
• **= 1 %**	7

2/ Comment peut-on réaliser un diagnostic antenatal de mucoviscidose ?	15
Diagnostic anténatal possible : diagnostic génétique, nécessitant le **consentement éclairé écrit des deux parents**	PMZ
Deux cas de figure :	
• Soit le couple est connu pour être à risque de mucoviscidose, et la mutation responsable est connue :	
- Si démarche pré-conceptionnelle : possibilité de fécondation in vitro avec **diagnostic préimplantatoire**, permettant d'être certain que le fœtus n'ai pas la mutation à risque	3
- Si la grossesse est en cours : **choriocentèse** à partir de 11 semaines d'aménorrhée pour recherche par PCR de la mutation	3
• Soit la mutation n'est pas connue au sein du couple : recherche de la maladie sur **point d'appel échographique**	3
- Organiser une consultation génétique (réalisation d'un arbre généalogique, recherche de l'origine ethnique des parents, ...)	
- **Recherche des principales mutations connues chez les parents**	3
- **Amniocentèse** et recherche des principales mutations connues par PCR	3

3/ Des tests de dépistage sont réalisés systématiquement à la naissance : Quels sont-ils ?	15
Dépistages réalisés systématiquement à la naissance :	
• **Phénylalaninémie** (dépistage de la phénylcétonurie)	3
• **TSH** (dépistage de l'hypothyroïdie congénitale)	3
• **17 hydroxyprogestérone** (dépistage de l'hyperplasie congénitale des surrénales)	3
• **Trypsine immunoréactive** (dépistage de la mucoviscidose)	3
• Sur population ethnique à risque : **électrophorèse de l'hémoglobine** (dépistage de la drépanocytose)	3

4/ Comment peut-on diagnostiquer une mucoviscidose après la naissance ? **14**

Diagnostic de la mucoviscidose après la naissance :

- Un test « de dépistage » sensible mais non spécifique à 100% :
  - En néonatal lors du dépistage systématique : dosage de la **trypsine immunoréactive** (qui marque une atteinte pancréatique liée à la mucoviscidose) : sensibilité de 90% mais faible spécificité 2
  - Lorsque l'enfant fait plus de 4 kg : **test de la sueur** (nécessite de récupérer plus de 100 mg de sueurs ; la concentration normale de chlore est de 40 mEq/L ; le test est positif si la concentration en chlore dépasse 60 mEq/L) 6
- Si le test de dépistage est positif : confirmation diagnostique par un test très spécifique : **diagnostic génétique** : recherche des mutations génétiques connues du gène CFTR par techniques de biologie moléculaire pour mettre en évidence la mutation du patient 6

5/ Quelles sont les principales atteintes cliniques dans la mucoviscidose? **20**

Atteintes pulmonaires :

- **Toux chronique** 2
- **Bronchites récidivantes** 1
- **Dilatation des bronches** 3
- **Hémoptysies** 1
- **Hyperréactivité bronchique** 1
- **Insuffisance respiratoire chronique** 2
- **Surinfections respiratoires** 1

Atteintes digestives :

- Atteintes pancréatiques :
  - **Insuffisance pancréatique exocrine** avec diarrhée de malabsorption (si mutation ΔF508) 3
  - **Pancréatite aiguë** 1
- Atteintes gastro-intestinales :
  - **Ileus méconial**, retard à l'élimination méconiale 1
  - **Prolapsus rectal** 1
  - RGO
  - **Invagination intestinale aiguë** 2
  - Appendicite, entéropathie exsudative
- Atteintes hépatobiliaires :
  - **Cirrhose biliaire** (pouvant entraîner une cirrhose hépatique) 1
  - Lithiase vésiculaire, cholangite sclérosante, cholangiocarcinome

6/ Quelle est la prise en charge thérapeutique d'un enfant atteint de mucoviscidose ?	20
Prise en charge au long cours	
Prise en charge respiratoire :	
• **Kinésithérapie respiratoire** : technique d'accélération du flux, apprentissage de techniques d'autokinésithérapie pour drainage bronchique	3
• **Aérosols :**	
- **Mucolytiques**	1
- **Bronchodilatateurs**	1
- **Antibiotiques**	1
• Règles hygiéno-diététiques : favoriser **l'activité physique**	1
• Si insuffisance respiratoire chronique : **oxygénothérapie** au long cours, discuter transplantation pulmonaire	1
Prise en charge infectieuse :	
• **Vaccinations** anti grippale et antipneumococcique	2
• Adapter les antibiothérapies aux germes pour éviter les résistances	
Prise en charge digestive :	
• **Régime hypercalorique**, riche en protéines, riche en sel, riche en vitamines liposolubles (ADEK)	2
• **Enzymes pancréatiques gastroprotégés**	2
• **Supplémenter en sel** pour éviter la déshydratation (perte de sel avec la sueur)	1
Mesures associées : prise en charge psycho-socio-environnementale :	
• **Soutien psychologique**	1
• **Associations** de patients et de famille	1
• **Education** et information de l'enfant, de ses parents, de la famille	1
• **ALD30, prise en charge à 100%**	1
Prise en charge génétique de la famille : **conseil génétique**	1
Surveillance régulière et réadaptation thérapeutique adaptée aux différents âges de la vie et à l'état clinique du patient	

7/ Voici un scanner du patient, 15 ans plus tard... décrivez-le.	6
• Images de **dilatation des bronches**	3
• Avec **impactions mucoïdes** formant un aspect de **bague à chaton**	2+1

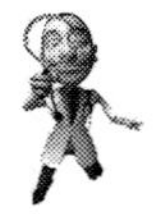

ITEMS ABORDÉS

Item n°198 : Dyspnée aiguë et chronique
Item n°86 : Infections broncho-pulmonaires du nourrisson, de l'enfant et de l'adulte
Item n°76 : Vaccinations
Item n°20 : Prévention des risques fœtaux : infection, médicaments, toxiques, irradiation.
Item n°31 : Problèmes posés par les maladies génétiques à propos d'une maladie chromosomique (la trisomie 21), d'une maladie génique (la mucoviscidose), d'une maladie d'instabilité (le syndrome de l'X fragile)

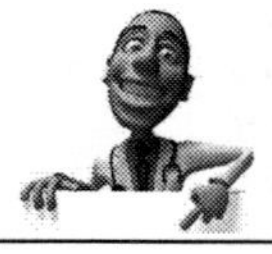

ON REFAIT LE DOSSIER

MESSAGES GENERAUX:

- Maladies génétiques : arbre généalogique
- Diagnostic génétique : nécessite consentement éclairé écrit du patient
- Information de la famille : par le patient et non par le médecin (respect du secret médical)

QUESTIONS PAS A PAS :

QUESTIONS	COMMENTAIRES
1	<u>Mucoviscidose : génétique</u> • Maladie autosomique récessive à pénétrance complète • Atteinte du gène CFTR sur le chromosome 7q • 1 personne sur 25 est hétérozygote dans la population générale • La prévalence de la mucoviscidose est de 1 cas pour 2500 naissances (1/25 x 1/25 x ¼) • La mutation la plus fréquente est ΔF508 (associée à l'insuffisance pancréatique exocrine) • Physiopathologie : anomalie d'une protéine qui est le canal chlore des cellules glandulaires d'où une anomalie des sécrétions : « mucus visqueux »
2	<u>Symptômes devant faire rechercher une mucoviscidose</u> • Respiratoires : - Asthme - Infections respiratoires à répétition - Toux chronique • Digestifs : - Diarrhée chronique (malabsorption) - Constipation (retard d'émission du méconium) - Retard staturo pondéral - Invagination intestinale aigue secondaire - Ictère (atteinte biliaire)

	• Diabète insulinodépendant secondaire • Stérilité masculine • Signes ORL : sinusites, hypoacousie • Découverte lors d'un bilan de conseil génétique
3	Faux positif du test de la sueur : insuffisance surrénalienne
5	Colonisation bactérienne bronchique et mucoviscidose : Dans l'ordre chronologique, colonisation par : • Staphylocoque doré • Puis Haemophilus influenzae • Puis Pseudomonas aeruginosa

Notes personnelles :

DOSSIER 24

De garde aux urgences, vous recevez un patient de 27 ans pour douleurs thoraciques.

1/ Quel est votre examen clinique ?

2/ Quelles sont les étiologies des douleurs thoraciques ?

Le patient n'a pas d'antécédents particuliers.
Il vous décrit une douleur thoracique rétrosternale, constrictive, irradiant vers la mâchoire. Cette douleur est majorée par l'inspiration profonde.
Il est fébrile à 38,1°C.

Son ECG est le suivant :

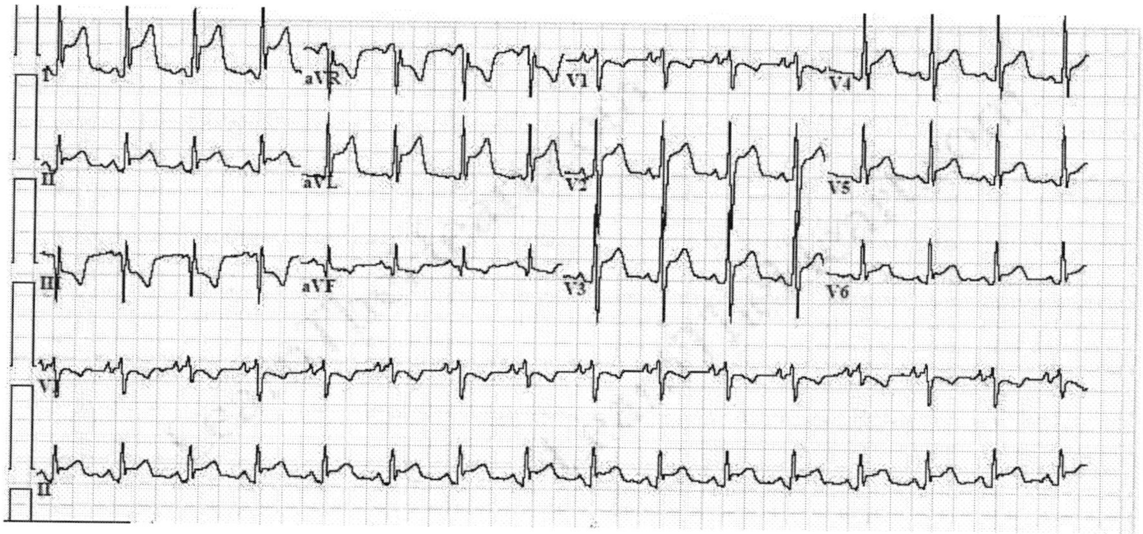

3/ Interprétez l'ECG.

4/ Quel est votre diagnostic ? Quel est l'élément anamnestique (à rechercher à l'interrogatoire) qui vous confortera dans votre hypothèse diagnostique ?

5/ Quelles en sont les étiologies ?

6/ Y a-t-il une indication à un bilan paraclinique ? Si oui, quel bilan réalisez-vous ?

Il n'y a aucun signe de gravité clinique ou paraclinique

7/ Quelle prise en charge thérapeutique prévoyez-vous ?

Malgré votre prise en charge thérapeutique, le patient se dégrade dans la nuit.
Le lendemain, à l'examen clinique, vous retrouvez un patient dyspnéique avec une fréquence cardiaque à 110/min, une fréquence respiratoire à 32/min, une saturation en oxygène à 87% en air ambiant, une pression artérielle à 92/51 mmHg. Il est fébrile à 38,3°C.

L'examen retrouve les oedèmes des membres inférieurs bilatéraux, une turgescence jugulaire, un reflux hépato jugulaire. L'auscultation cardiaque est normale, l'auscultation respiratoire retrouve des crépitants bilatéraux jusqu'au tiers supérieur des champs pulmonaires. Le patient est légèrement marbré au niveau des genoux.

Le bilan biologique retrouve notamment une troponine élevée à 1 ng/mL, une CRP à 85 mg/L, des lactates à 3,5 mmol/L. L'échographie cardiaque retrouve une dysfonction VG avec une FeVG à 35% avec une hypokinésie globale.

8/ Quel diagnostic suspectez-vous ?

CORRECTION DOSSIER 24

1/ Quel est votre examen clinique ?	20
Interrogatoire	
• Terrain :	
- **Antécédents familiaux** : évènements coronariens, AVC	1
- **Antécédents personnels** : coronariens, thromboemboliques	1
- Traitements pris par le patient	
- Consommation récente de **toxiques (cocaïne)**	1
- **Facteurs de risque cardiovasculaires** : tabagisme, dyslipidémie, diabète, hypertension artérielle, sédentarité, activité physique, consommation d'alcool	1
• Anamnèse :	
- Notion d'épisode grippal dans les jours précédents	
- Facteur déclenchant : **effort**	1
- Notion de **traumatisme** (dissection aortique)	1
• Signes fonctionnels :	
- **Caractéristiques de la douleur** : localisation (rétrosternale ?), Irradiation (mâchoire et bras gauche ? Descendante dans les lombes ?), type (constrictive ?), Intensité, facteurs aggravants (effort ? Position allongée ? Toux ?), Facteurs améliorants (position penchée en avant ?), efficacité des antalgiques, trinitrosensibilité	1
- Signes associés : **fièvre**, **dyspnée**, **signes digestifs**	1+1+1
Examen physique :	
• Constantes : fc, fr, TA, SpO2, **température**, glycémie	
• **Anthropométrie** : taille, poids, IMC	1
• Examen cardiovasculaire : recherche de **signes d'insuffisance cardiaque**	1
droite ou gauche, auscultation cardiaque	1
• **Examen respiratoire** : inspection, palpation, percussion, auscultation (recherche de syndrome de condensation, de syndrome pleural, ...)	1
• Pour les dissections aortiques : mesure des pouls et de la **tension artérielle aux deux bras**, recherche de souffle vasculaire	1
• Pour les syndromes coronariens : réalisation d'un **test à la trinitrine**	2
• Pour les embolies pulmonaires : **palpation des mollets** : signes de phlébite	1
• Pour les péricardites : **frottement péricardique** à l'auscultation cardiaque ?	1
• **Palpation de la paroi thoracique** : recherche de cause pariétale	1

2/ Quelles sont les étiologies des douleurs thoraciques ?	15
• Causes cardiaques :	
- **IDM : SCA ST+ et non ST+**	1
- **Angor**	1
- **Péricardite**	1

- **Myocardite**	1
- Tako Tsubo (= myocardite de stress = syndrome de ballonisation apical)	
• Causes vasculaires :	
- **Dissection aortique**	1
- **Fissuration/rupture d'anévrysme aortique**	1
• Causes pulmonaires :	
- **Embolie pulmonaire**	1
- **Pneumothorax, pleurésie**	1+1
- **Pneumopathie**	1
• Causes digestives :	
- **Oesophagite**, spasme oesophagien, rupture oesophagienne	1
- **Ulcère gastro-duodénal**, gastrite	1
- **Pancréatite aigue**	1
- Cholecystite	
- **Hépatite** aigue	1
• **Causes pariétales** :	1
- Zona	
- Syndrome de Tietze, douleurs costales	
• Autres : drépanocytose (enfants), ...	

3/ Interprétez l'ECG.	**12**
Description :	
• Régulier, sinusal	
• Fréquence cardiaque environ 90/min	
• Axe normal	
• Ondes p normales	
• PR normal entre 0,12 et 0,20 s	
• **Sous décalage de PQ**	2
• QRS fin, **sans ondes Q**, sans HVG	2
• **Sus décalage de ST ; diffus ;** concordant (sans miroir), **concave** vers le haut, avec surélévation de l'onde T puis retour progressif à la ligne de base	2+2+2
• T normal	
• QTc normal	
Interprétation : **péricardite aiguë**	2

4/ Quel est votre diagnostic ? Quel est l'élément anamnestique (à rechercher à l'interrogatoire) qui vous confortera dans votre hypothèse diagnostique ?	**8**
• Diagnostic : **péricardite aiguë**	4
• Elément anamnestique à rechercher : **syndrome grippal dans les jours précédents**	4

5/ Quelles en sont les étiologies ? **10**

Etiologies des péricardites :

- Infectieuses :
  - **Virales** (post infection ORL) : le plus fréquent 2
  - **Tuberculose** 1
  - **Purulentes** (bactériennes, mycosiques) 1
  - **Post streptococciques** (RAA) 1
- Cardiopathies :
  - **Post infarctus** : péricardite précoce (perforation lors de la coronarographie, rupture de paroi libre) ou tardive (syndrome de Dressler) 1
  - Dissection aortique (tamponnade)
  - Post chirurgicale, post traumatique
- Inflammatoires : **lupus**, polyarthrite rhumatoïde 2
- **Néoplasiques** (poumon, mésothéliome, sein, lymphome) 1
- Autres :
  - **Hypothyroïdie** (TSH)
  - Insuffisance rénale 1
  - Iatrogène : post radiothérapie (péricardite chronique constrictive)
  - Pancréatite aiguë (amylase, lipase)

6/ Y a-t-il une indication à un bilan paraclinique ? Si oui, quel bilan réalisez-vous ? **15**

Oui, un bilan paraclinique est indiqué pour affirmer le diagnostic positif, éliminer des diagnostics différentiels potentiellement graves, rechercher des complications. PMZ

On réalise : en urgence :

- Biologie :
  - NFS plaquettes, ionogramme, urée, créatininémie, glycémie, bilan hépato cellulaire
  - **CRP** : syndrome inflammatoire 3
  - **Troponine** avec cycle enzymatique : diagnostic différentiel avec SCA, dépistage d'une myocardite 3
  - En 2ème intention ou sur point d'appel clinique : bilan étiologique : sérologies virales, ASLO, IDR à la tuberculine, sérologie VIH VHB VHC, bilan immunologique, TSH, amylase
- Imagerie :
  - **Radiographie thoracique** (diagnostic positif avec aspect de cardiomégalie symétrique en carafe, diagnostic différentiel) 3
  - **Echographie cardiaque** (diagnostic positif : épanchement péricardique, de gravité, différentiel) 3
- **ECG 18 dérivations** 3

7/ Quelle prise en charge thérapeutique prévoyez-vous ?	10
Traitement d'une péricardite aiguë : par argument de fréquence et devant l'absence de signes de gravité, on considère qu'il s'agit d'une péricardite aiguë virale bénigne :	
• Traitement **ambulatoire**	2
• **Repos** au lit (très important +++)	2
• Traitement médical :	
- **Anti-inflammatoires** : AINS, colchicine ou aspirine à dose décroissante pendant 3 semaines	2
- Antalgiques	
• Mesures associées : **arrêt de travail**	2
• Surveillance clinique (douleur), biologique (syndrome inflammatoire), imagerie (**échographie cardiaque à 2-3 semaines**)	2

8/ Quel diagnostic suspectez-vous ?	10
Choc cardiogénique	4
• Avec insuffisance cardiaque gauche : **œdème aigu du poumon**	2
• Et insuffisance cardiaque droite	
Secondaire à une **myocardite aiguë**	4

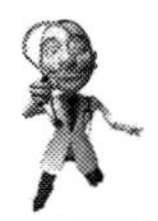

ITEMS ABORDÉS

Item n° 128 : Athérome : épidémiologie et physiopathologie. Le malade poly-athéromateux.
Item n° 129 : Facteurs de risque cardio-vasculaire et prévention
Item n° 130 : Hypertension artérielle de l'adulte.
Item n° 132 : Angine de poitrine et infarctus myocardique.
Item n° 197 : Douleur thoracique aiguë et chronique.
Item n° 200 : Etat de choc.
Item n° 250 : Insuffisance cardiaque de l'adulte
Item n° 274 : Péricardite aiguë.

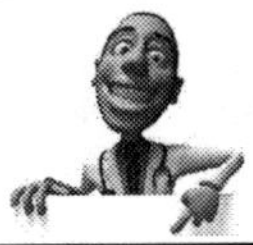

ON REFAIT LE DOSSIER

MESSAGES GENERAUX:

- Etre systématique devant toute douleur thoracique
- Ne pas oublier les 4 grandes causes d'urgences : SCA, EP, péricardite, dissection aortique
- Rechercher les causes cardiovasculaires, respiratoires, digestives, pariétales

QUESTIONS PAS A PAS :

QUESTIONS	COMMENTAIRES
3	<u>ECG de péricardite :</u> • Sus décalage de ST diffus, concordant (sans miroir), concave vers le haut, sans onde Q, avec surélévation de l'onde T et retour progressif à la ligne de base • Sous décalage de PQ (pathognomonique) • Microvoltage (si épanchement abondant) Evolution de cet ECG : • En 48 h : les ondes T s'aplatissent, le ST redevient isoélectrique • En 2 semaines : les ondes T s'inversent • En 1 à quelques mois : les ondes T et l'ECG se normalisent
4	<u>Justification du diagnostic de péricardite aiguë :</u> • Sujet jeune • Douleur thoracique majorée par l'inspiration profonde • Fièvre • ECG avec sus décalage de ST diffus • Argument de fréquence • Pas d'argument pour une autre étiologie

DOSSIER 25

Médecin du SAMU, vous êtes appelés au domicile d'un patient de 34 ans pour douleurs thoraciques de survenue brutale au milieu de la nuit.

Ce patient n'a pas d'antécédent personnel particulier. Un oncle est mort d'infarctus du myocarde à l'âge de 57 ans.

Electricien, il est tabagique à 2 paquets par jour, et fume depuis qu'il a 15 ans. Il ne fait pas de sport, mesure 1m81 pour 69 kg.

Les douleurs sont survenues brutalement au milieu de la nuit, elles étaient rétrosternales et constrictives, très intenses, presque syncopales. Elles ont spontanément cédé avant que vous n'arriviez. Il s'agit du deuxième épisode du même type en quelques semaines.

Un ECG est réalisé lors de l'arrivée du SMUR.

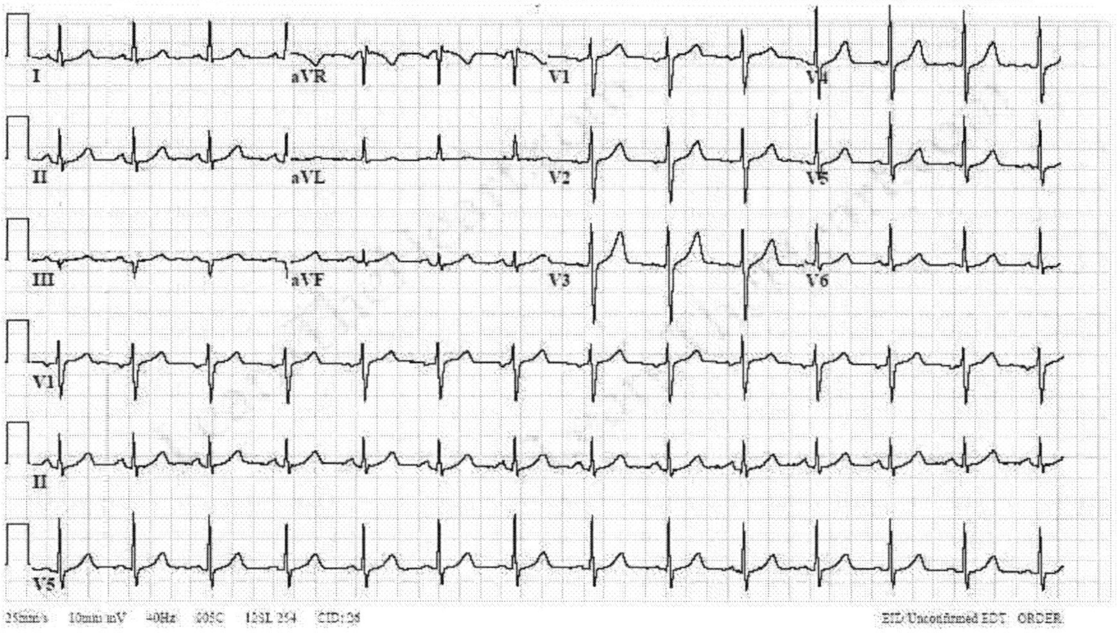

1/ Interprétez l'ECG.

2/ Quel diagnostic soupçonnez-vous ?

3/ décidez-vous d'hospitaliser immédiatement le patient ? Justifier ?

4/ Quel examen mettra en évidence ce diagnostic ?

5/ Si le diagnostic est confirmé, quelle sera votre prise en charge thérapeutique ?

Le patient est finalement laissé à domicile. Il consulte aux urgences le lendemain, car un nouvel épisode douloureux est survenu.

Alors que vous vous apprêtiez à l'examiner, il perd brutalement connaissance.

6/ Comment faites-vous un diagnostic d'arrêt cardio-respiratoire ?

7/ Le patient est effectivement en arrêt cardiorespiratoire ; Quelle est votre prise en charge thérapeutique des premières minutes?

CORRECTION DOSSIER 25

1/ Interprétez l'ECG.	**5**
Description : • Régulier, sinusal, fréquence cardiaque 100/min • Axe normal • P normale, PR entre 0,12 et 0,20s, • QRS fin, sans onde Q, sans HVG • ST non décalé • T normal Interprétation : **ECG normal**	5

2/ Quel diagnostic soupçonnez-vous ?	**5**
Angor spastique de Prinzmetal	5

3/ décidez-vous d'hospitaliser immédiatement le patient ? Justifier ?	**5**
Oui, une hospitalisation en urgence est nécessaire	2
L'hospitalisation est nécessaire pour : • **Affirmer le diagnostic** de la pathologie et la **prendre en charge** (risque de récidive, risque vital en cas de récidive)	1+1
• **Eliminer des diagnostics différentiels** potentiellement dangereux (syndrome coronarien aigu, embolie pulmonaire, ...)	1

4/ Quel examen mettra en évidence ce diagnostic ?	**15**
Coronarographie avec test de Methergin	5
• La coronarographie sera strictement **normale** : pas de lésions coronariennes	2 5
• Le **test de provocation au Methergin** déclenchera un spasme coronaire **reproduisant la douleur et les signes ECG** (le spasme sera levé par l'administration de trinitrine ou de dérivé nitré)	3

5/ Si le diagnostic est confirmé, quelle sera votre prise en charge thérapeutique ?	**15**
• Traitement médicamenteux par **inhibiteurs calciques** : monothérapie (Verapamil) ou bithérapie associant deux inhibiteurs calciques (Verapamil + Nifedipine)	5
• **Contre indication des bêta-bloquants**	5
• Mesures associées : **sevrage tabagique**	5

• Surveillance clinique et paraclinqiue de la tolérance et de l'efficacité du traitement	

6/ Comment faites-vous un diagnostic d'arrêt cardio-respiratoire ?	**15**
• **Abolition de la conscience**	5
• **Absence de respiration spontanée**	5
• **Abolition des pouls** (si la personne qui constate l'arrêt est entraîné = médecin ; non recommandé pour les secouristes)	5

7/ Le patient est effectivement en arrêt cardiorespiratoire ; Quelle est votre prise en charge thérapeutique des premières minutes?	**40**
Urgence vitale	
Protéger : Évacuer la patiente d'une zone dangereuse	2
Alerter appel du réanimateur de garde	2
Secourir : gestes élémentaires de survie	2
Mise en condition :	
• **Décubitus dorsal sur plan dur**	2
• Pose de 2 voies veineuses dont une voie centrale dès que possible pour les catécholamines, garde veine avec sérum physiologique	
• ECG ou défibrillateur pour analyse de l'ECG	
• **Noter l'heure de début de la réanimation**	2
Initier les gestes élémentaires de survie : ABCD	
• A : airways : **libération des voies aériennes supérieures**:	2
– Retirer les corps étrangers intra buccaux	
– **Hyperextension** de la tête	2
– **Subluxation** antérieure de la mandibule	2
– Défaire col, cravate, chemise	
– **Canule de Guedel**	2
• B : breathing : **assistance respiratoire** :	2
– **Ventilation au masque avec insufflateur manuel**	2
– Puis **intubation oro-trachéale et ventilation mécanique** en oxygène avec FiO2 100%	2
• C : circulation : assistance circulatoire : **massage cardiaque externe**	2
Mise en place d'un ECG pour analyse du rythme cardiaque et prise en charge spécifique :	
• Si fibrillation ventriculaire : **chocs électriques externes** (3 chocs puis 1 choc toutes les 2 minutes) ; adrénaline à partir du 3ème choc à la dose de 1 mg/3min	2
• Si asystolie ou dissociation électro-mécanique : **adrénaline** 1 mg toutes les 3 minutes	2

Mesures associées :	
• Sédation en cas de réveil précoce	
• Induire une **hypothermie** pour protection cérébrale	
• Maintient d'une pression artérielle : **remplissage +- amines pressives** pour	2
lutter contre le syndrome de ressucitation	2+2
• **Prévention des ACSOS**	
• Pose d'une sonde urinaire, d'une sonde naso gastrique, d'un cathéter artériel pour monitorage invasif de la pression artérielle	2
• Prise en charge de l'entourage	
Transfert en urgence en **réanimation médicale**	2
Surveillance clinique et paraclinique	

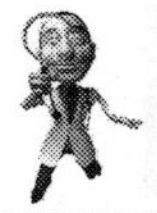

ITEMS ABORDÉS

Item n°128 : Athérome : épidémiologie et physiopath ologie. Le malade poly-athéromateux.
Item n°129 : Facteurs de risque cardio-vasculaire et prévention
Item n°130 : Hypertension artérielle de l'adulte.
Item n°132 : Angine de poitrine et infarctus myocar dique.
Item n°197 : Douleur thoracique aiguë et chronique .
Item n°200 : Etat de choc.
Item n°185 : Arrêt cardio-respiratoire

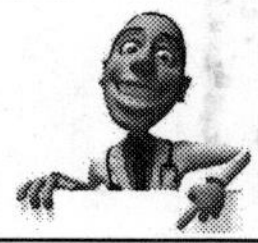

ON REFAIT LE DOSSIER

MESSAGES GENERAUX:

- Angor de Prinzmetal : douleurs d'angor survenant la nuit chez un sujet jeune tabagique
- ECG per critique : sus décalage de ST
- ECG post critique normal
- Urgence diagnostique et thérapeutique

QUESTIONS PAS A PAS :

QUESTIONS	COMMENTAIRES
2	Justification du diagnostic d'angor de Prinzmetal : • Terrain : sujet jeune, tabagique • Anamnèse : douleurs de repos • Clinique : douleurs thoraciques d'angor, prolongée, mais de durée < 15 min • Paraclinique : ECG post critique normal • Argument de fréquence

De garde aux urgences, vous recevez un patient d'une vingtaine d'années, un samedi soir, retrouvé allongé sur les quais de la Seine, inconscient, amené aux urgences par les pompiers.

Votre examen clinique retrouve un patient dans le coma, calme, hypotonique. Il n'ouvre pas les yeux, ne parle pas, ne répond, pas aux ordres simples, mais présente une réaction en retrait à la douleur. Les pupilles sont en myosis serré, les réflexes ostéotendineux diminués. Il est bradypnéique à 7 par minutes. Vous retrouvez de nombreuses traces d'injection cutanées au niveau des plis des coudes.

1/ Quel est le score de Glasgow de ce patient ?

2/ Quel diagnostic suspectez-vous ?

3/ Avant d'intuber le patient, vous essayez un test clinique. Quel est ce test ? En quoi consiste t'il ?

Grâce à vos soins, votre patient se réveille. Il nie être toxicomane, mais les dosages toxicologiques confirment votre hypothèse diagnostique. Le patient fugue du service d'accueil des urgences...

Vous le revoyez quelques semaines plus tard, récupéré par les pompiers et amené aux urgences pour une altération de l'état général.

Le patient est confus, difficilement interrogeable. Ses constantes sont les suivantes : PA 83/41 mmHg, Fc 135/min, Fr 21/min, SpO2 97% sous 8L d'O2 aux lunettes, température 39,4 °C. Il frissonn e. L'examen physique retrouve des marbrures aux deux membres inférieurs, un reflux hépato jugulaire sans reflux hépatojugulaire, quelques oedèmes des membres inférieurs. L'auscultation cardiaque retrouve un souffle systolique au niveau xiphoïdien. L'examen neurologique ne montre pas de déficit sensitivo moteur, les réflexes sont sans particularité. L'examen cutané retrouve un abcès avec traînées de lymphangite au creux du coude droit.

4/ Quel diagnostic suspectez-vous ? Quel germe suspectez-vous ?

5/ Quel est votre bilan paraclinique ?

6/ Quelle est votre prise en charge thérapeutique si votre diagnostic se confirme?

Suite à une longue hospitalisation, votre patient est transféré dans un centre de cure pour sa toxicomanie.

7/ Quelles sont les complications de la toxicomanie ?

8/ Quels sont les objectifs et les principes des cures de désintoxication aux drogues consommées par le patient ?

CORRECTION DOSSIER 26

1/ Quel est le score de Glasgow de ce patient ?	5
Score de glasgow du patient : **6**	2
• Ouverture des yeux : **1** (aucune)	1
• Réponse verbale : **1** (aucune)	1
• Réponse motrice : **4** (retrait)	1

2/ Quel diagnostic suspectez-vous ?	5
Coma toxique secondaire à un **surdosage (overdose) en héroïne**	2+3
Justification :	
• Terrain : homme jeune, toxicomane	
• Anamnèse : samedi soir, consommation probable d'héroïne injectée	
• Clinique : coma calme hypotonique + myosis serré + bradypnée (triade du surdosage en opioïdes)	
• Argument de fréquence dans ce contexte	

3/ Avant d'intuber le patient, vous essayez un test clinique. Quel est ce test ? En quoi consiste t'il ?	10
Test au nalaxone (Narcan)	5
Principe du test :	
• La nalaxone est un antagoniste pur et spécifique des morphinomimétiques : c'est un **antidote des intoxications aux opioïdes.**	1
• Le test à la nalaxone consiste à **injecter** par voie IV, SC ou IM des doses répétées de 0,1 mg toutes les 2-3 min (1 ampoule de nalaxone = 0,4 mg) **jusqu'au réveil du patient**, puis mettre une **perfusion d'entretien** (6 microg/kg/h) jusqu'à élimination des morphiniques	1 1+1
• Le réveil du patient confirme le diagnostic de surdosage aux opiacés et permet **d'éviter l'intubation oro-trachéale.**	1

4/ Quel diagnostic suspectez-vous ? Quel germe suspectez-vous ?	15
Diagnostic :	
• Etat de **choc**	3
- D'origine septique (**sepsis sévère**)	1
- et **cardiogénique** (insuffisance cardiaque droite)	1
• Secondaire à une **endocardite infectieuse** :	1
- **Aigue**	1

- **Tricuspidienne** 1
- **Sur valve native** 1
- **Sur une porte d'entrée cutanée** (abcès avec lymphangite au pli du coude) chez un homme jeune toxicomane 1

Germe suspecté : **staphylocoque doré** 5

5/ Quel est votre bilan paraclinique ? **20**

En urgence :

- Diagnostic positif :
  - **Hémocultures** : au moins 3, aéro et anaérobies, répétées si frissons, 3 **avant toute antibiothérapie** mais sans retarder le traitement ; prévenir 1 le bactériologiste de la suspicion d'endocardite infectieuse pour 1 **incubation longue**
  - **Echodoppler cardiaque** par voie transthoracique et **transoesophagienne** 3

- Diagnostic étiologique :
  - Recherche de la porte d'entrée : **prélèvements bactériologiques de la porte d'entrée cutanée** (abcès) 3
  - Recherche de facteurs favorisants : immunodépression : **sérologie VIH** avec l'accord du patient 3

- Recherche de complications :
  - Biologie standard : NFS plaquettes, ionogramme, VS CRP PCT
  - Complications liées au choc : gazométrie artérielle, lactates, troponine, fonction rénale, bilan hépatique
  - Complications liées à l'endocardite infectieuse :
    - Recherche de complications cardiaques : **ECG** (Bloc atrio ventriculaire ?) 3
    - Recherche de complications emboliques :
      - Radiographie thoracique de face
      - Scanner thoracique avec angioscanner (embolies)
    - Recherche de complications immunologiques :
      - Oculaires : Fond d'oeil
      - Rénales : BU, urée créatininémie, protéinurie des 24h, ionogramme urinaire
      - Electrophorèse des protéines sériques, complément, complexe immun circulants, facteur rhumatoïde, cryoglobulinémie
      - IRM cérébrale : recherche d'anévrysmes mycotiques et d'autres signes évocateurs d'endocardite infectieuse

- Bilan pré-thérapeutique : **bilan pré-opératoire** si la chirurgie est envisagée : notamment : 3
  - Bilan pré-transfusionnel : groupe sanguin, rhésus, RAI
  - Hémostase : TP TCA fibrinogène

6/ / Quelle est votre prise en charge thérapeutique si votre diagnostic se confirme?	25
• Hospitalisation en urgence en **réanimation** chirurgicale	3
• Mise en condition : - Repos au lit - A jeun - Monitorage cardio-tensionnel et saturomètre - Pose de 2 voies veineuses de bon calibre dont une voie veineuse centrale, d'un cathéter artériel - Oxygénothérapie pour SpO2 > 92%	
• Prise en charge du choc cardiogénique et septique :	
- **Remplissage** vasculaire prudent par cristalloïdes ou colloïdes	3
- **Catécholamines** : dobutamine (part cardiogénique), noradrénaline (part vasoplégique)	3
• Prise en charge de l'endocardite infectieuse : indication à un **traitement chirurgical en urgence :**	3
- **Remplacement valvulaire tricuspidien**	1
- Par une **prothèse mécanique**	1
- **Mise en culture et anatomopathologie de la valve tricuspidienne**	2
- Anticoagulation : discussion spécialisée : contre-indiquée par l'endocardite infectieuse, indiquée par la chirurgie valvulaire	
• **Antibiothérapie** :	3
- Double, synergique, bactéricide, par voie parentérale	1
- Débutée **après les prélèvements bactériologiques**	1
- **Prolongée** 4 à 6 semaines : - probabiliste active sur les germes suspectés (staphylocoque doré), puis secondairement adaptée à l'antibiogramme o Bêta lactamine : Oxacilline + Aminoside : Gentamicine o Si germe Méti-R : Glycopeptide : Vancomycine + Aminoside : Gentamicine	
• Traitement symptomatique : - Hydratation et correction des anomalies hydro-électrolytiques et métaboliques - Antalgiques : palier et dose adaptés à l'EVA - Antipyrétiques si la fièvre est mal tolérée	
• Prévention des complications de décubitus : - Bas de contention, nursing - Contre-indication des anticoagulants	
• Mesures associées : - **Traitement de la porte d'entrée**	2

- Prévention secondaire des endocardites infectieuses = **éducation du patient pour antibioprophylaxie avant geste à risque** 2
- Nécessité de sevrage de la toxicomanie intraveineuse

- Surveillance clinique et paraclinique de la tolérance et de l'efficacité du traitement :
  - Clinique :
    - Constantes : Fc, PA, Fr, Température, SpO2, glycémie ; conscience
    - Auscultation cardiaque quotidienne
  - Paraclinique : NFS CRP PCT, ECG quotidien, Echographie cardiaque, Radiographie thoracique

7/ Quelles sont les complications de la toxicomanie ? **6**

- Complications veineuses : **thromboses**, lymphangites 1
- Complications cutanées : nécrose cutanées, cellulites, granulomes
- Complications rénales : **glomérulonéphrite** (syndrome néphrotique par HSF, GNRP si endocardite) 1
- Complications infectieuses : sepsis, endocardite du cœur droit, pneumopathies d'inhalation, abcès, **infections transmissibles (VIH, VHB, VHC)** 1
- Complications digestives : troubles du transit, anorexie, amaigrissement
- Complications aigues : **overdoses** 1
- Complications psychiques : **dépendance**, anxiété, dépression, agitation 1
- **Complications sociales** : désocialisation, problèmes judiciaires 1

8/ Quels sont les objectifs et les principes des cures de désintoxication aux drogues consommées par le patient ? **10**

Objectifs :

- **Réduction de la consommation** 1
- **Prévention du syndrome de sevrage** 1
- Prévention, dépistage et traitement des complications de la toxicomanie

Principes :

- Programme de sevrage
- Lieu : **cure de sevrage** en milieu hospitalier puis suivi au long cours (associations, services d'addictologie, centre de soins spécialisés pour les toxicomanes, réseaux ville-hôpital) 1
- Nécessité d'obtenir l'adhésion et la motivation du patient : **contrat de sevrage** (arrêt complet des opiacés, aucun contact avec l'extérieur, anonymat et gratuité des soins) 2
- Traitement symptomatique du syndrome de sevrage : spécifique (**clonidine** Catapressan®), symptomatique (**hydratation**, vitaminothérapie, renutrition, antalgiques, **antispasmodiques**, antiémétiques, antidiarrhéiques, 1 1

neuroleptiques sédatifs)	1
• Discuter **traitement de substitution** : Buprénorphine (Subutex®) ; Méthadone	2
• **Prise en charge psychologique** : soutien psychologique, thérapie cognitivo comportementale	2
• **Prise en charge sociale** : réadaptation sociale et professionnelle, si possible éloignement des lieux de vie habituels	2
• Surveillance au long cours	

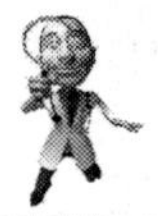

ITEMS ABORDÉS

Item n°45: Addiction et conduites dopantes : épidémiologie, prévention, dépistage. Morbidité, comorbidité et complications. Prise en charge, traitements substitutifs et sevrage : alcool, tabac, psycho-actifs et substances illicites
Item n°46 : Sujets en situation de précarité : facteur de risque et évaluation. Mesures de protection.
Item n°87 : Infections cutanéo-muqueuses bactériennes et mycosiques
Item n°80 : Endocardite infectieuse
Item n°104 : Septicémie
Item n°200 : Etat de choc
Item n°214 : principales intoxications aigues

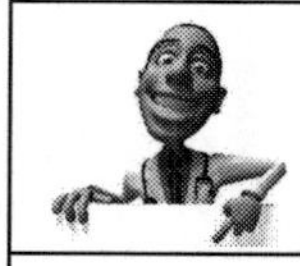

ON REFAIT LE DOSSIER

MESSAGES GENERAUX:

- Coma + myosis + bradypnée : surdosage aux opiacés
- Toxicomane : craindre endocardite du cœur droit
- Principale complication des endocardites du cœur droit : embolie pulmonaire

QUESTIONS PAS A PAS :

QUESTIONS	COMMENTAIRES
1	<u>Score de glasgow : sur un total de 15</u> Ouverture des yeux • Spontanée (4) • A la demande (3) • A la douleur (2) • Aucune (1) Réponse verbale • Orientée (5) • Confuse (4) • Inappropriée (3) • Incompréhensible (2) • Aucune (1)

	Meilleure réponse motrice • Obéit à la demande verbale (6) • Orientée à la douleur (5) • Evitement non adapté (4) • Décortication (flexion à la douleur) (3) • Décérébration (extension à la douleur) (2) • Aucune (1)
3	<u>Antagonisation par Nalaxone d'un surdosage en morphine ou d'une overdose à l'héroïne</u> : • Nécessité d'une perfusion d'entretien de Nalaxone après antagonisation : la durée d'action de la nalaxone et de 15 min, celle de la morphine IV 3h, celle de la methadone 48h • Objectif de l'antagonisation : amélioration respiratoire (fr > 15/min) et de la conscience pour éviter l'intubation, mais ne pas viser le réveil complet (sinon syndrome de sevrage, fugue du patient qui rechute dans le coma toxique lorsque la nalaxone ne fera plus effet)
4	<u>2 tableaux caricaturaux d'endocardite infectieuse :</u> Endocardite aigue : • Sur valves saines • Sur le cœur droit (□ embolies pulmonaires) • Staphylococcique • A porte d'entrée cutanée • Chez le toxicomane • Début brutal • Syndrome infectieux sévère Endocardite subaigue : • Sur valvulopathies pré-existantes • Sur le cœur gauche (□ embolies systémiques) • Streptococciques • A porte d'entrée digestive, ORL, dentaire, urinaire • Installation progressive sur plusieurs semaines • Signes cliniques immunologiques <u>Germes des endocardites aiguës :</u> • Porte d'entrée cutanée : staphylocoques aureus ou coagulase négative • Porte d'entrée : cathéter : - Staphylocoques - Bacilles GRAM- - Champignons • Porte d'entrée dentaire/ORL : - Streptocoques oraux = streptocoque viridans - HACEK : haemophilus, actinobacillus, cardiobacterium, eikenella, kingella • Porte d'entrée digestive, urinaire ou génitale : - Streptocoques D : streptocoque bovis (doit faire réaliser une coloscopie à la recherche d'un cancer colorectal),

	streptocoque gallolyticus - Entérocoques - Bacilles GRAM-
5	<u>Intérêt de l'échographie cardiaque dans l'endocardite infectieuse</u> : ETT et ETO : • Diagnostic positif : végétation, fuite, mutilation valvulaire • Complications : abcès septal, insuffisance valvulaire sévère • Diagnostic de gravité : troubles de la cinétique (altération de la fraction d'éjection), élévation des pressions de remplissage, HTAP • Diagnostic étiologique : cardiopathie sous jacente
6	<u>Indications chirurgicales dans l'endocardite Infectieuse ?</u> • En urgence : - Hémodynamique : o Choc, insuffisance cardiaque réfractaire o Mutilation valvulaire sévère - Infectieuse : o Echec de l'antibiothérapie o Endocardite fongique - Risque embolique : o Végétation > 10 mm o Antécédent embolique - Complication : o Abcès septal o CIV • A distance : selon les séquelles valvulaires

Notes personnelles :

De garde en unité de douleur thoracique, vous recevez en consultation un homme de 47 ans pour des douleurs thoraciques.

Il se plaint de douleurs survenant depuis quelques jours, à l'effort aussi bien qu'au repos. Les douleurs sont rétrosternales mais sans irradiation. Elles ne sont pas constrictives.

Le patient est fumeur à 21 paquets années. Il mesure 1m80 et pèse 71 kg. Sportif (nageur régulier), il n' d'autre antécédent qu'une fracture du bassin suite à une chute en escalade lorsqu'il avait une vingtaine d'années. Il n'est pas hypertendu, pas diabétique et n'a aucun antécédent coronarien dans sa famille.

Vous décidez de faire le point sur sa pathologie à la recherche d'un syndrome coronarien…

1/ Quelles sont les étiologies des douleurs thoraciques ?

Un ECG est réalisé.

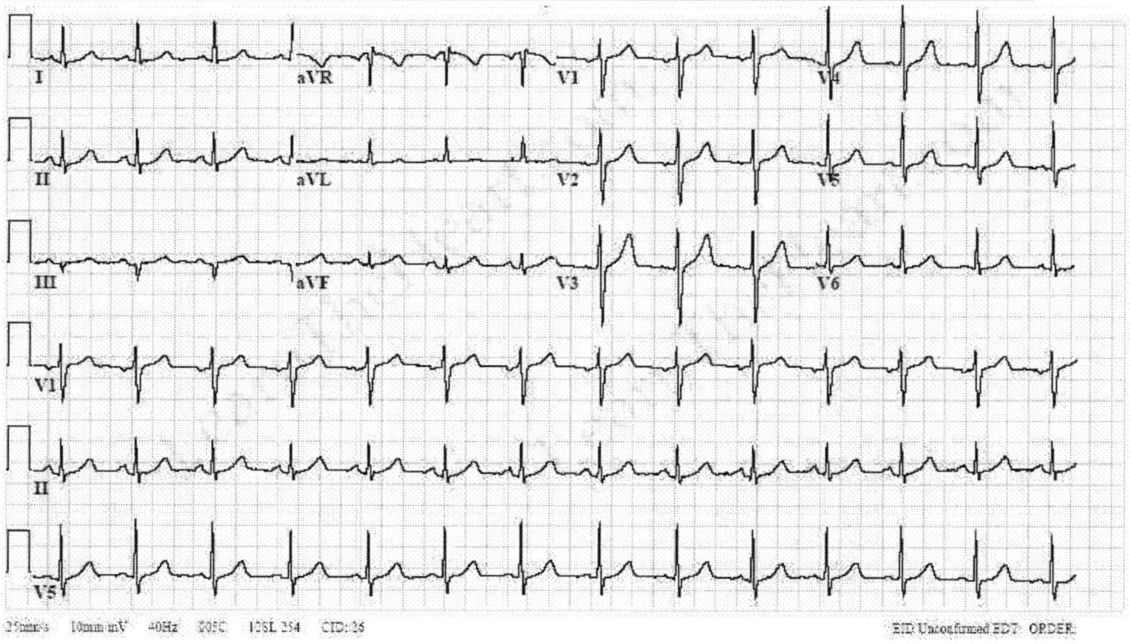

2/ Interprétez l'ECG

3/ La douleur du patient se reproduit devant vous. Quel test clinique devez-vous réaliser ?

4/ Quel est votre bilan paraclinique ?

5/ Tout votre bilan est négatif, aucun diagnostic n'est évident. Réalisez-vous une coronarographie ?

6/ Quels sont les risque de la coronarographie ? Pourquoi ?

7/ Votre externe a examiné le patient. Il vous dit que la douleur thoracique est reproduite par la palpation vigoureuse des côtes. Quel diagnostic suspectez-vous ? Cette reproduction des douleurs à la palpation exclut –elle totalement l'hypothèse d'une douleur coronarienne ?

Finalement, le patient sort de l'hôpital sans qu'aucun diagnostic précis n'ait été posé. Il sera suivi régulièrement par un cardiologue.

8/ Votre patient souhaiterait arrêter de fumer. Quelle démarche proposez-vous ?

CORRECTION DOSSIER 27

1/ Quelles sont les étiologies des douleurs thoraciques ?	15
• Causes cardiaques :	
- **IDM : SCA ST+ et non ST+**	1
- **Angor**	1
- **Péricardite**	1
- **Myocardite**	1
- Tako Tsubo (= myocardite de stress = syndrome de ballonisation apical)	
• Causes vasculaires :	
- **Dissection aortique**	1
- **Fissuration/rupture d'anévrysme aortique**	1
• Causes pulmonaires :	
- **Embolie pulmonaire**	1
- **Pneumothorax, pleurésie**	1+1
- **Pneumopathie**	1
• Causes digestives :	
- **Oesophagite**, spasme oesophagien, rupture oesophagienne	1
- **Ulcère gastro-duodénal**, gastrite	1
- **Pancréatite aiguë**	1
- Cholecystite	
- **Hépatite** aiguë	1
• **Causes pariétales** :	1
- Zona	
- Syndrome de Tietze, douleurs costales	
• Autres : drépanocytose (enfants), ...	

2/ Interprétez l'ECG	5
Description :	
• Régulier, sinusal, fréquence environ 90/min	
• Axe normal	
• P normales, PR 16cs	
• QRS fin régulier sans onde Q, sans HVG	
• ST non décalé	
• Pas d'ondes T négatives	
• QT corrigé normal	
Interprétation : **ECG normal**	5

3/ La douleur du patient se reproduit devant vous. Quel test clinique devez-vous réaliser ?	**5**
Test à la trinitrine :	5
• Si la douleur persiste, nécessité de réaliser une coronarographie en urgence (< 2h)	
• Si la douleur cède avec la trinitrine et/ou le traitement médical, indication à une coronarographie précoce (< 72h)	

4/ Quel est votre bilan paraclinique ?	**25**
• En urgence :	
- Biologie :	
o NFS plaquettes	
o Ionogramme, **urée, créatininémie**	2
o Marqueurs de nécrose myocardique :	
▪ **Troponine à l'entrée** et **4 h après** (cycle de troponine)	2+2
▪ Enzymes cardiaques : myoglobine, CPK	
o Bilan des facteurs de risque cardiovasculaires :	
▪ **Glycémie**, glycémie à jeun : HBA1c si diabète	2
▪ **Bilan lipidique** : CT, HDL, TG, LDL calculé	2
o BNP (insuffisance cardiaque?), CRP PCT, D-dimères (diagnostic différentiel)	
- Imagerie :	
o **Radiographie thoracique** : cardiomégalie ? Diagnostic différentiel de la douleur thoracique ?	3
o **Echographie cardiaque** :	3
▪ Diagnostic positif de SCA : troubles de la cinétique segmentaire	
▪ Retentissement : évaluation de la fonction systolique globale (FeVG) et des pressions de remplissage	
▪ Recherche de complications : complications mécaniques (rupture de pilier, insuffisance mitrale ischémique, rupture de paroi libre, rupture cardiaque, CIV, CIA, tamponnade) ; thrombus intracardiaque	
▪ Diagnostic différentiel : péricardite, dissection aortique, embolie pulmonaire	
▪ Recherche de pathologies associées	
- ECG **18 dérivations**	4
- En fonction du résultat de ces examens :	
o Si le bilan est entièrement normal : on proposera un **test d'ischémie** pour éliminer une étiologie coronarienne et rassurer le patient (SCA non ST+ à faible risque)	5
o Si le dosage de la troponine s'élève, s'il apparaît des anomalies ECG, si l'échographie est anormale, on proposera une coronarographie (SCA non ST+ à moyen ou fort risque)	

5/ Tout votre bilan est négatif, aucun diagnostic n'est évident. Réalisez-vous une coronarographie ? Pourquoi ?	15
Non, on ne réalise pas de coronarographie	5
• Le patient présente une douleur thoracique atypique, il a peu de facteurs de risque, l'ECG est normal, il n'y a pas d'élévation de la troponine	
• On se place donc dans le cadre d'un syndrome coronarien aigu sans sus décalage de ST avec une troponine négative, à **faible risque**	5
• Devant la faible probabilité d'origine coronarienne à ses douleurs, il ne semble pas intéressant de réaliser une coronarographie (risques pour peu de bénéfice)	
• On réalisera donc un **test d'ischémie**, qui, s'il est anormal, fera réaliser une coronarographie. Si le test est normal, on pourra exclure l'origine coronarienne avec une forte VPN.	5

6/ Quels sont les risque de la coronarographie ?	19
• Liées à l'iode :	
- **Allergie**	2
- **Insuffisance rénale aiguë** organique par nécrose tubulaire aigue	3
- **Dysthyroïdie** par surcharge iodée	1
• Liés au passage par voie artérielle :	
- Hémorragiques : **Hématome** au point de ponction, hémorragie, perforation de l'artère radiale ou fémorale	2
- Infection au point de ponction	
- Douleur et malaise vagal	
- **Dissection artérielle**, perforation artérielle, spasme artériel	2
- Rupture de plaque d'athérome : thrombose, **embolie périphérique**	2
- **Embols des cristaux de cholestérol**	3
• Au niveau cardiaque et coronaire :	
- **Spasme coronaire**	2
- **Dissection coronarienne**, thrombose	2
- Perforation vasculaire : **péricardite**, tamponnade	2
• Décès	

7/ Votre externe a examiné le patient. Il vous dit que la douleur thoracique est reproduite par la palpation vigoureuse des côtes. Quel diagnostic suspectez-vous ? Cette reproduction des douleurs à la palpation exclut –elle totalement l'hypothèse d'une douleur coronarienne ?	6
• La reproduction des douleurs à la palpation fait suspecter une **origine pariétale** aux douleurs : on pourra avancer dans le diagnostic en réalisant un examen rhumatologique ou orthopédique plus poussé, en réalisant des radiographies des zones douloureuses	3

- **Non**, cela n'exclut pas une origine coronarienne. Attention, une reproduction des douleurs à la palpation n'exclut pas totalement une origine coronarienne aux douleurs (même s'il s'agit d'un argument contre). On estime que plus de 10% des patients ayant un véritable syndrome coronarien aigu ont des douleurs partiellement reproduites à la palpation... — 3

8/ Votre patient souhaiterait arrêter de fumer. Quelle démarche proposez-vous ? — **10**

- Objectif : **Arrêt total et définitif du tabac** — 1
- Prise en charge multidisciplinaire, globale, en réseau de soins
- Projet thérapeutique de sevrage adapté au patient.
- Evaluation initiale : (en centre/consultation spécialisée en tabacologie)
  - Terrain : Exposition professionnelle, tabagisme passif
  - Histoire tabagique : âge de début, consommation cumulée (paquets années), tentatives de sevrage
  - Co-addiction
  - Evaluation : dépendance : **test de Fagerström** : comportement tabagique : test de Horn ; motivation du patient : entretiens motivationnels — 1
  - Dépistage des complications liées au tabac :
- Information du patient, à l'oral et à l'écrit : sevrage tabagique toujours bénéfique (diminution du risque relatif, arrêt de l'évolution d'une maladie liée au tabac, intérêt pour une éventuelle grossesse, ...)
- Projet thérapeutique :
  - **Prise en charge multidisciplinaire** en réseau de soins **Consultation spécialisée** en tabacologie ou addictologie — 1 / 1
  - Prise en charge des dépendances :
    - Dépendance psychique :
      - **Soutien psychologique, psychothérapie de soutien** — 1
      - **Thérapie cognitivo-comportementale** — 2
    - Dépendances physique : traitement pharmacologique :
      - **Substituts nicotiniques** : — 2
      - **Antidépresseur** : **Bupropion** ZYBAN — 1
      - Analogue de la nicotine : Varénicline CHAMPIX
  - Règles hygiéno-diététiques : prise en charge nutritionnelle (éviter au maximum la prise de poids qui est un facteur de rechute)
  - Fiche d'auto-observation
- Surveillance à long terme

ITEMS ABORDÉS

Item n°128 : Athérome : épidémiologie et physiopatho logie. Le malade poly-athéromateux
Item n°129 : Facteurs de risque cardio-vasculaire e t prévention
Item n°130 : Hypertension artérielle de l'adulte
Item n°132 : Angine de poitrine et infarctus myocard ique
Item n°197 : Douleur thoracique aiguë et chronique

ON REFAIT LE DOSSIER

MESSAGES GENERAUX:

- Devant une suspicion de syndrome coronarien aigu, il faut toujours rechercher les diagnostics différentiels (autres causes de douleurs thoraciques)
- Dans les syndromes coronariena aigu, il faut caractériser le type de syndrome : SCA ST+, SCA non ST+ à fort risque, SCA non ST+ à faible risque. De cette classification découlera la thérapeutique.
- Attention, toujours réaliser un ECG 18 dérivations dans les pathologies coronariennes….

QUESTIONS PAS A PAS :

<table>
<tr><th>QUESTIONS</th><th>COMMENTAIRES</th></tr>
<tr><td>5</td><td>
<u>Prise en charge des SCA sans sus décalage du segment ST</u>

Définition :
<ul>
<li>Syndrome coronarien aigu : douleur thoracique typique de repos et/ou élévation de la troponine et/ou modification de l'ECG sans sus décalage du segment ST (sous décalage de ST, ondes T négatives systématisées, …)</li>
<li>Sans sus décalage de ST</li>
</ul>
Prise en charge :
<ul>
<li>Hospitalisation en USIC</li>
<li>Traitement médical immédiat, en l'absence de contre-indications :
<ul>
<li>- Dérivés nitrés à visée anti-angineuse : spray de trinitrine, Risordan IVSE</li>
<li>- Antiagrégation plaquettaire :
<ul>
<li>Dose de charge d'aspirine (500 mg IV)</li>
<li>Dose de charge de Plavix (600 mg per os)</li>
</ul></li>
<li>- Anticoagulation efficace</li>
<li>- Anti-angineux : bêta bloquants</li>
<li>- Les inhibiteurs du SRA (IEC ou ARA2) et les statines pourront être débutés immédiatement ou quelques jours après</li>
</ul></li>
<li>Evaluation du risque :
<ul>
<li>o Risque moyen ou haut : coronarographie précoce dans les</li>
</ul></li>
</ul>
</td></tr>
</table>

72 heures :

  - Elévation de troponine
  - Modification de l'ECG (ST ou T)
  - Terrain à risque :
    - Diabète
    - Insuffisance cardiaque avec FeVG < 35%
    - Insuffisance rénale
    - Antécédent de pontage, antécédent récent d'angioplastie
  - Chronologie à risque : angor post IDM précoce

- Risque faible : Coronarographie élective = envisager soit une attitude invasive (coronarographie à distance) soit une attitude non invasive : tests d'ischémies (scintigraphie myocardique d'effort ou à la persantine, échographie d'effort ou de stress, ECG d'effort, coroscanner) et réaliser une coronarographie en cas de positivité
  - Pas de récidive de la douleur thoracique
  - Pas de modification ECG
  - Troponine normale
- Indication à une coronarographie en urgence (< 2 heures) :
  - Persistance de la douleur angineuse malgré traitement médical
  - Instabilité hémodynamique
  - Insuffisance cardiaque aiguë
  - Troubles du rythme ventriculaire

- Selon le cas, réalisation d'une coronarographie +- revascularisation :
  - Au cours de la coronarographie : angioplastie
  - Pontage chirurgical
  - Traitement médical seul
- Correction des facteurs de risque cardiovasculaires
- +- Rééducation cardiaque

Surveillance clinique et paraclinique de la tolérance et de l'efficacité du traitement

6

<u>Les tests d'ischémie :</u>

Selon possibilités de la patiente et disponibilité des examens:

- ECG d'effort
- Echographie d'effort
- Echographie à la dobutamine
- Scintigraphie d'effort
- Scintigraphie à la persantine

DOSSIER 28

Médecin installé dans votre cabinet libéral, vous recevez en consultation un patient de 62 ans, pour suivi de son insuffisance cardiaque. Il vous consulte pour la première fois, après un déménagement. Il est hypertendu, dyslipidémique et tabagique actif. Il pèse 102 kg pour 1m69, ne pratique aucune activité sportive.

Suite à un infarctus il y a 8 ans, ce patient a été suivi pendant quelques années pour insuffisance cardiaque. Il était essoufflé lors d'efforts importants. Surchargé par son travail et un problème de divorce, il n'a pas consulté depuis près de 5 ans, mais les symptômes n'ont fait que s'aggraver. Il est actuellement essoufflé pour des efforts minimes, tels que la marche à plat, mais arrive à dormir convenablement à plat.

Votre examen clinique retrouve : une tachycardie à 110/min, une pression artérielle à 15/7, l'auscultation retrouve un troisième bruit cardiaque (B3) et des râles crépitants minimes aux deux bases.

Vous décidez de refaire le point sur l'insuffisance cardiaque de votre patient.

1/ Quels sont les facteurs de risque cardiovasculaires que présente ce patient ? Quels sont les autres facteurs à rechercher ?

2/ Quel est cliniquement le stade de l'insuffisance cardiaque de ce patient ?

3/ Quels examens complémentaires allez vous demander ou réaliser pour faire le point sur son insuffisance cardiaque ?

4/ Quelles sont les étiologies des insuffisances cardiaques chroniques ?

5/ Quels médicaments devront figurer sur l'ordonnance de ce patient ?

6/ Quels autres mesures devez vous prendre ?

7/ Le patient souhaite arrêter de fumer. Quelle prise en charge proposez-vous ?

8/ Il vous demande quel régime alimentaire est le plus adapté à son état. Que lui proposez-vous ?

Vous perdez de vue votre patient, que vous revoyez 5 ans plus tard.

Il est désormais dyspnéique au repos, et n'arrive plus à dormir allongé.

L'échographie cardiaque retrouve une dysfonction systolique du ventricule gauche sévère, avec une fraction d'éjection à 25%.

L'ECG est le suivant :

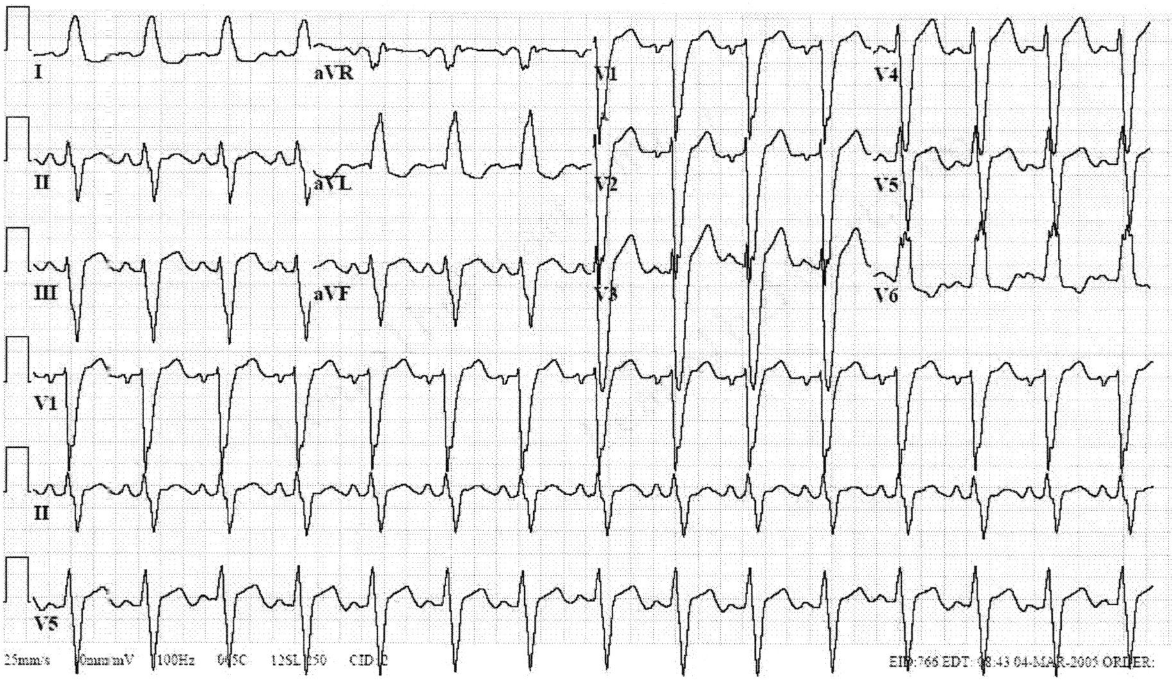

9/ Quelles autres mesures non médicamenteuses proposez-vous ?

CORRECTION DOSSIER 28

1/ Quels sont les facteurs de risque cardiovasculaires que présente ce patient ? Quels sont les autres facteurs à rechercher ? — **10**

Facteurs de risque présentés par le patient :

- Facteur de risque essentiel : **antécédent personnel coronarien** qui place le patient en prévention secondaire — 1
- Entrant dans l'estimation du risque cardiovasculaire global :
  - Non modifiables : **âge > 50 ans chez un homme** (ou > 60 ans chez une femme) — 1
  - Modifiables :
    - **Tabagisme actuel ou sevré depuis < 3 ans** — 1
    - **Dyslipidémie (LDL > 1,60 g/L, HDL < 0,40 g/L)** — 1
      - Attention, HDL > 0,6 g/L retire un facteur de risque !
    - **Hypertension artérielle** > 140 mmHg de Pas et/ou > 90 mmHg de PAd — 1
- Autres paramètres à prendre en compte :
  - **Obésité** : IMC > 30 (IMC = 35,6) chez ce patient) — 1
  - **Sédentarité** : activité physique inférieure à 3 x 30 min par semaine — 1

Facteurs de risques non présentés par le patient :

- Entrant dans l'estimation du risque cardiovasculaire global :
  - Non modifiables : **antécédents familiaux** au 1er degré d'IDM ou mort subite chez un homme avant 55 ans, chez une femme avant 65 ans ; antécédent familial au 1er degré d'AVC avant 45 ans — 1
  - Modifiables : **diabète traité ou non** — 1
- Autres paramètres à prendre en compte :
  - **Alcool > 3 verres/j chez un homme**, > 2 verres/j chez une femme — 1

2/ Quel est cliniquement le stade de l'insuffisance cardiaque de ce patient ? — **5**

Stade 3 NYHA : dyspnée au moindre effort — 5

3/ Quels examens complémentaires allez vous demander ou réaliser pour faire le point sur son insuffisance cardiaque ? — **15**

- Biologie :
  - **Ionogramme** : hyponatrémie (péjoratif), kaliémie (reflet de l'activation du système rénine angiotensine aldostérone) — 2
  - **BNP, troponine** — 2+1
- Imagerie :
  - **Radiographie thoracique** : cardiomégalie ? — 1
  - **Echographie cardiaque transthoracique** : intérêt dans le diagnostic positif (dysfonction systolique, dysfonction diastolique, dysfonction VD, HTAP), de gravité (sévérité de la dysfonction), étiologique (troubles de la cinétique segmentaire dans les cardiopathies ischémiques, — 4

valvulopathies, cardiopathie hypertrophique ou dilatée, ...)	
- **IRM cardiaque** à discuter	-
• **ECG**	1
• **Epreuve d'effort** : le pic de VO2 max est un excellent indice pronostic	3
• **Test d'ischémie +- coronarographie** (à visée étiologique : coronaropathie ?)	1

4/ Quelles sont les étiologies des insuffisances cardiaques chroniques ?	**10**
• Cardiopathies **ischémiques**	2
• Cardiopathies **valvulaires**	2
• Cardiopathies **hypertensives**	2
• Cardiopathies **rythmiques**	2
• Cardiopathies **dilatées** :	-
- **Toxique** (alcool, anthracycline, cocaïne)	1
- **Métaboliques** : hypocalcémie, carence en selenium, phéochromocytome	-
- Hémochromatose	
- Infectieuses : **myocardite virale**, maladie de Chagas	-
- Génétique	
• Cardiopathie restrictive : **amylose**	-
• Cardiopathie hypertrophique : **Génétique** (CMHO)	1

5/ Quels médicaments devront figurer sur l'ordonnance de ce patient ?	**15**
• **Inhibiteurs de l'enzyme de conversion de l'angiotensine** : à prescrire dès le stade 1 d'insuffisance cardiaque, et en post infarctus, à dose maximale tolérée	3
• **Bêta bloquants** : à prescrire dès le stade 2 d'insuffisance cardiaque ou en post infarctus, à dose maximale tolérée	3
• **Aspirine** : à prescrire à vie en post infarctus	3
• **Statines** : à prescrire à vie en post infarctus, objectif LDL < 1 g/L	2
• **Diurétiques de l'anse** (furosémide) : à prescrire à partir du stade 3 d'insuffisance cardiaque	2
• **Diurétiques anti-aldostérone** : à prescrire à partir du stade 3 d'insuffisance cardiaque	2

6/ Quels autres mesures devez vous prendre ?	**15**
Correction des facteurs de risque cardiovasculaires :	2
• **Sevrage tabagique + aide au sevrage**	2
• Traitement optimal de la dyslipidémie, de l'hypertension artérielle, du diabète	
• Régime alimentaire adapté	

Règles hygiéno-diététiques :

- **Activité physique adaptée** au moins 3x30 minutes par semaine 3
- **Régime hyposodé** avec restriction hydrique modérée 3

Réadaptation cardiaque à l'effort (en centre spécialisé) 3

Traitement électrique : selon indications : 2

- Pacemaker triple chambre pour resynchronisation si insuffisance cardiaque stade 3 ou 4 avec FEVG < 35% et élargissement du QRS > 12 cs
- Défibrillateur implantable si FeVG < 35%

7/ Le patient souhaite arrêter de fumer. Quelle prise en charge proposez-vous ? **10**

- Objectif : **Arrêt total et définitif du tabac** 1
- Prise en charge multidisciplinaire, globale, en réseau de soins
- Projet thérapeutique de sevrage adapté au patient.
  - Evaluation initiale : (en centre/consultation spécialisée en tabacologie)
    - Terrain : Exposition professionnelle, tabagisme passif
    - Histoire tabagique : âge de début, consommation cumulée (paquets années), tentatives de sevrage
    - Co-addiction
    - Evaluation : dépendance : **test de Fagerström** ; comportement tabagique : test de Horn ; motivation du patient : entretiens motivationnels 1
    - Dépistage des complications liées au tabac :
  - Information du patient, à l'oral et à l'écrit : sevrage tabagique toujours bénéfique (diminution du risque relatif, arrêt de l'évolution d'une maladie liée au tabac, intérêt pour une éventuelle grossesse, ...)
  - Projet thérapeutique :
    - **Prise en charge multidisciplinaire** en réseau de soins 1
      Consultation spécialisée en tabacologie ou addictologie 1
    - Prise en charge des dépendances :
      - Dépendance psychique : 1
        - **Soutien psychologique, psychothérapie de soutien** 2
        - **Thérapie cognitivo-comportementale**
      - Dépendances physiques : traitement pharmacologique :
        - **Substituts nicotiniques** : 2
        - **Antidépresseur** : **Bupropion** ZYBAN 1
        - Analogue de la nicotine : Varénicline CHAMPIX
    - Règles hygiéno-diététiques : prise en charge nutritionnelle (éviter au maximum la prise de poids qui est un facteur de rechute)
    - Fiche d'auto-observation
  - Surveillance à long terme

8/ Il vous demande quel régime alimentaire est le plus adapté à son état. Que lui proposez vous ?	10
Régime équilibré :	
• **Modérement hypocalorique**	2
• **Restriction hydrosodée** : 3 à 5 g de sel par jour, < 1L de boissons	2
• **50% glucides**, éviter les hauts index glycémiques, les boissons sucrées, les repas exclusivement glucidiques	1
• **30% lipides** : 10% saturés (**limiter les AG saturés**), 10% mono insaturés, 10% poly insaturés	1+1
• **20% protides** : moitié de protides animales (**limiter les protides animales**), moitié de protides végétales	1+1
• Eviter l'alcool	
• **5 fruits et légumes par jour**	1

9/ Quelles autres mesures non médicamenteuses proposez-vous ?	10
Il y a des indications au traitement électrique :	
• **Pacemaker triple chambre pour resynchronisation** (car insuffisance cardiaque stade 3 ou 4 avec FEVG < 35% et élargissement du QRS > 12 cs)	5
• **Défibrillateur implantable** (car FeVG < 35%)	5

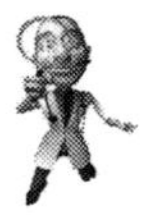

ITEMS ABORDÉS

Item n°128 : Athérome : épidémiologie et physiopathologie. Le malade poly-athéromateux
Item n°129 : Facteurs de risque cardio-vasculaire et prévention
Item n°130 : Hypertension artérielle de l'adulte
Item n°132 : Angine de poitrine et infarctus myocardique
Item n°198 : Dyspnée aiguë et chronique
Item n°250 : Insuffisance cardiaque de l'adulte

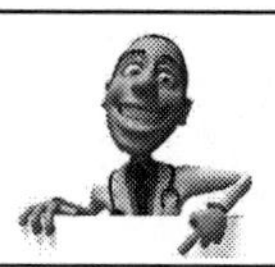

ON REFAIT LE DOSSIER

MESSAGES GENERAUX:

- Insuffisance cardiaque : le signe clinique essentiel est la dyspnée
- Devant une insuffisance cardiaque, rechercher la cardiopathie de base et le facteur déclenchant

Médecin traitant installé en ville, vous recevez en consultation un patient de 54 ans, que vous connaissez depuis plusieurs années. Il n'a pas d'antécédent particulier.
Lors de l'examen clinique, vous mesurez une pression artérielle à 16/8.

1/ Peut-on conclure à une hypertension artérielle ?

2/ Quelle est la définition d'une hypertension artérielle de l'adulte ?

3/ Quelle est la technique de mesure de la pression artérielle ?

Votre diagnostic se confirme.

4/ Quel bilan paraclinique proposez-vous ?

5/ Comment évaluez vous le risque cardiovasculaire global de ce patient ?

6/ Quelle est votre prise en charge thérapeutique ? Comment modifier ou augmenter les traitements en cas de résistance ? Dans quels délais ?

Un ECG est réalisé.

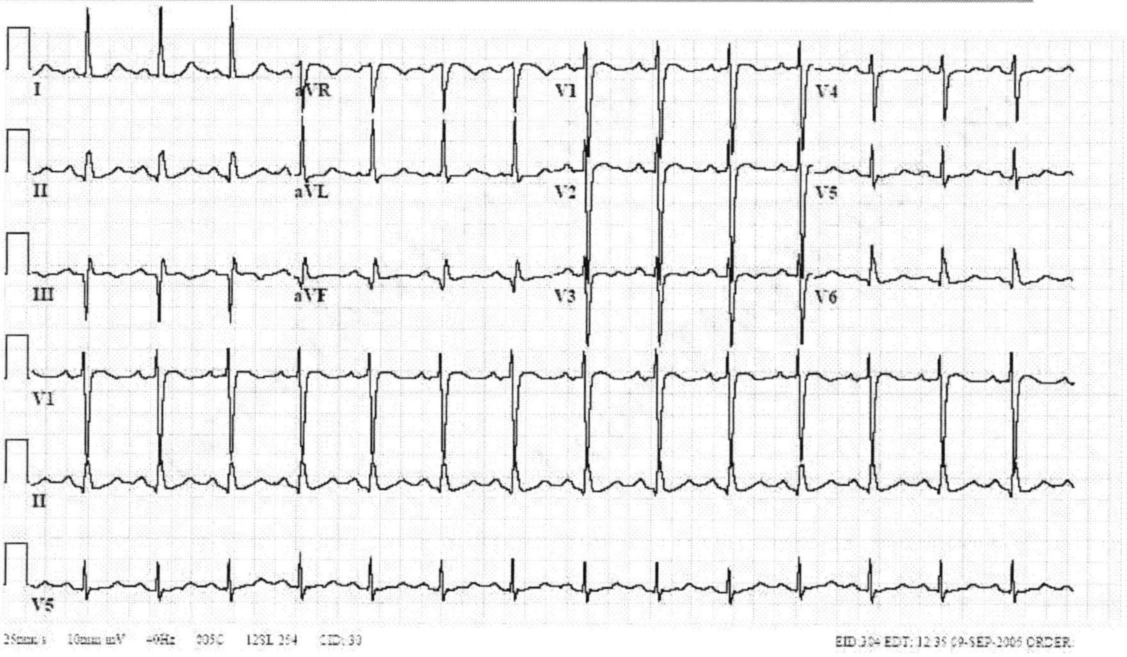

7/ Interprétez l'ECG. Modifie t'il le risque cardiovasculaire global ?

Malgré votre traitement, les chiffres tensionnels restent très élevés, au delà de 160 mmHg de pression artérielle systolique, malgré une bithérapie.

8/ Peut-on conclure à une hypertension artérielle secondaire ? Que doit-on vérifier avant de parler d'hypertension artérielle secondaire ?

9/ Quelles sont les étiologies des hypertensions artérielles secondaires ?

CORRECTION DOSSIER 29

1/ Peut-on conclure à une hypertension artérielle ?	8
• **Non**, on ne peut pas conclure à une hypertension artérielle sur une mesure isolée de la pression artérielle.	3
• Le diagnostic d'hypertension artérielle nécessite **2 mesures par consultation** sur au moins **3 consultations successives** sur **une période de 3 à 6 mois** (ce délai peut être réduit si fort risque cardiovasculaire)	2 2 1

2/ Quelle est la définition d'une hypertension artérielle de l'adulte ?	10
Définition de l'hypertension artérielle :	
• **Pression artérielle systolique > 140 mmHg**	2
• **et/ou**	3
• **diastolique > 90 mmHg**	2
• Mesurée au cabinet médical	
• Confirmée :	
- **2 mesures par consultation**	1
- **Sur 3 consultations successives**	1
- Sur une **période de 3 à 6 mois** (réduire ce délai si fort risque cardiovasculaire)	1

3/ / Quelle est la technique de mesure de la pression artérielle ?	12
• **2 mesures par consultation** (conserver la moyenne) espacées de plus de 3 minutes	2
• Une fois à chaque bras à la première consultation (pour rechercher une anisotension qui fera rechercher une anomalie artérielle ; garder les valeurs du bras avec la tension la plus haute)	
• **Appareil validé**	2
• **Brassard adapté**	2
• Placé **sur le plan du cœur**	2
• Patient assis ou couché, **au repos** depuis plusieurs minutes	2
• **Pas de tabac ni d'excitant**	2

4/ Quel bilan paraclinique proposez-vous ?	12
• Biologie	
- **Créatininémie** avec calcul du débit de filtration glomérulaire	2
- Ionogramme avec **kaliémie**	2
- **Glycémie**	2
- **Bilan lipidique** : cholestérol total, LDL, HDL, triglycérides	2
- **Bandelette urinaire** : glycosurie, protéinurie, hématurie	2
• **ECG**	2

5/ Comment évaluez vous le risque cardiovasculaire global de ce patient ?	**16**
Le risque cardiovasculaire global nécessite d'évaluer :	
• Le **niveau de pression artérielle** du patient (HTA légère, modérée, sévère)	2
• Le **nombre de facteurs de risques** rentrant dans le calcul du risque cardiovasculaire global	2
• L'existence d'un **diabète**	2
• L'existence d'une **atteinte des organes cibles (hypertrophie ventriculaire gauche, microalbuminurie)**	2
• Un antécédent de **maladie rénale (insuffisance rénale)** ou **coronarienne (IDM, AOMI, AVC)** avéré	2
En pratique :	
• **Risque faible** : HTA légère < 160/100 mmHg	2
• **Risque moyen** : - HTA modérée < 180/110 mmHg - 1 ou 2 facteurs de risque	2
• **Risque élevé** : - HTA > 180/110 mmHg - Ou au moins 3 facteurs de risque - Ou diabète - Ou atteinte des organes cibles - Ou insuffisance rénale - Ou antécédent coronarien (SCA, AVC, AOMI)	2

6/ Quelle est votre prise en charge thérapeutique ? Comment modifier ou augmenter les traitements en cas de résistance ? Dans quels délais ?	**18**
Traitement **ambulatoire**	1
Objectif et stratégie :	
• Objectif : **PA < 140/90 mmHg** (130/80 mmHg si diabète ; 130/80 mmHg + protéinurie < 0,5 g/24h si insuffisance rénale)	2
• Stratégie :	
- **Si risque faible : débuter par 6 mois de règles hygiénodiététiques** seules, et n'introduire un traitement médicamenteux qu'en cas d'échec	1
- **Si risque modéré : débuter par 1 à 3 mois de règles hygiéno-diététiques**, et n'introduire un traitement médicamenteux qu'en cas d'échec	1
- **Si risque élevé : règles hygiénodiététiques + traitement médicamenteux d'emblée**	1
Règles hygiéno-diététiques :	
• **Régime hyposodé (< 6g/j)**, modérément hypocalorique (si IMC > 25 kg/m²) ou normocalorique ; 50% glucides, éviter les hauts index glycémiques, les boissons sucrées, les repas exclusivement glucidiques ; 30% lipides : 10%	2

saturés (limiter les AG saturés), 10% mono insaturés, 10% poly insaturés ; 20% protides : Moitié de protides animales (limiter les protides animales), moitié de protides végétales ; Réduire la consommation alcoolique ; 5 fruits et légumes par jour 2

- **Activité physique** adaptée > 30 min > 3x/semaine
- Arrêt du tabac, sevrage tabagique

Traitement médicamenteux : 5 classes possibles : Bêta bloquants, IEC, ARA2, diurétiques thiazidiques, inhibiteurs calciques

- Débuter par une **monothérapie** et évaluer l'efficacité au bout de 4 semaines 2
- En cas d'échec :
  - **Augmenter les doses** (si médicament bien toléré avec efficacité partielle) 1
  - **Changer de médicament** (si mauvaise tolérance) 1
  - Ou instaurer une **bithérapie** (associations possibles : IEC ou ARA 2 + thiazidiques, IEC ou ARA 2 + inhibiteurs calciques, Bêta bloquant + thiazidiques, Bêta bloquant + inhibiteurs calciques, inhibiteurs calciques + thiazidiques) 1 1
- En cas d'échec : **trithérapie comprenant un diurétique thiazidique** 2

L'efficacité à chaque étape s'évalue au bout de **4 semaines**

Discuter des traitements associés en cas de fort risque cardiovasculaire : aspirine, statines

Surveillance clinique (tous les 3 à 6 mois) et paraclinique (bilan OMS)

7/ Interprétez l'ECG. Modifie t'il le risque cardiovasculaire global ? **8**

Interprétation de l'ECG :

- Description :
  - Régulier, sinusal, fréquence 100/min
  - Axe normal
  - Ondes P normales, PR entre 12 et 20 cs
  - QRS fin, sans onde Q, ample : **indice de Sokolow > 35mm** (S en V2 + R en V6) : hypertrophie ventriculaire gauche 2
  - ST non décalé, T normales
- Interprétation : **hypertrophie ventriculaire gauche** 2

Oui, cela modifie le risque cardiovasculaire global : l'hypertrophie ventriculaire gauche est une **atteinte d'organe cible** qui fait passer le patient **en risque cardiovasculaire global élevé** 2 1+1

8/ Peut-on conclure à une hypertension artérielle secondaire ? Que doit-on vérifier avant de parler d'hypertension artérielle secondaire ?	8
Non, on ne peut conclure à une hypertension artérielle secondaire. Une HTA secondaire nécessite une **résistance à une trithérapie bien conduite.**	2 2
Avant de parler d'HTA secondaire, il faut vérifier :	
• **L'observance** du patient :	1
- Médicamenteuse	
- Et des **règles hygiéno-diététiques (apports sodés)**	1
• **L'absence d'interactions médicamenteuses** (alcool, AINS) ; de gain de poids	1
• **L'absence d'effet blouse blanche** (intérêt de la MAPA)	1

9/ Quelles sont les étiologies des hypertensions artérielles secondaires ?	8
• Causes **médicamenteuses** : AINS, corticoïdes, oestroprogestatifs, vasoconstricteurs	1
• Causes **toxiques** : alcool, cocaïne, amphétamines, glycyrrhizine	1
• Causes rénales :	
- Néphropathies vasculaires : **sténose de l'artère rénale** (athéromateuse ou fibrodysplasie)	1
- **Néphropathies** (toute cause d'insuffisance rénale) : néphropathie glomérulaire, tubulaire, interstitielle, vasculaire ou obstructive	1
• Causes vasculaires : coarctation de l'aorte	
• Causes endocriniennes :	
- **Hyperaldostéronisme primaire** : adénome de Conn, hyperplasie bilatérale des surrénales	1
- **Hyperaldostéronisme secondaire** : sténose de l'artère rénale, tumeur à rénine	1
- Hyperminéralocorticisme :	
o Avec ACTH élevé : maladie de Cushing, sécretion paranéoplasique d'ACTH	
o Avec ACTH bas : adénome surrénalien, corticosurrénalome malin, corticothérapie au long cours	
- **Phéochromocytome**	1
- Hyperthyroïdie	
- Acromégalie	
- Hyperparathyroïdie	
- Tumeurs carcinoïdes	
• Causes respiratoires : **syndrome d'apnées obstructives du sommeil**	
• Grossesse : HTA gravidique (par anomalies de la perfusion placentaire)	1

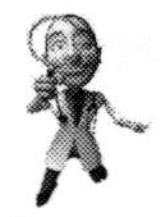

ITEMS ABORDÉS

Item n°128 : Athérome : épidémiologie et physiopathologie. Le malade poly-athéromateux
Item n°129 : Facteurs de risque cardio-vasculaire et prévention
Item n°130 : Hypertension artérielle de l'adulte

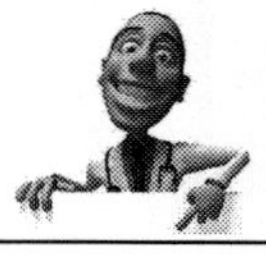

ON REFAIT LE DOSSIER

MESSAGES GENERAUX:

- Toutes les questions concernant les facteurs de risques cardiovasculaires (HTA, dyslipidémie, diabète, ...) nécessitent de bien maîtriser l'estimation du risque cardiovasculaire global

QUESTIONS PAS A PAS :

QUESTIONS	COMMENTAIRES
3	La mesure de la pression artérielle doit systématiquement s'accompagner de la recherche d'hypotension orthostatique si patient âgé ou diabétique
4	<u>Facteurs de risque entrant dans le calcul du risque cardiovasculaire global</u> Non modifiables : • Age > 50 ans chez l'homme ou > 60 ans chez la femme • Antécédents familiaux au premier degré d'infarctus ou mort subite avant 55 ans chez un homme, avant 65 ans chez une femme ; ou d'AVC avant 45 ans Modifiables : • Tabagisme actuel ou sevré depuis moins de 3 ans • Diabète traité ou non • HTA traitée ou non • Dyslipidémie : LDL > 1,6 g/L ou HDL < 0,4 g/L Sachant qu'un HDL > 0,6 g/L retire un facteur de risque <u>Autres facteurs de risque à prendre en compte, n'entrant pas dans le calcul du risque cardiovasculaire global :</u> • Obésité : IMC > 30, surtout si obésité androïde • Sédentarité : activité physique < 30x/30 minutes par semaine • Consommation éthylique > 3 verres/j chez l'homme et > 2 verres/j chez la femme

Notes personnelles :

DOSSIER 30

De garde aux urgences un dimanche matin, vous recevez en consultation un patient de 76 ans, emmené par les pompiers pour malaise avec perte de connaissance et traumatisme crânien.

PUPH encore en activité dans un service d'anatomopathologie, il n'a aucun suivi médical. Il n'a pas d'antécédent médical à l'exception d'une dyslipidémie modérée traitée par régime et Crestor®. Depuis quelques mois, il se trouve de plus en plus essoufflé et a du mal à s'adonner à son activité favorite, la chasse.

Il venait rendre visite à son épouse, institutionnalisée depuis 2 ans suite à une maladie d'Alzeihmer. L'ascenseur étant en panne, il est monté par les escaliers et a brutalement perdu connaissance avant de tomber. D'après un témoin, il se serait brutalement cogné la tête contre le sol. La perte de connaissance a été très brève, le patient s'est réveillé sans le moindre déficit. Les infirmières de la maison de retraite l'ont forcé à venir aux urgences, alors qu'il ne jugeait pas cela nécessaire...

Votre examen clinique retrouve un charmant monsieur en bon état général. Vous retrouvez une minime plaie du scalp qui bénéficie d'un point de suture. L'examen neurologique est strictement normal. L'auscultation cardiaque retrouve un souffle systolique irradiant vers les vaisseaux du cou. Il n'y a pas de signe d'insuffisance cardiaque. L'examen respiratoire est sans particularité.

1/ Les infirmières vous demandent si le patient, du fait de son traumatisme crânien, doit bénéficier d'un scanner cérébral. Qu'en pensez vous ?

2/ Quelles sont les étiologies des syncopes ? Quelle est l'étiologie la plus probable chez ce patient ?

3/ Quel bilan paraclinique proposez-vous ?

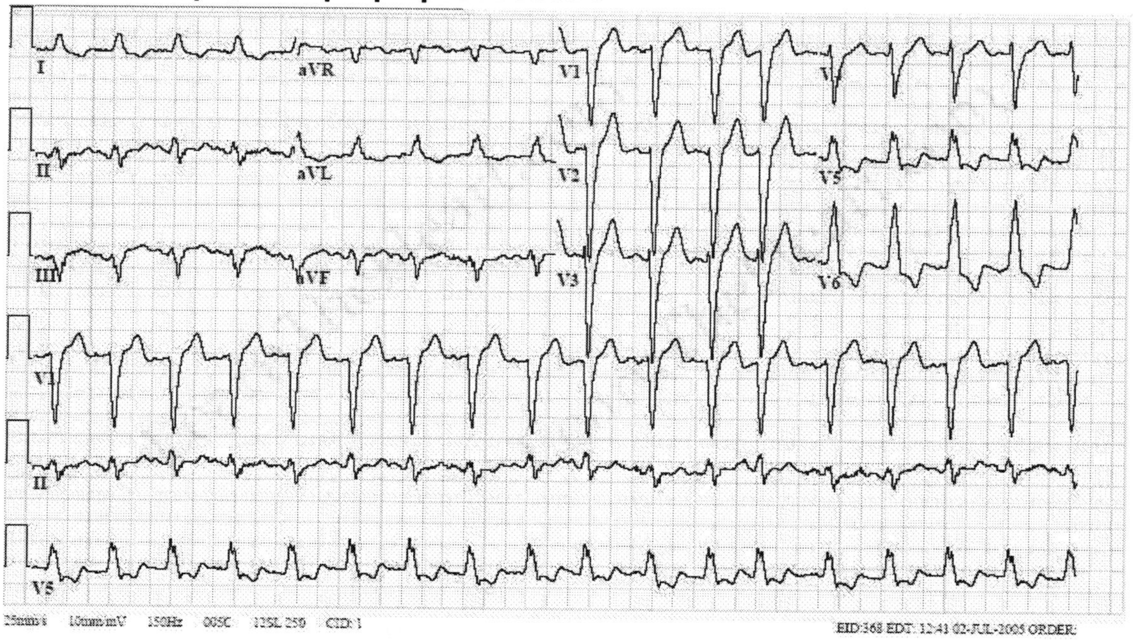

4/ Un ECG est réalisé. Interprétez-le.

Votre bilan retrouve un rétrécissement aortique serré. Les explorations électrophysiologiques sont rassurantes.

5/ Quels sont les signes cliniques que l'on peut observer dans un rétrécissement aortique ?

6/ Quelles sont les étiologies des rétrécissements aortiques ?

Une indication chirurgicale est retenue. Votre patient est opéré et une valve biologique est mise en place.

A 48 heures de l'opération, le patient, hospitalisé dans vos lits, se dégrade. Votre examen clinique retrouve un patient hypotendu (77/42 mmHg), tachycarde, marbré, avec un poul paradoxal. Vous remarquez des oedèmes des membres inférieurs, une turgescence jugulaire, une hépatomégalie molle et douloureuse.

Une échographie cardiaque est réalisée au lit du patient et retrouve un épanchement péricardique volumineux.

7/ Quel est votre diagnostic et votre prise en charge (grandes lignes) ?

L'évolution est favorable. Dans les mois qui suivent, un épanchement récidivera à plusieurs reprises, et persistera malgré le traitement médical. Dans les 2 années qui suivent s'installe progressivement un tableau d'insuffisance cardiaque droite.

8/ Quelle étiologie soupçonnez-vous ? Quel en serait le traitement ?

CORRECTION DOSSIER 30

1/ Les infirmières vous demandent si le patient, du fait de son traumatisme crânien, doit bénéficier d'un scanner cérébral. Qu'en pensez vous ? **5**

- **Non**, il n'y a pas d'indication à réaliser un scanner cérébral 3
- Un patient avec traumatisme crânien modéré doit bénéficier d'un scanner cérébral **en cas d'apparition de signes cliniques (troubles de la conscience, signes de focalisation neurologique)**, et non systématiquement. 2
- Un scanner cérébral réaliser dans les 6 heures après le traumatisme ne doit pas rassurer : un hématome sous dural peut être indétectable mais apparaître par la suite

2/ Quelles sont les étiologies des syncopes ? Quelle est l'étiologie la plus probable chez ce patient ? **25**

Etiologies des syncopes

- Causes cardiaques : le plus probable dans le cas du patient car syncope à l'emporte pièce, sans prodrome, très brève, traumatisante, avec reprise immédiate de l'état de conscience :
  - Syncopes spontanées :
    - **Troubles du rythme** pouvant être favorisé par une ischémie (**syndrome coronarien aigu**), par un trouble métabolique (**dyskaliémie**, dyscalcémie, ...) ou par iatrogénie (surdosage médicamenteux, ...) : tachycardie supraventriculaire à conduction rapide (FA + Wolf Parkinson White) ou sur cardiopathie sous jacente (FA + insuffisance cardiaque), tachycardie ventriculaire, torsade de pointe, fibrillation ventriculaire 2 2 2
    - **Trouble de la conduction** paroxystiques : bloc auriculo-ventriculaire (syncope à l'emporte pièce / Adams Stokes), bloc sino-atriale ou dysfonction sinusale (alternance FA et dysfonction sinusale = maladie de l'oreillette) 2
  - Syncopes à l'effort :
    - Rétrécissement aortique serré,
    - **Cardiomyopathie hypertrophique obstructive** 2
    - **Embolie pulmonaire** 2
    - Autres :
      - HTAP
      - Tétralogie de Fallot
      - Angor syncopal
  - Syncopes posturales :
      - Myxome
      - Thrombus intra cardiaque

- Causes vasculaires : 2
  - **Syncope vaso-vagale**
  - **Hypersensiblité sino-carotidienne, ictus laryngé** -
  - **Hypotension orthostatique** (iatrogénie +++ avec traitements anti hypertenseurs ; dysautonomie du diabétique) 2
  - Causes mécaniques : vols sous clavier, syncopes de la grossesse (par compression de la VCI)
- Causes métaboliques : **hypoglycémie** +++ (glycémie <0.5g/L ou 2.8 mmol/L, car prise de sulfamides hypoglycémiants) 2
- Cause neurologique : **crise épileptique** généralisée, accident vasculaire cérébral. 2
- Toujours évoquer les **intoxications** : -
  - Au CO (selon contexte, hiver, combustion)
  - Intoxication aux psychotropes, alcool

Cause la plus fréquente chez ce patient : **rétrécissement aortique serré** symptomatique 5

3/ Quel bilan paraclinique proposez-vous ? **15**

En urgence :

- Biologie :
  - NFS plaquettes, **ionogramme** (kaliémie), calcémie, bilan hépatique, urée créatininémie, TSH 2
  - **BNP**, NT pro BNP (insuffisance cardiaque : diagnostic et pronostic?) 1
  - **Troponine** et cycle enzymatique (facteur déclenchant ischémique ?) 2
  - Bilan toxicologique si suspicion de cause toxique
- Imagerie :
  - **Radiographie thoracique** au lit de face 1
  - **Echodoppler cardiaque transthoracique** 4
  - Discuter angioscanner thoracique ou scintigraphie pulmonaire ventilation perfusion pour éliminer une EP 2
- **ECG** :
  - Recherche et évalue la cardiopathie sous jacente : HVG, séquelles d'infarctus, ...
  - Facteur déclenchant : ischémie myocardique ? 3
- **Holter ECG** (bilan de malaise d'allure cardiaque)
- Electroencéphalogramme +- imagerie cérébrale si doute sur une crise épileptique ou si signe neurologique (traumatisme crânien)

4/ Un ECG est réalisé. Interprétez-le.	**10**
Description :	
• Régulier, sinusal, fréquence cardiaque environ 100/min	
• **Axe gauche**	2
• Ondes P normales	
• Espace PR entre 16 et 20 cs	
• **QRS élargis > 0,12 s** avec activité électrique retardée négative dans les dérivations de droite et positive dans les dérivations de gauche (aspect de bloc de branche gauche)	3
• Troubles de la repolarisation (sous décalages de ST et anomalies de l'onde T) ininterprétables dans ce contexte	
Interprétation : **bloc de branche gauche**	5

5/ Quels sont les signes cliniques que l'on peut observer dans un rétrécissement aortique ?	**20**
Auscultation d'un rétrécissement aortique :	
• **Souffle mésosystolique**, losangique, au foyer aortique, rude, sec, râpeux, irradiant vers les vaisseaux du cou, renforcé après les diastoles longues	2
• Diminution de B1	
• **Si RA serré : diminution ou abolition de B2**	2
• Galop par apparition de B4	
• Si insuffisance cardiaque gauche : galop proto diastolique (B3)	
• Si forme massive : thrill systolique palpable au foyer aortique	
Conséquences cliniques et complications possibles dans le rétrécissement aortique:	
• **Dilatation de l'aorte ascendante par lésion de jet** (le flux éjecté par la sténose va taper le bord droit de l'aorte ascendante) responsable d'anévrysmes de l'aorte thoracique	2
• Triade d'effort :	
- **Dyspnée d'effort** (par altération de la fonction diastolique responsable d'une hyperpression en amont)	2
- **Syncope d'effort** : obstructive (le RA limite l'augmentation de débit cardiaque à l'effort d'où bas débit cérébral)	2
- **Angor d'effort** (augmentation de la consommation en O2 du myocarde par l'HVG, écrasement des coronaires intrapariétaux du fait de l'HVG)	2
• **Insuffisance cardiaque**	2
• Favorise les **troubles de la conduction** (extension des calcifications de la valve aortique vers le septum où passe le faisceau de Hiss à proximité de l'anneau aortique d'où troubles conductifs) et **troubles du rythme** atrial ou ventriculaire	2 2
Autres complications liées à la présence d'une valvulopathie :	
• **Thrombo-embolie**	1
• **Endocardite infectieuse**	1

6/ Quelles sont les étiologies des rétrécissements aortiques ?	10
• **Bicuspidie aortique** (enfants et sujets jeunes +++)	3
• Dégénératif : **maladie de Monckeberg** (2% des > 65 ans, cause la plus fréquente)	3
• **Rhumatisme articulaire aigu** (de moins en moins fréquent)	2
• Toujours évoquer **l'endocardite infectieuse** !	2

7/ Quel est votre diagnostic et votre prise en charge (grandes lignes) ?	10
Choc cardiogénique secondaire à une **tamponnade** post opératoire	2+2
Prise en charge :	
• Urgence vitale	
• Traitement du choc : **remplissage prudent** (500cc de cristalloïdes)	2
• Traitement de la tamponnade : **ponction péricardique échoguidée** ou **drainage chirurgical**	2
• Transfert en réanimation chirurgicale pour suite de la prise en charge et surveillance rapprochée	2

8/ Quelle étiologie soupçonnez-vous ? Quel en serait le traitement ?	5
• Etiologie probable : **péricardite chronique constrictive**	3
• Traitement à envisager : chirurgical : **décortication**	2

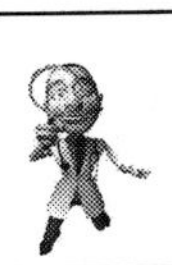

ITEMS ABORDÉS

Item n°200 : Etat de choc
Item n°209 : Malaise, perte de connaissance, crise comitiale chez l'adulte
Item n°250 : Insuffisance cardiaque de l'adulte
Item n°274 : Péricardite aigue
Item n°281 : Rétrécissement aortique

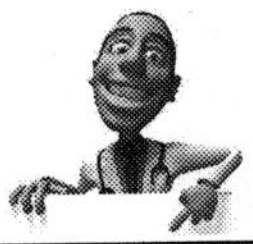

ON REFAIT LE DOSSIER

MESSAGES GENERAUX:

- Une syncope avec perte de connaissance nécessite une hospitalisation scopée pendant 24 heures
- Le suivi d'un traumatisé crânien repos sur la clinique (surveillance régulière de la conscience et de l'examen neurologique) beaucoup plus que sur le scanner (qui peut être faussement rassurant et conduire à des erreurs médicales si réalisé trop précocement)

QUESTIONS PAS A PAS :

QUESTIONS	COMMENTAIRES
5	<u>Physiopathologie du rétrécissement aortique</u> • Rétrécissement aortique = obstacle à l'éjection du ventricule gauche • D'où augmentation de la post charge du VG • D'où remodelage avec **hypertrophie concentrique du VG** (sans dilatation) Conséquences cardiaques de l'hypertrophie du VG : • **La fonction systolique reste longtemps conservée** : le débit cardiaque ets maintenu ; dans l'évolution finale du RA il y a une insuffisance cardiaque à bas débit • **La fonction diastolique est altérée précocement** (l'hypertrophie du VG diminue la relaxation et la compliance du VG) : d'où gène au remplissage avec hyperpression d'amont (capillaires) responsable de la dyspnée d'effort

Notes personnelles :

Vous recevez en consultation un homme de 78 ans, policier à la retraite, vivant seul à domicile, amené par un voisin pour altération de l'état général.

Il est asthénique depuis plusieurs semaines, et a perdu du poids (environ 10 kg en 4 mois). Il ne sort presque plus de chez lui.

Il n'a pas d'antécédent personnel notable à l'exception d'un souffle au coeur (« un prolapsus » d'après le patient) découverte en médecine du travail et qui l'a empêché de travailler sur le terrain.

Il se plaint de symptômes variés : fièvre, sueurs nocturnes, douleurs abdominales avec alternance de diarrhée et de constipation, gonflement des jambes.

Votre examen est le suivant : taille 1m72, poids 47kg, patient subfébrile à 37,9C, fréquence cardiaque 110/min, fréquence respiratoire 12/min, SpO2 95% en air ambiant, pression artérielle 12/7 ; souffle cardiaque holosystolique à l'apex cardiaque, irradiant vers les aisselles ; oedèmes des membres inférieurs ; pas de crépitants ; pas de turgescence jugulaire, pas de reflux hépato-jugulaire ; splénomégalie.

1/ Le patient vous semble dénutri. Quels sont les paramètres clinico-biologiques qui évaluent la dénutrition ?

2/ Quel diagnostic suspectez-vous ?

3/ Quel bilan complémentaire réalisez-vous ?

Votre diagnostic est confirmé : l'échographie cardiaque retrouve des végétations infracentimétrique sur la valve mitrale, les hémocultures sont positives à cocci Gram +.

Le patient ne présente aucun autre signe de gravité.

4/ Quelle est votre prise en charge thérapeutique ?

5/ Votre bilan met en évidence une protéinurie à 5g/24h, ainsi qu'une élévation de la créatininémie équivalente à un DFG à 35 mL/min. Quelle complication craignez-vous ? Quel examen doit être réalisé ?

6/ L'évolution est favorable, mais les symptômes digestifs persistent. Le germe retrouvé est finalement un streptocoque bovis. Quelle porte d'entrée suspectez vous et comment la mettre en évidence ?

Cet examen est réalisé.

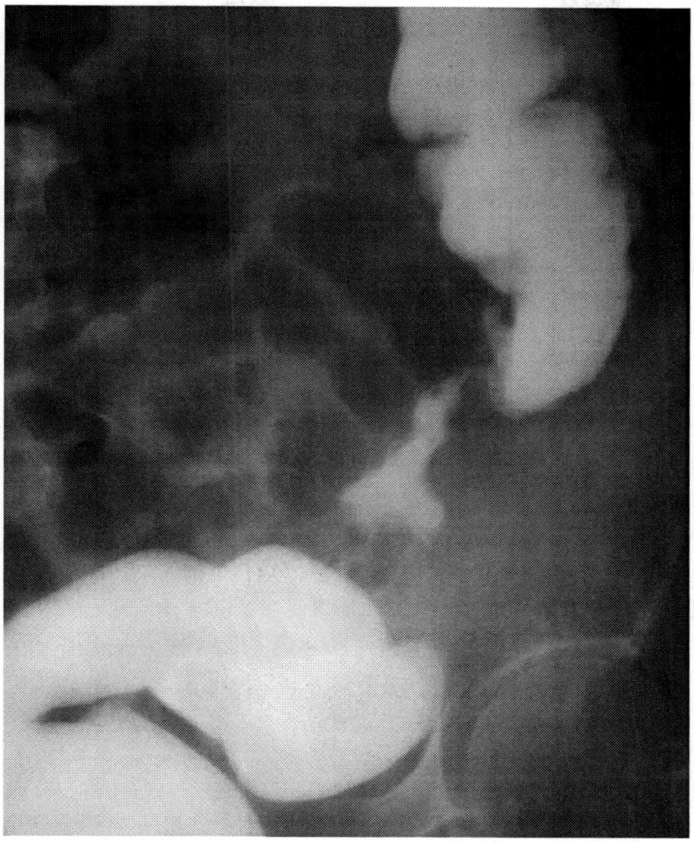

7/ Interprétez cet examen.

8/ La biopsie confirme votre diagnostic. Quel est votre bilan d'extension ?

CORRECTION DOSSIER 31

1/ Le patient vous semble dénutri. Quels sont les paramètres clinico-biologiques qui évaluent la dénutrition ?	**20**
Clinique :	
• Interrogatoire :	
- **Évaluation des ingesta**	2
- **Mininutritionnal assesment**	1
• Examen physique **:**	
- **Mesures anthropométriques** :	1
o Poids, taille, **IMC** : IMC < 17 définit la dénutrition (ici, Me Y a un IMC à 16.4 Kg/m²)	2
o **Perte de poids** (Me Y a perdu 14% de son poids de forme)	2
o **Cinétique de la perte de poids** (l'amaigrissement involontaire significatif est défini par une perte de 5% du poids de forme en 6 mois ; quand la perte dépasse 10% comme ici, on considère qu'il existe une malnutrition associée)	2
o **Circonférence brachiale,**	1
o **Pli cutané bicipital**	1
- **Signes de carence** : cutanés (peau sèche, pâle), muqueux (perlèche, glossite), phanériens (cheveux secs et cassants, ongles fragiles, ..)	1
- **Signes d'hypométabolisme** : hypothermie, bradycardie, hypoglycémie, hypotension artérielle	2
Biologique :	
• **Albuminémie** :	
- Dénutrition si hypoalbuminémie < 30 g/L	2
- Dénutrition sévère si < 20 g/L	
• **Préalbumine** (dénutrition sévère si < 50 mg/L)	2
• **Lymphopénie** (lymphocytes < 1500 / mm3)	1

2/ Quel diagnostic suspectez-vous ?	**10**
• **Endocardite infectieuse**	2
• **Subaigue**	2
• Non compliquée	
• **Sur valve pathologique** (prolapsus)	2
• **Mitrale**	2
• De germe inconnu (le streptocoque est le germe le plus fréquent dans les endocardites subaiguës)	
• De **porte d'entrée digestive** probable avec suspicion de cancer colorectal (altération de l'état général, alternance diarrhée constipation)	2
• Chez un homme de 78 ans dénutri	

3/ Quel bilan complémentaire réalisez-vous ?	20
En urgence • Diagnostic positif : - **Hémocultures** : au moins 3, aéro et anaérobies, répétées si frissons, **avant toute antibiothérapie** mais sans retarder le traitement ; prévenir le bactériologiste de la suspicion d'endocardite infectieuse pour **incubation longue** (et culture sur milieu de Sabouraud si suspicion de candida) - **Echodoppler cardiaque** par voie transthoracique et transoesophagienne	3 2 1 4
• Diagnostic étiologique : - **Recherche de la porte d'entrée** : o BU, ECBU o Prévoir à distance : consultation ORL et dentaire, panoramique dentaire et scanner des sinus, **coloscopie** - Recherche de facteurs favorisants : immunodépression : **glycémie à jeun** (diabète), sérologie VIH avec l'accord du patient, électrophorèse des protéines sériques	 2 2 2
• Recherche de complications : - NFS plaquettes, ionogramme, VS CRP PCT, Transaminases - Recherche de complications cardiaques : **ECG** (Bloc atrio ventriculaire ?) - Recherche de complications emboliques : o Radiographie thoracique de face o **Scanner cérébro-thoraco-abdomino-pelvien sans et avec injection** (body scanner) - Recherche de complications immunologiques : o Oculaires : Fond d'oeil o Rénales : BU, urée créatininémie, protéinurie des 24h, ionogramme urinaire o Electrophorèse des protéines sériques, complément, complexe immun circulants, facteur rhumatoïde, cryoglobulinémie o IRM cérébrale : recherche d'anévrysmes mycotiques et d'autres signes évocateurs d'endocardite infectieuse	 2 2
• Bilan pré-thérapeutique : bilan pré-opératoire si la chirurgie est envisagée	

4/ Quelle est votre prise en charge thérapeutique ?	20
Hospitalisation en **urgence** en médecine (cardiologie, infectiologie, ...)	2
• Mise en condition : - Repos au lit (non strict)	

- Monitorage cardiotensionnel et SpO2 - Pose d'une voie veineuse périphérique	
• Traitement étiologique : de l'endocardite infectieuse : **Antibiothérapie** :	4
- Double, synergique, bactéricide, par voie parentérale	
- Débutée **après les prélèvements bactériologiques**	2
- **Prolongée** 4 à 6 semaines :	2
- Si endocardite bien tolérée : attendre l'identification des germes avant de débuter le traitement - Si l'endocardite n'est pas bien tolérée : antibiothérapie probabiliste active sur les germes suspectés (streptocoques, entérocoques, ...), puis secondairement adaptée à l'antibiogramme o **Bêta lactamine : Amoxicilline + Aminoside : Gentamicine**	2
• Traitement symptomatique : - Hydratation et correction des anomalies hydro-électrolytiques et métaboliques - Antalgiques : palier et dose adaptés à l'EVA - Antipyrétiques si la fièvre est mal tolérée - **Renutrition**	2
• Prévention des complications de décubitus : - Bas de contention, nursing - Contre-indication des anticoagulants	
• Mesures associées :	
- **Traitement de la porte d'entrée**	4
- Prévention secondaire des endocardites infectieuses = **éducation du patient pour antibioprophylaxie avant geste à risque**	2
• Surveillance clinique et paraclinique de la tolérance et de l'efficacité du traitement : - Clinique : o Constantes : Fc, PA, Fr, Température, SpO2, glycémie ; conscience o Auscultation cardiaque quotidienne - Paraclinique : NFS CRP PCT, ECG quotidien, Echographie cardiaque, Radiographie thoracique	

5/ Votre bilan met en évidence une protéinurie à 5g/24h, ainsi qu'une élévation de la créatininémie équivalente à un DFG à 35 mL/min. Quelle complication craignez-vous ? Quel examen doit être réalisé ?	**5**
Complications immunologiques des endocardites infectieuses subaiguës :	1
glomérulonéphrite de type rapidement progressive (**GNRP**) de type 2	1+1
Explique la présence d'oedèmes sans autre signe d'insuffisance cardiaque...	
Examen à réaliser : **biopsie rénale** en urgence	2

6/ L'évolution est favorable, mais les symptômes digestifs persistent. Le germe retrouvé est finalement un streptocoque bovis. Quelle porte d'entrée suspectez-vous et comment la mettre en évidence ?	5
Une endocardite à streptocoque bovis fait rechercher une **porte d'entrée digestive**, notamment un **cancer colorectal** dans ce contexte de troubles du transit et d'altération de l'état général.	2 1
Mise en évidence : **coloscopie** totale sous anesthésie générale après préparation colique :	2
• Visualiser la lésion et préciser son aspect (formes bourgeonnantes, ulcérées, infiltrantes),	
• Localiser le cancer (60% à la jonction recto-sigmoïdienne, 15% sur le colon gauche),	
• Réaliser des biopsies multiples pour préciser l'histologie (adénocarcinome lieberkühnien +++),	
• Pratiquer l'exérèse de polypes et éliminer une seconde localisation	
• Rechercher des diagnostics différentiels (polype, ...)	

7/ Interprétez cet examen.	10
Technique : **opacification colique par voie basse** (lavement opaque)	1
Sémiologie :	
• **Sténoses** = lacunes à angle de raccordement aigu :	1
- **Irrégulières**	1
- **Serrées**, mais franchissables	1
- **Excentrées**	1
- **Circonférentielles**	1
- Au niveau du sigmoïde	
• **Dilatation en amont**	1
• Image en **trognon de pomme**	1
Conclusion : évocateur de **cancer colorectal du sigmoïde**	2

8/ La biopsie confirme votre diagnostic. Quel est votre bilan d'extension ?	10
• Extension régionale	
- Clinique : **toucher rectal**	2
- Paraclinique : coloscopie et rectoscopie	
• Extension métastatique	
- Clinique : recherche de métastases : **adénopathies** (ganglion de Troisier), hépatomégalie, anomalie de l'examen neurologique, palpation des reliefs osseux	2
- **Echographie abdominale**	2
- **Radiographie thoracique**	2
- **TDM thoraco-abdomino-pelvien**	2
• Bilan général	
- État général : indice OMS et état nutritionnel	
- Bilan préthérapeutique : ECG et écho cardiaque et fonction rénale	

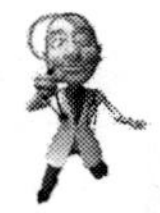

ITEMS ABORDÉS

Item n°87 : Infections cutanéo-muqueuse bactérienne s et mycosiques
Item n°80 : Endocardite infectieuse
Item n°104 : Septicémie
Item n°148 : Tumeurs du colon et du rectum.
Item n°252 : Insuffisance rénale aiguë- Anurie

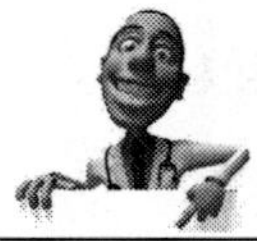

ON REFAIT LE DOSSIER

MESSAGES GENERAUX:

- Fièvre + souffle : endocardite infectieuse jusqu'à preuve du contraire
- Endocardite à streptocoque bovis : rechercher un cancer colorectal...

QUESTIONS PAS A PAS :

QUESTIONS	COMMENTAIRES
2	<u>2 tableaux caricaturaux d'endocardite infectieuse :</u> Endocardite aigue : • Sur valves saines • Sur le cœur droit (embolies pulmonaires +++) • Staphylococcique • A porte d'entrée cutanée • Chez le toxicomane • Début brutal • Syndrome infectieux sévère Endocardite subaigue : • Sur valvulopathies pré-existantes • Sur le cœur gauche (embolies systémiques +++) • Streptococciques • A porte d'entrée digestive, ORL, dentaire, urinaire • Installation progressive sur plusieurs semaines • Signes cliniques immunologiques <u>Germes des endocardites aigues :</u> • Porte d'entrée cutanée : staphylocoques aureus ou coagulase négative • Porte d'entrée : cathéter : - Staphylocoques - Bacilles GRAM- - Champignons

	• Porte d'entrée dentaire/ORL : - Streptocoques oraux = streptocoque viridans - HACEK : haemophilus, actinobacillus, cardiobacterium, eikenella, kingella • Porte d'entrée digestive, urinaire ou génitale : - Streptocoques D : streptocoque bovis (doit faire réaliser une coloscopie à la recherche d'un cancer colorectal), streptocoque gallolyticus - Entérocoques - Bacilles GRAM- <u>Endocardite infectieuse à hémocultures négatives</u> : • Endocardite décapitée par antibiotique • Germes non retrouvés aux hémocultures : - Streptocoques déficients à culture difficile - Germes à croissance lente : HACEK : haemophilus, actinobacillus, cardiobacterium, eikenella, kingella - Germes intracellulaires : coxiella burnetti (fièvre Q), bartonella (maladie des griffes du chat), brucella, mycoplasme, legionella, chlamydia) - BAAR : BK (tuberculose), mycobactérie - Endocardite fungique
3	<u>Intérêt de l'échographie cardiaque dans l'endocardite infectieuse</u> : ETT et ETO : • Diagnostic positif : végétation, fuite, mutilation valvulaire • Complications : abcès septal, insuffisance valvulaire sévère • Diagnostic de gravité : troubles de la cinétique (altération de la fraction d'éjection), élévation des pressions de remplissage, HTAP • Diagnostic étiologique : cardiopathie sous jacente
5	<u>Quels antibiotiques dans l'endocardite infectieuse ?</u> Toujours adaptés au germe retrouvé et à l'antibiogramme +++ En 1ère intention : • Streptocoque : - Sensible (CMI < 0,1 mg/L) : Pénicilline G ou amoxicilline (4 à 6 semaines) + gentamicine (2 semaines) - Intermédiaire (CMI 0,1 à 0,5 mg/L) : Pénicilline G ou amoxicilline à double dose (4 à 6 semaines) + gentamicine (2 semaines) - Résistant (CMI > 0,5 mg/L) : Pénicilline G ou amoxicilline à double dose (4 à 6 semaines) + gentamicine (4 à 6 semaines) • Entérocoque : - Sensible : Pénicilline G ou amoxicilline à double dose (4 à 6 semaines) + gentamicine (2 semaines) - Résistant : Vancomycine ou teicoplanine (4 à 6 semaines) + gentamicine (4 à 6 semaines) • Staphylocoque : - Méti-S : Oxacilline (4 à 6 semaines) + gentamicine (1 à 2 semaines)

	- Méti-R : Vancomycine (4 à 6 semaines) + gentamicine (1 à 2 semaines) • Hémocultures négatives : - Sur valve native : Pénicilline G ou amoxicilline à double dose (6 semaines) + gentamicine (2 semaines) - Sur prothèse : Vancomycine (6 semaines) + Rifampicine (6 semaines) + Gentamicine (2 semaines)
6	Complications des endocardites infectieuses : • Complications cardiaques : - Endocarde : mutilation valvulaire - Myocarde : insuffisance cardiaque, OAP, choc cardiogénique - Péricarde : péricardite inflammatoire ou purulente, tamponnade - Rythme : abcès septal avec trouble de la conduction (BAV) - Coronaires : syndrome coronarien aigu par embols septiques • Complications emboliques : - Si endocardite du cœur droit : Embolies pulmonaires - Si endocardite du cœur gauche : o Syndrome coronarien aigu o AVC, abcès cérébral, accident ischémique médullaire o Infarctus rénal o Infarctus splénique o Ischémie mésentérique o Ischémie aigue de membre o Spondylodiscite • Complications immunologiques : - Cutanées : o Faux panari d'Osler o Purpura pétéchial o Placards érythémateux de Janeway - Oculaires : nodules de Roth au fond d'œil, purpura conjonctival - Rénales : glomérulonéphrite (glomérulonéphrite rapidement progressive de type 2) - Articulaires : arthralgies - Vasculaires : anévrysmes mycotiques (risque d'hémorragie cérébrale)
7	Etiologies d'une insuffisance rénales dans une endocardite infectieuse ? • Fonctionnelle : hypovolémie (déshydratation), insuffisance cardiaque • Organique : - Vasculaire : embols septiques : o Infarctus rénal o Abcès septal - Glomérulaire : o GNRP type 2 de l'endocardite infectieuse

	o GNA post streptococcique - Tubulaire : Nécrose tubulaire aiguë aux aminosides - Interstitielle : Nephropathie immunoallergique à l'amoxicilline • Obstructive

DOSSIER 32

Généraliste à Toulouse, vous recevez en consultation sans rendez-vous un patient de 57 ans, d'origine égyptienne, pour douleur thoracique.

En surpoids (90 kg pour 1m77), cet ancien déménageur, sans travail depuis une blessure du genou il y a une dizaine d'années, vous révèle être hypertendu sous Amlodipine 5 et tabagique non sevré.

Il n'a jamais eu d'autre problème de santé.

Depuis une semaine, il présente des douleurs thoraciques à la marche, d'abord en montant les escaliers puis sur plat, qui cédaient en quelques minutes. Il y a 2 heures, il a présenté des douleurs identiques, assis à table lors du petit déjeuner. Les douleurs n'ont pas cédées et sont toujours présentes actuellement. Aussi il a décidé de venir vous consulter.

1/ Quelles caractéristiques de cette douleur évoqueraient une origine coronarienne ?

2/ Quel test clinique devez vous réaliser ?

Un ECG est réalisé.

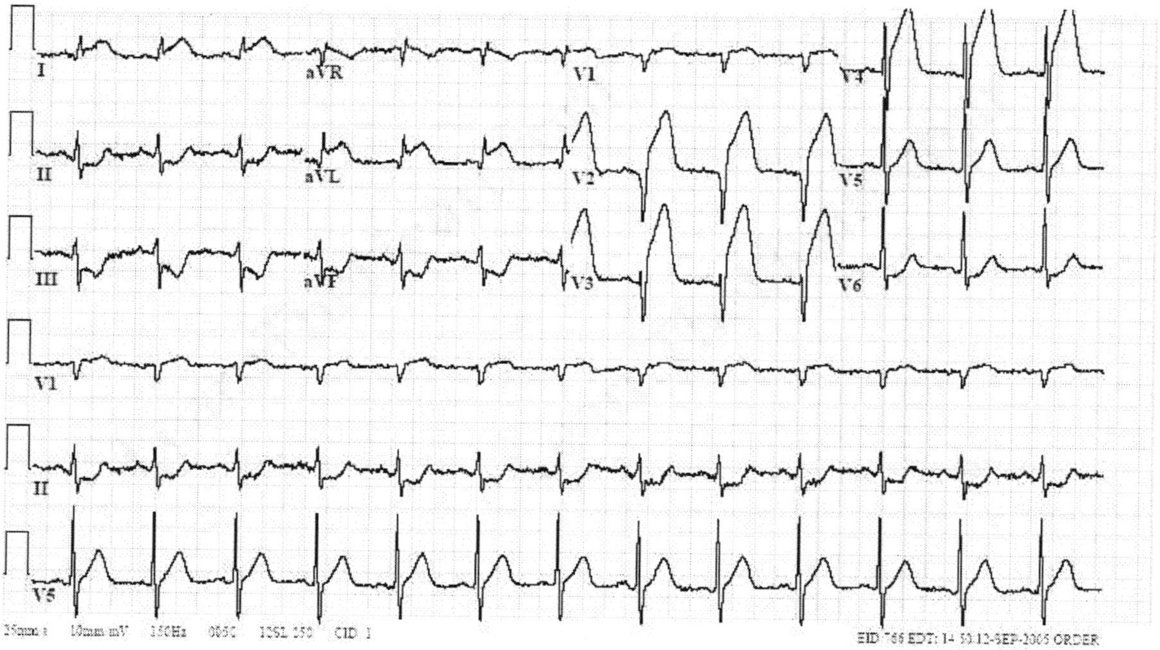

3/ Interprétez cet ECG. Quel est votre diagnostic ? Où devez vous adresser le patient et comment ?

Vous êtes désormais cardiologue de garde. Le patient vous est transféré, sans qu'un quelconque traitement n'ait été introduit.

4/ Quelle est votre prise en charge thérapeutique immédiate ?

5/ Quel bilan paraclinique réaliserez vous dans le même temps ?

6/ Quelles sont les complications de cette pathologie ?

7/ **Quel sera votre traitement au long cours si le patient évolue favorablement ?**

A J2 de l'hospitalisation, votre patient fait un malaise brutal avec perte de connaissance.
L'ECG est le suivant :

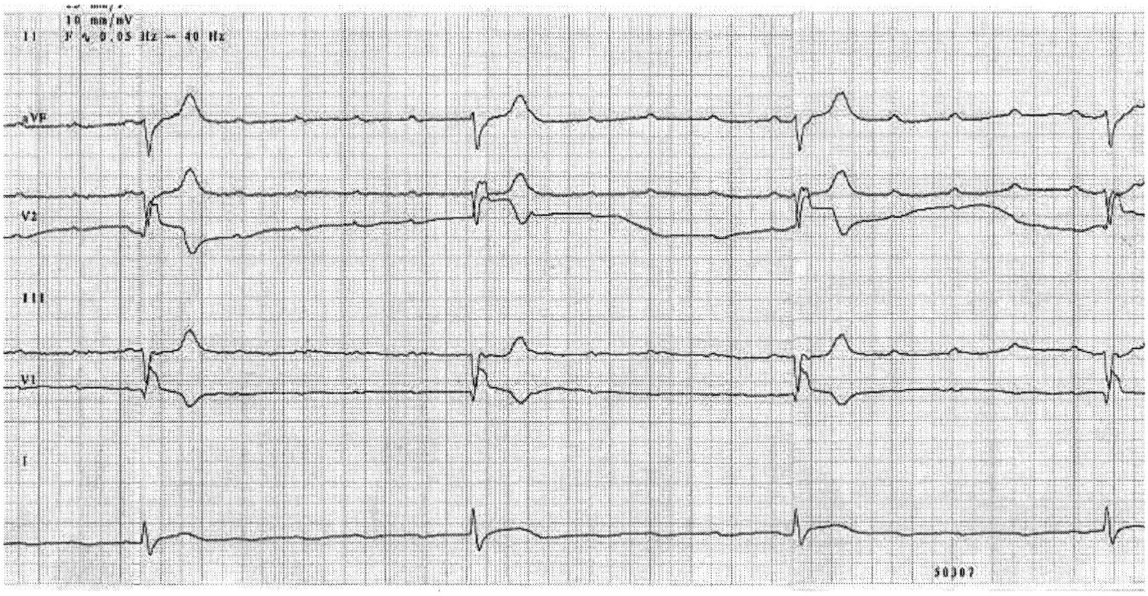

8/ **Interprétez l'ECG. Quel est votre diagnostic ? Quelle est votre interprétation dans ce contexte ?**

9/ **Malgré votre prise en charge, le patient décède. Vous devez remplir son certificat de décès. Comment est composé ce certificat et quelles règles devez-vous respecter pour le remplir ?**

CORRECTION DOSSIER 32

1/ Quelles caractéristiques de cette douleur évoqueraient une origine coronarienne ? **5**

Caractéristiques d'une douleur angineuse typique :

- Localisation : **rétrosternale** 1
- Type : **constrictive** (serrement, écrasement, étau, oppression) 1
- **Irradiation : vers la mâchoire et l'épaule gauche** 1
- Facteur déclenchant : **effort** 1
- Efficacité des traitements : **trinitro-sensible** 1
- Position algique ou antalgique : non (contrairement à la péricardite : douleur accrue à l'inspiration profonde, à la position allongée mais diminuée penché en avant)

2/ Quel test clinique devez vous réaliser ? **5**

Réalisation d'un **test à la trinitrine** 5

3/ Interprétez cet ECG. Quel est votre diagnostic ? Où devez vous adresser le patient et comment ? **15**

Description de l'ECG :

- Régulier, rythme sinusal
- Fréquence cardiaque = 110/min
- Axe normal
- Ondes p normales
- PR < 20 cs
- QRS :
  - Fins
  - Amplitude normale
  - **Ondes Q de nécrose en V1-V2** 2
- ST :
  - Sus-décalage de ST = **onde de Pardee** systématisée en antéro-septo-apical et latéral (V2 à V5, D1 VL) = antérieur étendu, convexe vers le haut englobant l'onde T 2
  - **Image en miroir** = sous décalage de ST dans le territoire inférieur : D2 D3 VF 1
- **Ondes T amples, pointues, symétriques** dans le territoire antéro-septo-apical 1

Diagnostic :

- **Syndrome coronarien aigu** 1
- **Avec sus-décalage de ST** 1
- **Antérieur étendu** 2
- Avec ondes Q de nécrose en V1 V2 = **IDM constitué** 1
- Non compliqué
- Chez un homme ayant plusieurs facteurs de risques cardiovasculaires

Prise en charge du patient : • **Appel du SAMU** • Pour transférer le patient en **salle de coronarographie** pour geste de revascularisation (avant transfert en USIC) • Dans la mesure du possible, débuter un traitement médical par : - Antiagrégants plaquettaires : o Dose de charge d'aspirine : 500 mg IV o Dose de charge de clopidogrel (600 mg per os) ou prasugrel (60 mg per os) - Anti-angineux : o Bêta bloquants o Si contre indication des bêta bloquant : inhibiteur calcique bradycardisant (Diltiazem TILDIEM, Verapamil ISOPTINE) - Anticoagulation efficace - +- Anti-remodelage cardiaque : IEC - +- Hypolipémiants : Statines (Atorvastatine TAHOR 80 mg/j)	 2 2

4/ Quelle est votre prise en charge thérapeutique immédiate ?	**20**
Urgence vitale Transfert immédiat par SMUR en urgence en **salle de coronarographie** puis hospitalisation en USIC (unité de soins intensifs cardiovasculaires)	1
• Mise en condition : - Repos au lit - A jeun - **Scope**/monitorage cardiotensionnel et SpO2 - Défibrillateur à proximité - Pose de voie veineuse périphérique - Oxygénothérapie adaptée pour SpO2 > 95% - Les inhibiteurs calciques sont à conserver si la pression artérielle est satisfaisante	2
• Traitement symptomatique - Antiagrégants plaquettaires : o **Aspirine** 250 mg o Thiénopyridine : **Clopidogrel PLAVIX®** dose de charge 600 mg ou Prasugrel EFIENT® dose de charge 60 mg o Discuter Anti GP2b/3a	 2 2
- **Anticoagulation efficace** : HNF IVSE : bolus 50 à 100 UI/kg puis 500 UI/kg/j adapté au TCA (entre 2 et 3) sous surveillance plaquettaire 2x/semaine	2
- Anti-ischémique : **Beta-Bloquant** cardioselectif (Aténolol TENORMINE®, Bisprolol CARDENSIEL®)	2
- **Antalgiques adaptés** à l'auto-évaluation de la douleur par EVA : **morphiniques** IVD en titration : 1mg renouvelable toutes les 3 à 5 minutes jusqu'à sédation de la douleur, sous surveillance des effets indésirables	2 1
- Débuter précocement les statines à fortes doses (TAHOR® 40 à 80mg/j), les IEC seront débutés dans les jours qui suivent en fonction de la tolérance (pression artérielle, fonction rénale)	

- Traitement étiologique : **Revascularisation en urgence :** 3
  - **Coronarographie** en urgence pour **angioplastie** +- pose de stent 2+1
  - Pontage coronarien si échec ou impossibilité de réaliser l'angioplastie
- Prévention des complications : de décubitus : bas de contention, nursing
- Surveillance clinique et paraclinique de la tolérance et de l'efficacité
  - Clinique :
    - o Efficacité : constantes, douleurs thoraciques, signes d'insuffisance cardiaque, auscultation cardiaque
    - o Tolérance : signes hémorragiques
  - Paraclinique :
    - o Efficacité : ECG, enzymes cardiaques, échographie cardiaque; TCA
    - o Tolérance : plaquettes

5/ Quel bilan paraclinique réaliserez vous dans le même temps ? **15**

En urgence, sans retarder la prise en charge thérapeutique :

- Biologie :
  - **NFS plaquettes**, TP TCA fibrinogène, Groupe rhésus RAI (risque 2
    hémorragique), ionogramme urée **créatininémie** (injection d'iode lors 2
    de la coronarographie)
  - Marqueurs de nécrose myocardique : **troponine**, enzymes cardiaques 2
    (CPK, myoglobine) + **cycle enzymatique**
  - CRP, PCT, bilan hépatique, lipase, D dimères (diagnostic différentiel) 1
  - BNP (pronostic dans l'insuffisance cardiaque)
  - Glycémie, bilan lipidique (facteur de risque cardiovasculaire)

- Imagerie :
  - **Radiographie thoracique** (diagnostic différentiel +++ ; diagnostic positif : normal dans le SCA ; diagnostic de gravité/maladies associées : cardiomégalie, OAP ; ...) 2
  - **Echographie cardiaque transthoracique** : 4
- **ECG 18 dérivations** : apparition d'une onde Q, recherche d'une extension au ventricule droit ou à la paroi postérieure 2
- Coronarographie en urgence à visée diagnostique et thérapeutique (revascularisation par angioplastie +- pose de stent)

6/ Quelles sont les complications de cette pathologie ? **15**

Complications des SCA :

- **Complications mécaniques** : 1
  - Précoces :
    - o Endocarde : **insuffisance mitrale** par rupture de pilier : IDM postérieur (coronaire droite) 2

- o Myocarde :
  - **Insuffisance cardiaque aiguë** (choc cardiogénique, OAP) : IDM antérieur étendu ou IDM inférieur avec extension au VD 2
  - **Rupture septale avec CIV** : IDM antérieur 1
  - **Rupture de la paroi libre** 1
- o Péricarde :
  - Péricardite précoce
  - **Tamponnade** (par rupture de la paroi libre) 1
- Tardives :
  - o Myocarde :
    - **Anévrysme du VG** : IDM antérieur 1
    - **Insuffisance cardiaque** 1
  - o Péricarde : **Péricardite tardive = syndrome de Dressler** 1
- Complications rythmiques :
  - **Troubles du rythme :** 2
    - o Ventriculaire
    - o Supraventriculaire
  - **Troubles de la conduction** : **BAV** 1
    - o SCA inférieur = BAV bénin, transitoire, bien toléré, de mécanisme vagal (atteinte du nœud atrio-ventriculaire : échappement haut situé)
    - o SCA antérieur = BAV mal toléré, de mauvais pronostic (atteinte trifasciculaire : échappement bas situé)
- Complications iatrogènes :
  - **De la coronarographie** : 1
    - o Liées à l'iode :
      - Allergie
      - Insuffisance rénale aigue organique par nécrose tubulaire aigue
      - Dysthyroïdie par surcharge iodée
    - o Liés au passage par voie artérielle :
      - Hémorragiques : Hématome au point de ponction, hémorragie, perforation de l'artère radiale ou fémorale
      - Infection au point de ponction
      - Douleur et malaise vagal
      - Dissection artérielle, perforation artérielle, spasme artériel
      - Rupture de plaque d'athérome : thrombose, embolie périphérique
      - Embols des cristaux de cholestérol
    - o Au niveau cardiaque et coronaire :
      - Spasme coronaire
      - Dissection coronarienne, thrombose
      - Perforation vasculaire : péricardite, tamponnade
  - Du stent
  - Des anticoagulants/antiagrégants plaquettaires
  - De decubitus
- Récidive
- Décès

7/ Quel sera votre traitement au long cours si le patient évolue favorablement ?	10
Transfert en centre de réadaptation cardiaque puis traitement ambulatoire au long cours : • Traitement médical - **Beta-Bloquant** (Atenolol TENORMINE) - **IEC** (Ramipril TRIATEC) - **Statines** (Atorvastatine TAHOR) - **Aspirine** (à vie) + **Clopidogrel** ou Prasugrel (pendant au moins 9 mois après un SCA ; 12 mois si stent actif) - **Dérivés nitrés** en spray si douleur angineuse (Trinitrine NATISPRAY)	1 1 1 1+1 1
• Correction des facteurs de risque cardiovasculaire : - **Règles hygiéno-diététique** : o Alimentation modérément hypocalorique, pauvre en sel, pauvre en sucres rapides et en lipides saturés o Réduction pondérale o Activité physique adaptée au moins 3x30min/semaine o **Sevrage tabagique + aide au sevrage** - Prise en charge de son HTA, de son diabète, d'une éventuelle dyslipidémie	1 1
• **Rééducation/réadaptation cardiaque à l'effort aérobie** en centre spécialisé	1
• Mesures associées : - **ALD, prise en charge à 100%** - Education du patient : conduite à tenir si récidive douloureuse	1
• Surveillance régulière par le généraliste et le cardiologue avec Test d'ischémie, Echographie cardiaque, ECG	

8/ Interprétez l'ECG. Quel est votre diagnostic ? Quelle est votre interprétation dans ce contexte ?	10
Description : • **Bradycardie régulière** à environ 18/min • Non sinusale	2
• **Dissociation atrioventriculaire** complète : ondes P à une fréquence de 100/min, complexes QRS à une fréquence d'un peu moins de 20/min	2
Diagnostic : **Bloc atrioventriculaire complet** (3ème degré)	2
Interprétation : Trouble de la conduction **secondaire à l'infarctus du myocarde** dans le territoire antérieur.	2
Les blocs atrioventriculaires faisant suite aux SCA antérieurs sont mal tolérés car d'échappement bas situé (lésions trifasciculaires), ne récupèrent pas et sont de très **mauvais pronostic.**	2

9/ Malgré votre prise en charge, le patient décède. Vous devez remplir son certificat de décès. Comment est composé ce certificat et quelles règles devez-vous respecter pour le remplir ?	**5**

Etabli par un **médecin thésé** — 1

Comprend 2 parties :

- **Partie nominative** : non confidentielle, en 3 exemplaires, adressée à l'officier d'état civil (délivrera le permis d'inhumer) : — 1
  - **Informations administratives** — 1
    - Etat civil du défunt (nom, prénom, âge, domicile)
    - Commune de décès
    - Date, heure du décès
  - Caractère réel et constant de la **mort**
  - Différentes rubriques pouvant modifier la décision d'inhumer (permettant à l'officier d'état civil d'autoriser ou de refuser certaines opérations funéraires) :
    - Obstacle médico-légal à la mise en bière immédiate
    - Prélèvement en vue de rechercher la cause du décès
    - Obligation de mise en bière immédiate
      - dans un cercueil hermétique
      - dans un cercueil simple
    - Obstacle au don du corps
    - Présence de prothèse fonctionnant au moyen d'une pile (pacemaker)

  Date, lieu, signature et cachet du médecin
- **Partie anonyme**, confidentielle, en un seul exemplaire, adressée à l'INSEE (à visées statistiques) : — 1
  - Date et commune du décès
  - Date de naissance, sexe — 1
  - **Cause du décès :**
    - La ou les causes du décès (classement par ordre de causalité),
    - Facteurs morbides ayant participé au décès
  - Informations complémentaires :
    - Au décès pendant une grossesse ou un an après
    - Précision sur le lieu de l'accident.

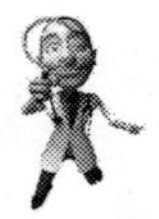

ITEMS ABORDÉS

Item n°128 : Athérome : épidémiologie et physiopatho logie. Le malade poly-athéromateux
Item n°129 : Facteurs de risque cardio-vasculaire e t prévention
Item n°130 : Hypertension artérielle de l'adulte
Item n°132 : Angine de poitrine et infarctus myocard ique
Item n°197 : Douleur thoracique aiguë et chronique
Item n°8 : Certificats médicaux. Décès et législati on. Prélèvements d'organes et législation

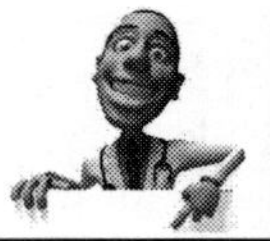

ON REFAIT LE DOSSIER

MESSAGES GENERAUX:

- Douleur thoracique : toujours réaliser un test à la trinitrine
- SCA ST+ : urgence diagnostique et thérapeutique, transfert immédiat direct en salle de coronarographie

QUESTIONS PAS A PAS :

QUESTIONS	COMMENTAIRES
3	<u>ECG de SCA :</u> • Toujours rechercher une complication : trouble de la conduction +++ : (IDM antérieur peut faire BAV, BBG, BBD, HBAG, HBPG ; IDM inférieur peut faire BAV ou HBPG) - BAV - BBG - BBD - HBAG (Q1S3, axe gauche, QRS entre 8 et 12 cs) - HBPG (S1Q3, axe droit, QRS entre 8 et 12 cs) • BBG + SCA = ininterprétable (onde Q retardée car BBG donc perdue dans le QRS, les décalages de ST et les anomalies de T peuvent être des troubles de repolarisation dus au BBG) : faire le diagnostic de SCA sur la clinique, les enzymes cardiaques, l'échographie • Tout BBG d'apparition récente est un SCA jusqu'à preuve du contraire • Un sus décalage de ST est significatif (pour un SCA ST+) s'il est : - Horizontal ou descendant - > 2mm en précordial (V1 à V6) ou > 1 mm dans les dérivations des membres (D1VL D2D3VF) - Sur au moins 2 dérivations contiguës • Evolution d'un ECG de SCA ST+ : - Si revascularisation précoce : normalisation des troubles de la repolarisation (décalage de ST, onde T) - En l'absence de revascularisation : les ondes T (apparues précocement vers 30 min après la douleur) se négatives vers J2 et se normalisent en quelques semaines, le décalage de ST

	(apparu cers 1h après le début de la douleur) met plusieurs jours à se normaliser - Les ondes Q (pouvant apparaître à partir de 4h après le début des douleurs) restent définitivement à l'ECG • Séquelles ECG d'un infarctus : - Ondes Q - Rabotage des ondes R systématisé au territoire infarci - Déviation axiale du coté opposé à l'infarctus
4	<u>Indications de la fibrinolyse dans le SCA ST+ :</u> • SCA ST+ avec douleur thoracique depuis < 12h, si le délai entre le début possible de la fibrinolyse et le début d'une coronarographie potentielle (délai « premier ECG qualifiant » - désobstruction en salle de coronarographie) est : • de plus de 90 min si la douleur dure depuis moins de 2h • ou de plus de 2 heures si la douleur dure depuis plus de 2 heures • en l'absence de contre indications
5	<u>Intérêt de l'échographie cardiaque dans les SCA :</u> • Diagnostic positif : troubles de la cinétique segmentaire • Retentissement : évaluation de la fonction systolique globale (FeVG) et des pressions de remplissage • Recherche de complications : complications mécaniques (rupture de pilier, insuffisance mitrale ischémique, rupture de paroi libre, rupture cardiaque, CIV, CIA, tamponnade) ; thrombus intracardiaque • Diagnostic différentiel : péricardite, dissection aortique, embolie pulmonaire • Recherche de pathologies associées
8	Au contraire, dans un SCA du territoire inférieur, le bloc atrio ventriculaire est en général bien toléré car l'échappement est haut situé (atteinte du noeud atrioventriculaire). Ce bloc est de mécanisme vagal, il est transitoire et habituellement récupère spontanément sans séquelle.

De garde aux urgences, vous recevez en consultation une patiente de 35 ans pour douleur thoracique et dyspnée.

Elle a pour antécédents familiaux un infarctus chez son père et une phlébite chez la mère. Elle n'a pas d'antécédent particulier, prend la pilule, n'a pas voyagé récemment.

Les douleurs ont débutés brutalement dans l'après midi. Elle a décidé de venir consulter aux urgences.

Un ECG est réalisé :

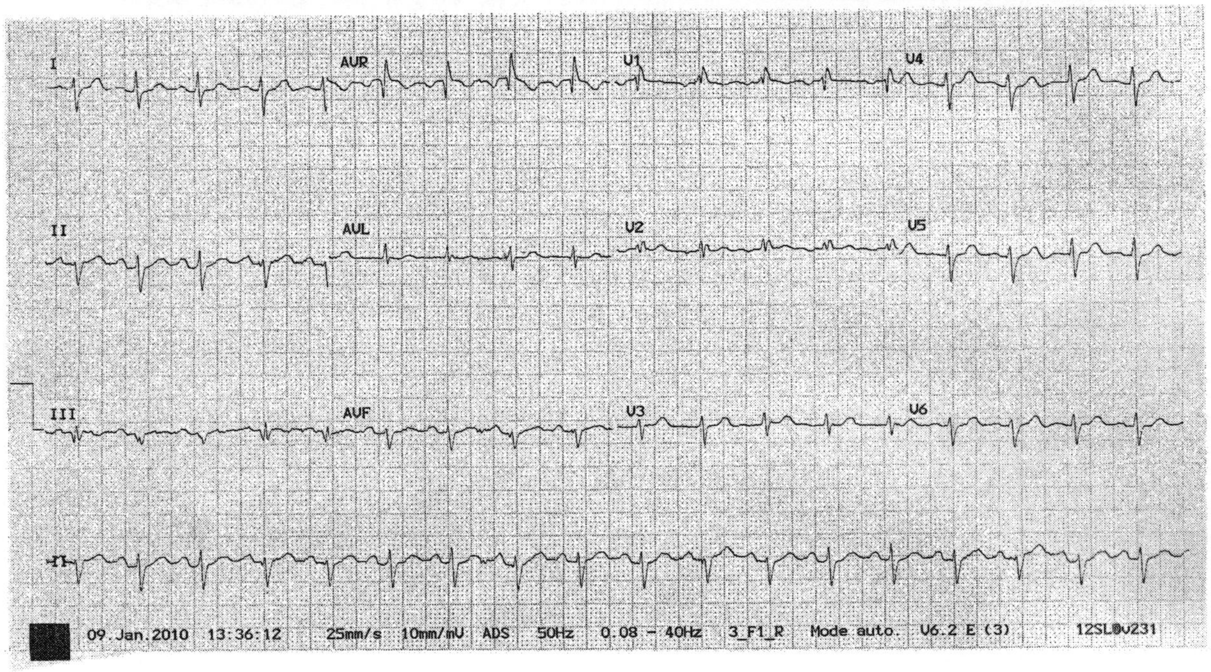

1/ Interprétez l'ECG. Quel diagnostic suspectez-vous ?

2/ Quels signes de gravité recherchez-vous à l'examen clinique ?

Votre examen ne retrouve aucun signe de gravité

3/ Quels examens paracliniques réalisez-vous pour affirmer votre diagnostic ? Que recherchez-vous ?

4/ Quels examens paracliniques peuvent vous permettre d'évaluer la gravité de cette pathologie ?

Votre diagnostic est confirmé.

La troponine et le BNP sont élevés. L'échographie cardiaque retrouve des cavités droites dilatées.

5/ Quelle est votre prise en charge thérapeutique ?

6/ Quels conseils donnez-vous quant à l'utilisation de certains médicaments ?

2 mois plus tard, à l'occasion d'une infection urinaire traitée par Ciprofloxacine et Ibuprofène en automédication, la patiente présente une violente douleur abdominale. Un scanner est réalisé et montre les images suivantes.

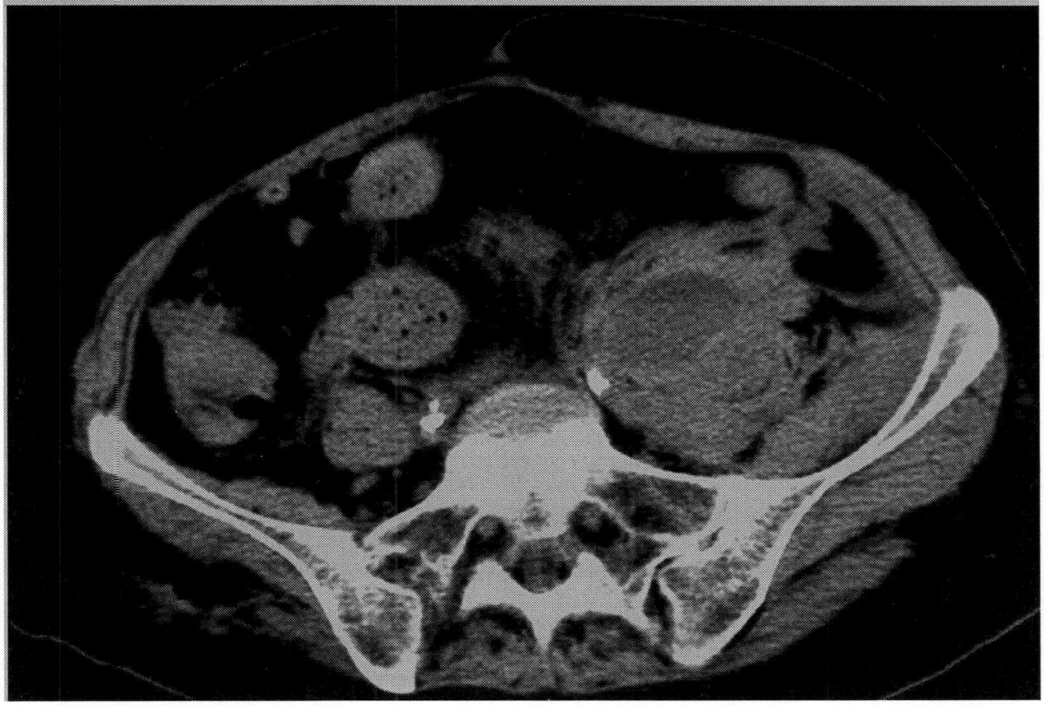

7/ Interprétez le scanner. Quel diagnostic suspectez-vous ?

8/ Quelle est votre prise en charge ?

CORRECTION DOSSIER 33

1/ Interprétez l'ECG. Quel diagnostic suspectez-vous ?	10
Description :	
• Rythme régulier, sinusal	
• **Tachycardie** à environ 120/min	2
• **Axe droit**	2
• Ondes P normales, espace PR entre 0,12 et 0,20 s	
• QRS :	
- Modérément élargi < 0,12 s avec aspect **de bloc de branche droit incomplet**	2
- **Aspect S1Q3**	2
• ST non décalé	
• Ondes T négative en V1	
• QT normal	
Interprétation : aspect compatible avec une **embolie pulmonaire**	2

2/ Quels signes de gravité recherchez-vous à l'examen clinique ?	10
Embolies pulmonaires graves = signes de choc par insuffisance cardiaque droite aiguë :	
• Hypotension artérielle, **choc cardiogénique**	2
• Malaise, **syncope**	2
• **Signes droits** : turgescence jugulaire, reflux hépato-jugulaire, hépatomégalie molle douloureuse, Œdème des membres inférieurs, poul paradoxal de Kussmaul, signe de Harzer	2
• Auscultation cardiaque : **éclat de B2 (HTAP)**, souffle d'insuffisance tricuspide, galop	2
• **Détresse respiratoire aigue**	2

3/ Quels examens paracliniques réalisez-vous pour affirmer votre diagnostic ? Que recherchez-vous ?	15
• **Gazométrie artérielle**	2
- Hypoxémie	
- Hypocapnie (si hypercapnie : épuisement ventilatoire = signe de gravité)	
- **Effet shunt**	1
- Alcalose ventilatoire	
• **Radiographie thoracique de face** :	2
- Signes peu spécifiques	
- **Souvent normale** (> 20% des cas) surtout si embolie distale	1
- Signes cardiovasculaires :	

- o Élargissement de l'artère pulmonaire
  - o Dilatation du ventricule droit
- Signes pulmonaires :
  - o Hyperclarté parenchymateuse pulmonaire, absence d'image de vascularisation
  - o Ascension d'une coupole diaphragmatique
  - o Atélectasie en bande
  - o Epanchement pleural de faible abondance
  - o Infarctus pulmonaire (opacité triangulaire à base périphérique)

• **Angioscanner thoracique spiralé** : 3
- Meilleur examen disponible actuellement
- Spécifique
- Sensible pour les embolies distales
- Sans injection : thrombus frais = hyperdensité spontanée au sein de la lumière vasculaire
- Avec injection : Visualisation du thrombus = image arrondie hypodense moulée par le produit de contraste au sein de la lumière vasculaire

• **Scintigraphie ventilation-perfusion** : 2
- Sensible, peu spécifique
- Visualise un mismatch entre cliché de ventilation (territoire ventilé) et cliché de perfusion (territoire non perfusé)

• **Echodoppler veineux des membres inférieurs** : 2
- Recherche une **thrombose veineuse profonde** au niveau des membres inférieurs : 1
  - o Image hypoéchogène dans la lumière vasculaire
  - o Incompressibilité
  - o Dilatation en amont
  - o Accélération du flux au doppler
  - o Pas de variation avec les manœuvres de chasse
- La présence d'une thrombose veineuse profonde dans un contexte clinique de suspicion d'embolie pulmonaire affirme le diagnostic d'embolie pulmonaire
- On retrouve une TVP dans 70% des cas d'EP, ce qui fait de cet examen un examen rapide, peu invasif, peu coûteux et avec une bonne rentabilité diagnostique

• **Echographie cardiaque trans thoracique :** 1
- Intérêt dans les embolies pulmonaires graves
- Visualise :
  - o Signe direct : un thrombus proximal dans l'artère pulmonaire
  - o Signes de cœur pulmonaire aigu : dilatation du ventricule droit, septum paradoxal, HTAP, insuffisance tricuspidienne fonctionnelle, compression du ventricule gauche
  - o Retentissement sur la fonction cardiaque globale : FEVG, insuffisance cardiaque

4/ Quels examens paracliniques peuvent vous permettre d'évaluer la gravité de cette pathologie ?	**10**
• **Troponine**	2
• **BNP**	2
• **Échographie cardiaque :** - Septum paradoxal - Dilatation du VD : diamètre VD / diamètre VG > 0,9 - Hypokinésie de la paroi libre du VD (malgré préservation de la fonction contractile atriale) - Dilatation de l'artère pulmonaire - Élévation des pressions systoliques du VD (HTAP)	3
• **Angioscanner thoracique spiralé :** - Topographie de l'obstruction et caractère massif : obstruction de plus de 50% du lit vasculaire, obstruction de 2 artères lobaires ou plus - Signes de dysfonction VD : dilatation du VD (dans l'axe sagittal) : VD / VG > 0,9 associés à un OR de décès de 5	3

5/ Quelle est votre prise en charge thérapeutique ?	**25**
Traitement : EP de gravité intermédiaire	
• Hospitalisation en urgence en soins intensifs ou à proximité de soins intensifs	
• Mise en condition : - Repos au lit	
- **Scope**	2
- **Oxygénothérapie pour SpO2 > 92%**	2
- Pose de 2 VVP de bon calibre	
• Discuter **fibrinolyse** (selon rapport bénéfice/risque)	6
• **Anticoagulation efficace** : - Héparines : o Bilan pré-thérapeutique : plaquettes, TP TCA, créatininémie o HNF :	4
▪ **bolus 50 à 100 UI/kg puis 500 UI/kg/j IVSE**	1
▪ Surveillance TCA (objectif 2 à 3) à 4-6 h si IV (4h après 2ème injection si SC) puis quotidiennement ▪ Surveillance du TCA impossible (exemple : SAPL avec TCA spontanément long) : surveiller l'héparinémie (objectifs : 0,3 à 0,6 UI) ▪ Surveillance plaquettaire 2x/semaines o HBPM : ▪ Tinzaparine INNOHEP 175 UI/kg/j en 1 injection SC ▪ Surveillance plaquettaire 2x/semaine ▪ Si âge extrême, poids extrême ou fonction rénale limite : surveillance activité anti-Xa (objectifs : 0,5 à 1 UI) 4h après la 3ème injection	

- **Relais Anti-vitamines K** : — 1
    - o Dès J1
    - o Au moins **5 jours de chevauchement** — 1
    - o Débuter à 1 cp/j
    - o Surveillance de l'INR : objectif 2 à 3
    - o **Arrêt des Héparines après 2 INR successifs dans la zone thérapeutique** à au moins 24h d'intervalle — 1
    - o Durée : 6 mois minimum, à vie (prolongé, toujours à réévaluer selon bénéfice-risque) si cause irréversible ou si récidive

- Mesures associées :
    - Repos au lit strict jusqu'à anticoagulation efficace — 2
    - **Bas de contention élastique**
    - Antalgiques adaptés à l'autoévaluation de la douleur par EVA
- A distance :
    - Éducation aux AVK
    - Réaliser un **bilan de thrombophilie** si : thromboses récidivantes, thromboses familiales, age jeune, thrombose inexpliquée, thrombose à un site peu fréquent (membres supérieur) — 1
    - **Contre-indication à la pilule oestroprogestative**, nécessité de changement de moyen de contraception — 2
    - Sevrage tabagique
- Surveillance clinique et paraclinique de la tolérance et de l'efficacité du traitement :
    - Pendant l'hospitalisation :
        - o Clinique :
            - ▪ Efficacité : constantes, conscience, douleurs thoraciques, signes de détresse respiratoire, signes de phlébite
            - ▪ Tolérance : signes hémorragiques
        - o Paraclinique :
            - ▪ Efficacité : gazométrie artérielle
            - ▪ Tolérance : **TCA**, INR, **plaquettes** — 1+1
    - A distance : surveiller l'apparition d'un cœur pulmonaire chronique par échographie cardiaque

6/ Quels conseils donnez-vous quant à l'utilisation de certains médicaments ? — **10**

- Education du patient : information orale et écrite
- Nécessité **d'observance** du traitement : prise quotidienne à horaire fixe (le soir) — 1
- Règles hygiéno-Diététiques :
    - **Pas d'automédication**, prévenir son médecin/dentiste/IDE que l'on est sous AVK (lettre au médecin traitant) — 1
    - Liste de médicaments interagissant avec les AVK
    - **Contre-indication des sports violents** — 1
    - **Contre-indication des injections intramusculaires** et autres gestes chirurgicaux sans arrêt préalable avec relai héparine — 1
    - Alimentation normale, habituelle : **ne pas modifier son alimentation** (éviter excès brutal d'aliments riches en vitamine K : chou, épinards, navets, brocolis, avocats…) — 1

- CAT en Urgence :
    - Expliquer les signes d'alerte devant amener à **consulter en urgence** : épistaxis, gingivorragies, hématurie, ecchymoses, rectorragies ou melena 1
    - CAT en cas d'oubli (ne pas doubler la dose le lendemain !), de surdosage, de sous dosage 1
- Carte et carnet : 1
    - **Carte** patient sous AVK
    - **Carnet de suivi de l'INR** 1
- A vie (dans certains cas) : Observance +++ 1
- **Nécessité de programmer une éventuelle grossesse**
- Surveillance régulière de l'INR : objectif : **INR entre 2 et 3**

7/ Interprétez le scanner. Quel diagnostic suspectez-vous ?	**8**
Scanner : **hyperdensité spontanée** au niveau du muscle psoas gauche	2
Diagnostic :	
• **Hématome du psoas gauche**	2
• Iatrogène dans le cadre d'un **surdosage aux AVK**	2
• **Favorisé par la prise d'AINS**	2

8/ Quelle est votre prise en charge ?	**12**
Hémorragie grave par surdosage aux AVK :	
• Hospitalisation en urgence	
• Mise en condition :	
- Repos au lit	
- Scope	
- 2 VVP	
- Oxygénothérapie si besoin	
• Bilan préthérapeutique ne devant pas retarder la prise en charge thérapeutique : NFS, INR	
• Prise en charge de l'hémorragie : selon tolérance clinique	
- **Remplissage vasculaire** par cristalloïdes ou colloïdes	2
- Transfusion de culots de globules rouges isogroupe isorhésus	
• Prise en charge du surdosage aux AVK :	
- **Arrêt immédiat des AVK**	2
- **Vitamine K per os ou IVL 10mg**	2
- **PPSB** 25 UI/kg IVSE ou en bolus	2
• Prise en charge de l'hématome du psoas : discussion d'un geste hémostatique chirurgical ou endovasculaire	
• Traitement symptomatique : antalgiques	

• Mesures associées : - Rediscuter de l'intérêt du traitement par AVK - **Reprendre l'éducation** de la patiente - **Déclaration en pharmacovigilance** d'un effet indésirable médicamenteux grave • Surveillance clinique et paraclinique de la tolérance et de l'efficacité du traitement : - Clinique : constantes, douleurs - Paraclinique : INR, NFS	 2 2

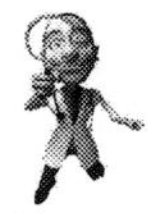

ITEMS ABORDÉS

Item n°135 : Thrombose veineuse profonde et embolie pulmonaire
Item n°174 : Prescription et surveillance des anti-inflammatoires stéroïdiens et non stéroïdiens
Item n°175 : Prescription et surveillance d'un traitement anti-thrombotique
Item n°181 : Iatrogénie
Item n°200 : Etat de choc
Item n°195 : Douleurs abdominales et lombaires aiguës chez l'enfant et chez l'adulte
Item n°250 : Insuffisance cardiaque de l'adulte

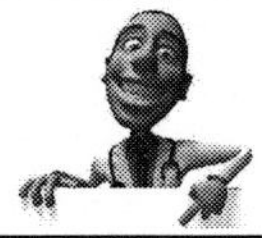

ON REFAIT LE DOSSIER

MESSAGES GENERAUX:

- Toute suspicion d'embolie pulmonaire doit être immédiatement anticoagulée (avant même d'affirmer le diagnostic de certitude)
- Nécessité d'évaluer la gravité de l'embolie pulmonaire pour adapter la stratégie diagnostique et thérapeutique
- Embolie pulmonaire : contre indication aux oestroprogestatifs

QUESTIONS PAS A PAS :

QUESTIONS	COMMENTAIRES
1	<u>ECG dans l'embolie pulmonaire :</u> • Parfois normal • Tachycardie • Signes de surcharge du ventricule droit : - Aspect S1Q3 - Bloc de branche droit - Axe droit - Onde T négative en V1-V2-V3 D3 - Sous décalage de ST en D2

2	<u>Causes d'insuffisance cardiaque droite aigue</u> • Embolie pulmonaire grave • Infarctus du ventricule droit • Tamponnade péricardique • Pneumothorax compressif • Asthme aigu grave
3	<u>D-Dimères :</u> Examen sensible et peu spécifique Seuil de 500 microgrammes/L Forte VPN si faible probabilité clinique d'embolie pulmonaire Aucun intérêt si moyenne ou forte probabilité (cas de cette patiente) : la négativité ne permet pas d'éliminer le diagnostic <u>Stratification du niveau de risque d'une embolie pulmonaire :</u> • EP à haut risque de mortalité (> 15% de mortalité précoce ; 65% si ACR) : « gravité clinique » : choc ou hypotension • EP à risque « intermédiaire » de mortalité (3 à 15% de mortalité précoce): « gravité paraclinique » : dysfonction VD ou souffrance myocardique • EP à faible risque (< 1% de mortalité précoce mais mortalité non négligeable à 1 an): aucun critère de gravité <u>Stratégie diagnostique : EP non grave</u> • Evaluer la probabilité clinique d'embolie pulmonaire à l'aide d'un score validé : score de Wells, score de Genève • Si faible probabilité : D-dimères • Echodoppler veineux des membres inférieurs • Angioscanner thoracique spiralé/hélicoïdal (ou scintigraphie ventilation-perfusion) <u>Stratégie diagnostique et thérapeutique : EP grave</u> Diagnostic : échographie cardiaque trans-thoracique Thérapeutique : • Fibrinolyse • En cas de contre-indication à la fibrinolyse : thrombectomie chirurgicale
4	<u>Indications du bilan de thrombophilie :</u> • Thromboses récidivantes • Thromboses familiales • Age jeune • Thrombose inexpliquée • Thrombose à un site peu fréquent (membres supérieurs, Budd Chiari, ...) <u>Bilan de thrombophilie :</u> • Recherche de thrombophilie constitutionnelle :

	- Mutation Leiden du facteur 5 = résistance à la protéine C activée ➔ diagnostic génétique = consentement éclairé par écrit - Mutation (G20210A) du gène de la prothrombine/facteur2 ➔ diagnostic génétique = consentement éclairé par écrit - Déficit en protéine S➔ hors AVK, hors contraception oestroprogestative, hors grossesse (diminution de la protéine S) - Déficit en protéine C ➔ hors AVK (diminution de la protéine C) - Déficit en antithrombine 3 ➔ hors héparinothérapie (diminution de l'antithrombine 3) - Mutation des facteurs 8, 9, 10 - Hyperhomocystéinémie • Recherche de thrombophilie acquise : - Syndrome des antiphospholipides : o Recherche d'anticoagulant circulant (TCA) o Anticorps anticardiolipines et anti Beta2GP1 - Si patient âgé : chercher un cancer
5	<u>Surveillance de l'INR :</u> • Premier INR réalisé après la 2ème prise pour dépister une hypersensiblité aux AVK, • Puis second INR vers J3 ou J4 : objectif entre 2 et 3 si Acénocoumarol SINTROM car demie vie courte ; objectif entre 1,5 et 2 si Warfarine COUMADINE ou Fluindione PREVISCAN car demie vie longue donc l'état d'équilibre n'est pas encore obtenu (équilibre en environ 6 jours) <u>Durée de l'anticoagulation :</u> A toujours évaluer selon le rapport bénéfice risque : • Durée de 3 mois pour une thrombose sous poplitée • Durée de 6 mois pour une thrombose proximale ou une EP • Au moins 6 mois si pas de facteur étiologique transitoire retrouvé (ex : chirurgie, alitement, ...) • Prolongé (à vie rediscuté selon bénéfice-risque) si récidive ou facteur de risque persistant

Médecin généraliste en campagne, vous suivez en consultation depuis quelques années Mlle B, patiente de 41 ans, célibataire sans enfant.

Elle pèse 109 kg pour 1m67. Le tour de taille est à 106 cm, le tour de hanche est à 95 cm. Elle est tabagique à 11 paquets années. Sa pression artérielle est à 142/91 mmHg (la consultation précédente retrouvait une pression artérielle à 147/82 mmhg), sa fréquence respiratoire à 11/min.

1/ Comment caractérisez-vous le poids de cet patiente ?

2/ Quelles sont les complications de l'obésité ?

Vous apprenez que le père de la patiente a fait un accident vasculaire cérébral à l'âge de 42 ans.

La glycémie à jeun est à 1,07 g/L.

Le bilan lipidique retrouve un taux de LDSL à 1,95 g/L et des HDL à 0,42 g/L.

3/ Donnez la liste des facteurs de cardiovasculaires à rechercher. Quels sont ceux que présente la patiente ? Quel est son objectif thérapeutique en terme de niveau de LDL ?

La patiente se plaint de céphalées matinales, d'une asthénie diurne (elle s'est endormie 2 fois au volant le mois dernier et a eu deux accidents de voiture, heureusement sans gravité) et elle doit se réveiller plusieurs fois par nuit pour uriner.

4/ Quel diagnostic suspectez-vous ? Comment le diagnostiquer ? Quel traitement préconisez-vous ?

Vous la revoyez en consultation quelques mois plus tard. Elle vous révèle souffrir depuis plus de 6 mois de douleurs thoraciques rétrosternales, constrictives, irradiant vers la mâchoire et le bras gauche, les douleurs surviennent à l'effort, lorsqu'elle monte les 3 étages menant à son appartement. Elle ne s'est pas inquiétée jusque là car les douleurs cèdent après quelques minutes de repos, mais elle s'est décidée à vous en parler...

5/ Quel diagnostic suspectez-vous ?

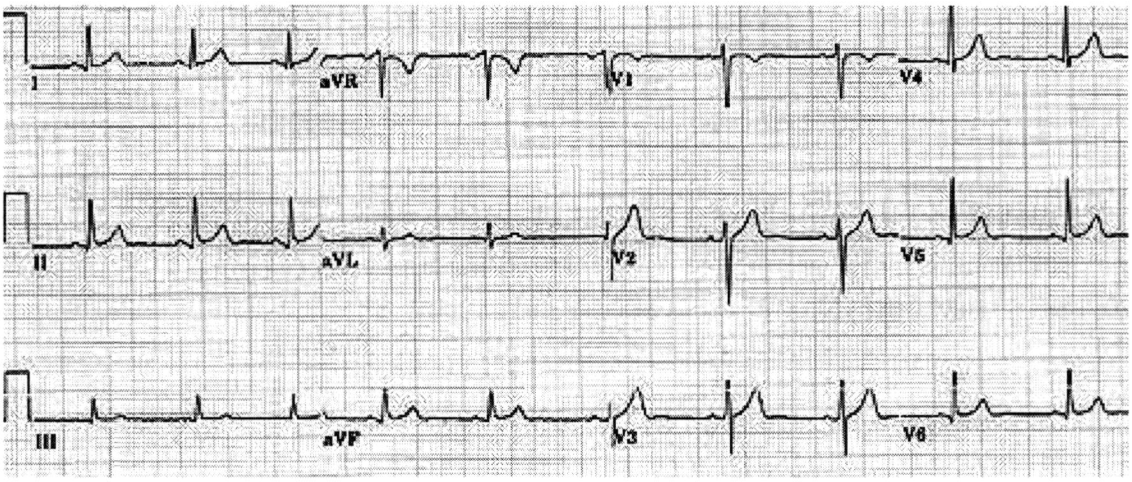

6/ Interprétez l'ECG de la patiente.

7/ Quel bilan paraclinique proposez-vous ?

8/ Ce bilan confirme votre diagnostic : Quelle prise en charge réalisez-vous ?

La patiente ne vient pas à ses rendez vous et n'est jamais traitée...
Vous la revoyez quelques années plus tard. Les mêmes douleurs l'ont reprise, d'abord pendant la nuit, alors qu'elle dormait. Elle a été réveillée, les douleurs ont mis plus d'une heure à céder. Puis les douleurs sont revenues ce matin, au repos, il y a deux heures, et elles persistent toujours.

L'ECG est le suivant :

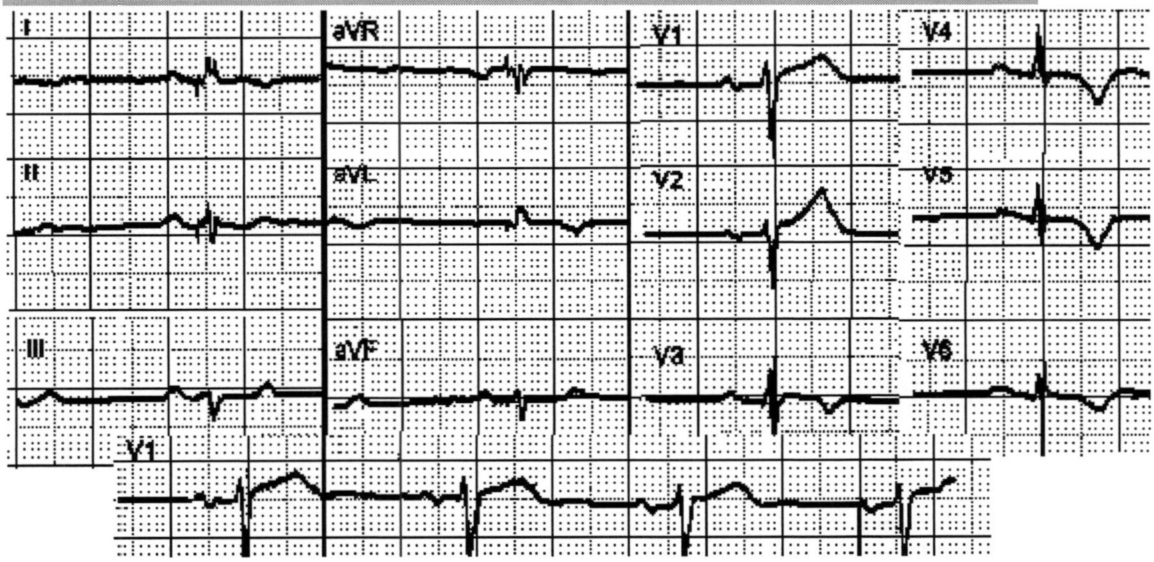

9/ Interprétez l'ECG

CORRECTION DOSSIER 34

1/ Comment caractérisez-vous le poids de cet patiente ?	6
• **Obésité** (car IMC > 30)	2
• De **grade 2** (car IMC entre 35 et 40)	2
• De type **androïde** (car tour de taille > 88 cm et rapport tour de taille sur tour de hanche > 80%)	2

2/ Quelles sont les complications de l'obésité ?	14
Complications :	
• Cardiovasculaires :	
- **Athérome** : angor, syndrome coronariens aigus, artérite des membres inférieurs, accidents vasculaires cérébraux	1
- **Hypertension artérielle** : cardiopathie hypertensive et insuffisance cardiaque, néphroangiosclérose, rétinopathie hypertensive, accidents vasculaires cérébraux hémorragiques	1
- **Insuffisance cardiaque**	1
- Insuffisance veineuse, thrombophlébite, ulcère veineux	
• Métaboliques :	
- Intolérance au glucose, **diabète**	1
- **Dyslipidémie**	1
- Hyperuricémie et **goutte**	1
• Respiratoires :	
- **Syndrome restrictif** et insuffisance respiratoire	1
- **Syndrome d'apnées du sommeil** avec risque de mort subite	1
• Ostéo-articulaires :	
- **Arthrose** : gonarthrose, coxarthrose, arthrose vertébrale	1
- **Goutte**	1
- Ostéonécrose aseptique de la tête fémorale	
• Cutanées : **Vergetures**	1
• Hépatiques : **stéatose hépatique non alcoolique (NASH), cirrhose**	1
• **Infectieuses** : mycoses, érysipèle	1
• De la grossesse	
• Psychologiques : **dépression**	1
• Sociales : exclusion socio-professionnelle	

3/ Donnez la liste des facteurs de cardiovasculaires à rechercher. Quels sont ceux que présente la patiente ? Quel est son objectif thérapeutique en terme de niveau de LDL ?	15

Liste des facteurs de risque cardiovasculaires :

Facteurs de risque entrant dans le calcul du risque cardiovasculaire global

Non modifiables :

- **Age** > 50 ans chez l'homme ou > 60 ans chez la femme — 1
- **Antécédents familiaux** au premier degré d'infarctus ou mort subite avant 55 ans chez un homme, avant 65 ans chez une femme ; ou d'AVC avant 45 ans — 1

Modifiables :

- **Tabagisme** actuel ou sevré depuis moins de 3 ans — 1
- **Diabète** traité ou non — 1
- **HTA** traitée ou non — 1
- **Dyslipidémie** : LDL > 1,6 g/L ou HDL < 0,4 g/L — 1
  Sachant qu'un HDL > 0,6 g/L retire un facteur de risque

Autres facteurs de risque à prendre en compte, n'entrant pas dans le calcul du risque cardiovasculaire global :

- **Obésité** : IMC > 30, surtout si obésité androïde — 1
- **Sédentarité** : activité physique < 30x/30 minutes par semaine — 1
- **Consommation éthylique** > 3 verres/j chez l'homme et > 2 verres/j chez la femme — 1

Facteurs de risque présentés par la patiente :

- **Antécédents familiaux** — 1
- **Tabagisme actif** — 1
- **HTA légère** non traitée — 1
- **Dyslipidémie** : LDL > 1,6 g/L — 1
- Obésité (ne rentre pas en compte dans le calcul du risque cardiovasculaire global)
- Sédentarité probable

Objectif thérapeutique en terme de LDL : la patiente présente plus de 3 facteurs de risque cardiovasculaires mais est en prévention primaire : son objectif de LDL est donc de **1,3 g/L** — 2

4/ Quel diagnostic suspectez-vous ? Comment le diagnostiquer ? Quel traitement préconisez-vous ?	6

- **Syndrome d'apnées obstructives du sommeil** — 2
- Diagnostic : **Polysomnographie** + saturométrie nocturne : index d'apnées/hypopnées > 10/h — 2
- **Traitement : ventilation nocturne à pression positive continue (CPAP)** — 2

5/ Quel diagnostic suspectez-vous ? — **4**

Diagnostic :

- **Angor d'effort stable** — 4
- D'origine athéromateuse

6/ Interprétez l'ECG de la patiente. — **5**

Description :

- Rythme régulier, sinusal, fréquence cardiaque environ 75/min
- Axe normal
- Ondes P normales
- Espace PR entre 12 et 20 cs
- QRS fins, sans onde Q, sans hypertrophie ventriculaire
- ST non décalé, T normales

Interprétation : **ECG normal** — 5

7/ Quel bilan paraclinique proposez-vous ? — **20**

Bilan de l'angor

- Biologie :
  - Bilan des facteurs de risque cardiovasculaires :
    - *Glycémie à jeun, HBA1c si diabète (déjà réalisé)*
    - *Bilan lipidique : CT, HDL, TG, LDL calculé (déjà réalisé)*
  - Recherche de facteurs associés ou aggravants :
    - NFS : anémie favorisant l'angor ?
    - Gazométrie artérielle si suspicion d'hypoxie — 2
- Imagerie :
  - **Radiographie thoracique** : cardiomégalie ? diagnostic différentiel de la douleur thoracique ? — 5
  - **Echographie cardiaque** transthoracique — 6
- ECG (déjà réalisé dans l'énoncé)
- **Test d'ischémie** : au choix selon possibilités de la patiente et disponibilité des examens:
  - ECG d'effort
  - Echographie d'effort
  - Echographie à la dobutamine
  - Scintigraphie d'effort
  - Scintigraphie à la persantine
- Si ce bilan confirme la suspicion diagnostique, indication à une **coronarographie** — 2

Bilan des pathologies associées :

- Bilan d'HTA :
  - **Kaliémie** — 1
  - **Créatininémie** avec calcul du DFG — 1
  - **BU** (protéinurie, hématurie) — 1
  - *Glycémie et bilan lipidique, ECG déjà réalisés*
- Recherche de BPCO : **EFR** — 2

8/ Ce bilan confirme votre diagnostic : Quelle prise en charge réalisez-vous ? **20**

Traitement ambulatoire ou avec hospitalisation courte

- Revascularisation : réalisation d'une **coronarographie** à visée diagnostique et thérapeutique, en fonction des lésions retrouvées discussion entre : 3
- **Angioplastie** +- pose de stent au cours de la coronarographie 1
- Intervention chirurgicale : **pontage** aorto coronarien 1
- Abstention et traitement médical seul

Traitement médicamenteux :

- Des crises : **dérivés nitrés** en spray sub lingual (Natispray) 2
- De fond :
  - **Antiagrégants plaquettaires** : aspirine 75 mg/j (+- Clopidogrel si pose de stent) 2
  - Anti-angineux :
    - **Bêta bloquants** à dose maximale tolérée 2
    - Si contre indication des beta bloquant : inhibiteur calcique bradycardisant (Diltiazem TILDIEM, Verapamil ISOPTINE)
    - Si le bêta bloquant est insuffisant : Bêta bloquant + inhibiteur calcique non bradycardisant (Amlodipine AMLOR)
  - Anti-remodelage cardiaque : **IEC** à **dose maximale tolérée** (Ramipril TRIATEC, Perindopril COVERSYL) 2+1
  - Hypolipémiants : **Statines** (Atorvastatine TAHOR 80 mg/j) avec un objectif de LDL < 1g/L voire < 0,7 g/L 2

Mesures associées :

- Lutte contre les facteurs de risques cardiovasculaires :
  - **Sevrage tabagique + aide au sevrage** 2
  - RHD pour lutter contre la dyslipidémie, le diabète, l'HTA, l'obésité, la sédentarité :
    - **Régime équilibré** 1
    - **Activité physique adaptée régulière** 1
  - Traitement antihypertenseur
- Discuter une rééducation cardiaque avec reconditionnement à l'effort aérobie si nécessaire

Surveillance clinique et paraclinique de la tolérance et de l'efficacité du traitement

9/ Interprétez l'ECG **10**

Description :

- Régulier, sinusal
- Fréquence cardiaque environ 50/min
- Axe gauche
- Ondes p biphasiques en V1, allongées > 0,12 s : hypertrophie atriale gauche

- PR long > 0,20 s : Bloc atrioventriculaire 1
- QRS :
  - Largeur : entre 0,08 et 0,12 s
  - Amplitude normale : pas d'HVG
  - Pas d'onde Q
- ST : non décalé (sus décalage non significatif en V1 V2)
- T : négatives en D1 VI et V3 à V6, pointue, asymétrique : ischémie sous épicardique septo-apicale et latérale haute et basse
- QT normal : QTc entre 0,32 et 0,44 s

Interprétation :

- **Hypertrophie atriale gauche**
- **Bloc atrioventriculaire 1** 1
- **Hémibloc antérieur gauche** 1
- Troubles de la repolarisaton avec **ischémie sous épicardique septo-apicale et latérale** haute et basse 1 3

Conclusion : aspect compatible avec un **SCA non ST** à **haut risque** 2+2

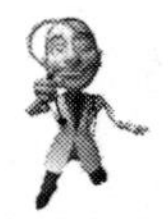

ITEMS ABORDÉS

Item n°128 : Athérome : épidémiologie et physiopatho logie. Le malade poly-athéromateux
Item n°129 : Facteurs de risque cardio-vasculaire e t prévention
Item n°130 : Hypertension artérielle de l'adulte
Item n°132 : Angine de poitrine et infarctus myocard ique
Item n°197 : Douleur thoracique aiguë et chronique
Item n°267 : Obésité de l'enfant et de l'adulte
Item n°43 : Troubles du sommeil de l'enfant et de l 'adulte

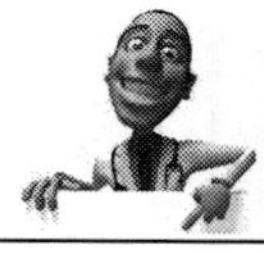

ON REFAIT LE DOSSIER

MESSAGES GENERAUX:

- Douleur thoracique d'effort : ne diagnostiquer un angor d'effort stable qu'après avoir éliminé un véritable syndrome coronarien aigu
- Un angor d'effort stable doit évoluer depuis au moins 3 mois, avec des douleurs pour un même niveau d'effort

QUESTIONS PAS A PAS :

QUESTIONS	COMMENTAIRES
1	• Définition de l'obésité chez l'adulte : IMC > 30 • Grade : grade 1 si IMC entre 30 et 35 ; grade 2 entre 35 et 40 ; grade 3 au-dessus de 40 • Type androïde : si rapport tour de taille sur tour de hanche > 80% chez la femme ou > 95% chez l'homme.
3	• Pour le traitement de la dyslipidémie on utilise une statine plutôt qu'un fibrate : • Indication des fibrates : dans 3 circonstances : intolérance aux statines, LDLc<1g/L avec TG élevés et HDL cholestérol bas, hypertriglycéridémie isolée sévère > 4g/L • Ici la patiente ne rentre dans aucune de ces indications, donc doit recevoir un traitement par statine
5	Justification : • Terrain : facteurs de risques cardiovasculaires • Anamnèse : douleur thoracique de survenue à l'effort, stable dans le temps • Clinique : douleur thoracique « typique » • Argument de fréquence • Pas d'argument pour une autre étiologie Caractéristiques de la douleur thoracique « typique » : • Topographie : rétrosternale, en barre • Type : constrictive, oppression • Irradiation : vers la mâchoire, vers le bras gauche • En cas de douleur d'angor : → Déclenchée par l'effort → Cède au repos → Trinitro sensible (efficacité de la trinitrine en < 3 minutes)

De garde en soins intensifs de cardiologie, le SAMU vous adresse une patiente de 81 ans pour syncope.

Cette vieille dame, veuve, a pour antécédents une tuberculose pulmonaire il y a plus de 40 ans. Elle est hypertendue mais ne se souvient pas du médicament qu'elle prend quotidiennement, et n'a jamais été opérée à l'exception d'une césarienne pour son troisième enfant.

Elle vit seule chez elle et chute régulièrement depuis quelques mois. A chaque fois, elle perd connaissance et tombe. Elle n'a jamais eu de traumatisme important.

Aujourd'hui, elle a fait un épisode identique de malaise, devant son aide ménagère. Celle-ci a appelé les pompiers, puis le SAMU qui vous a transféré la patiente. Celle-ci ne veut vraiment pas être hospitalisée, elle veut rentrer chez elle et s'occuper de son teckel qui va rester seul si elle ne rentre pas... Votre externe semble lui donner raison : il n'a pas retrouvé d'anomalie à l'examen clinique.

1/ Décrivez votre examen clinique.

2/ Quelles sont les étiologies des syncopes ?

Un ECG est réalisé :

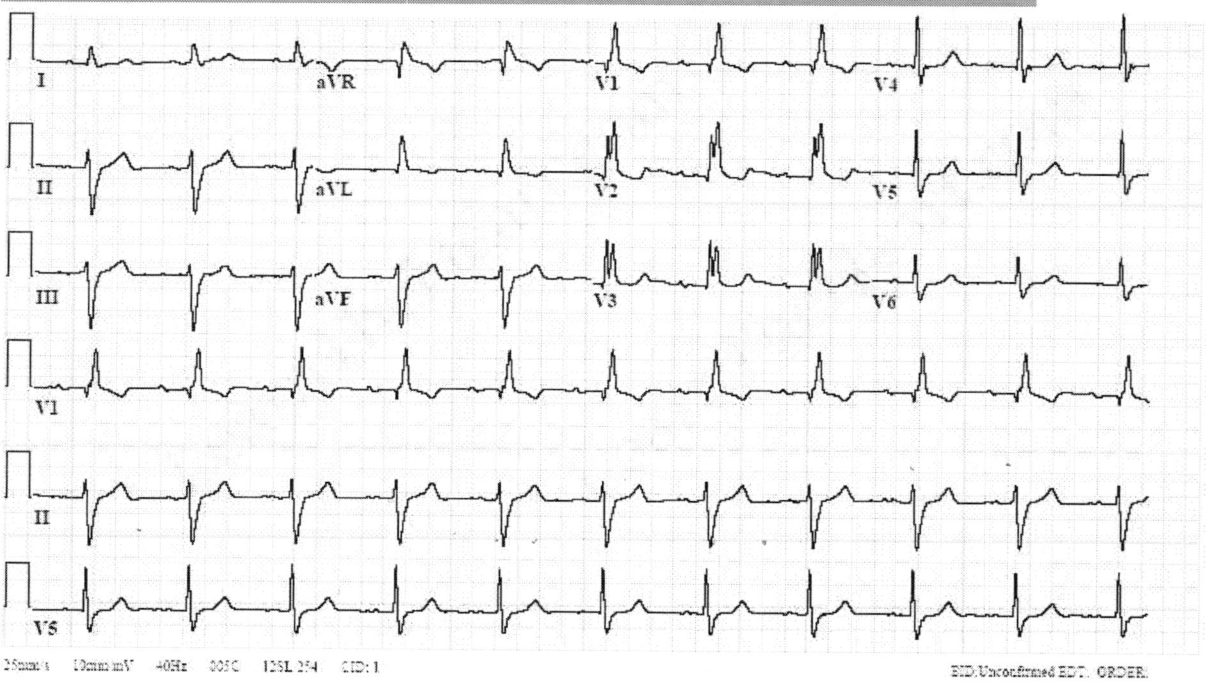

3/ Interprétez l'ECG de la patiente. Quel est votre diagnostic ?

4/ Quelle est votre prise en charge thérapeutique ?

Vous revoyez en consultation la patiente quelques mois plus tard, amenée aux urgences par sa fille pour des palpitations. Il n'y a pas de signes d'insuffisance cardiaque.

Un ECG est réalisé.

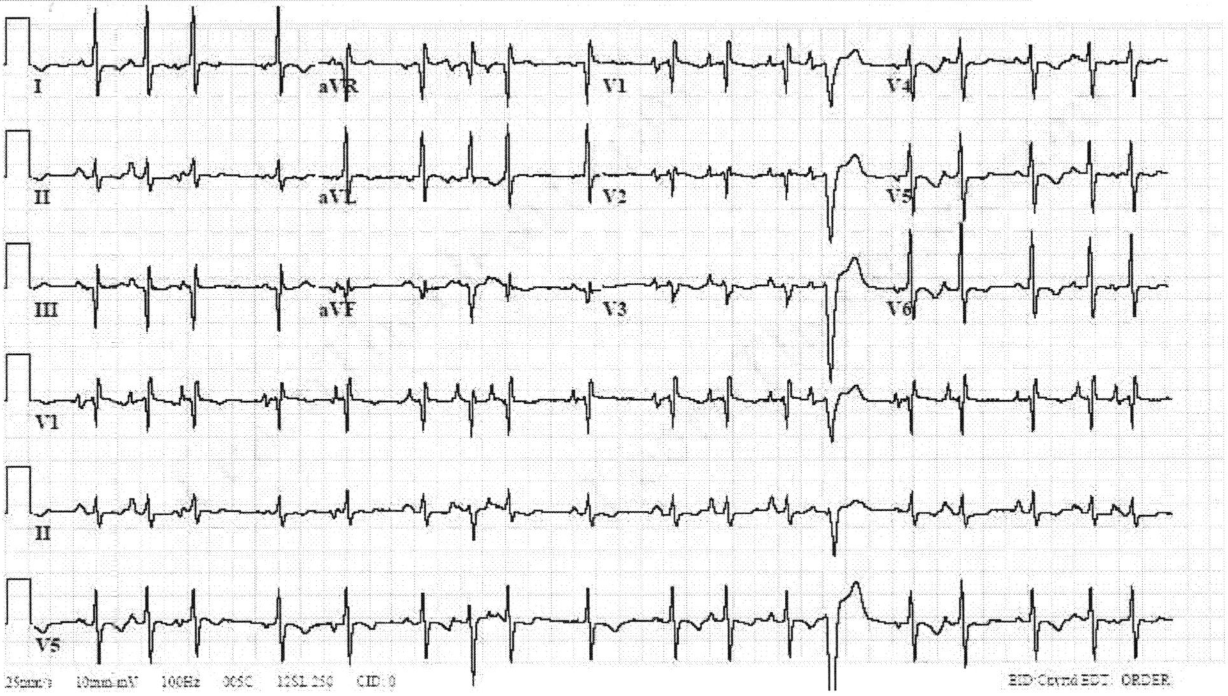

5/ Interprétez l'ECG.

6/ Quelle est votre prise en charge thérapeutique ?

La patiente est traitée par héparine et cordarone, elle est hospitalisée en cardiologie.
A J10 de l'hospitalisation, elle se plaint de douleur et d'une sensation de pesanteur au niveau du mollet gauche. L'inspection retrouve un mollet augmenté de volume, blanc, chaud ; le signe de Homans est positif. Il n'y a pas de déficit sensitivo moteur, pas d'hyperpression dans les loges musculaires et les pouls périphériques sont bien perçus. Le bilan biologique prélevé la veille retrouve : NFS : Hb = 11,3 g/dL, Ht 37% ; VGM = 82 fL ; GB = 10450/mm3 dont 8730 PNN ; plaquettes = 97 000/L (contre 267 000 lors du prélèvement précédent quelques jours auparavant).

7/ Quel diagnostic suspectez-vous ? Quelle est votre prise en charge diagnostique ?

8/ Votre diagnostic est confirmé. Quelle est votre prise en charge thérapeutique ?

CORRECTION DOSSIER 35

1/ Décrivez votre examen clinique. — 12

- Interrogatoire :
  - Antécédents personnels (cardiopathie, diabète, épilepsie) et familiaux (morts subites), traitements
  - Anamnèse précise du malaise :
    - **Circonstances** du malaise : facteur déclenchant (effort, lever, position, …), effort, émotion — 1
    - Signes fonctionnels associés : dyspnée, **douleurs thoraciques**, — 1 **palpitations** — 1
    - **Prodromes** — 1
    - Perte de connaissance (interrogatoire des témoins) :
      - Durée
      - **Mouvements anormaux** : phase tonique et clonique ? — 1
      - **Perte d'urine** — 1
      - **Morsure latérale de la langue** — 1
    - Reprise de conscience : **confusion post critique** — 1
- Examen clinique précis :
  - Etiologie du malaise :
    - Argument pour une cause cardiaque : auscultation cardiaque (souffle de RA), signes d'insuffisance cardiaque
    - Arguments pour une cause vasculaire : **test d'hypotension orthostatique** : pression artérielle couchée puis debout à 1, 3 et 5 min — 2
    - Arguments pour l'épilepsie : recherche d'un déficit neurologique, recherche de stigmates d'épilepsie (pétéchies, morsure latérale de la langue, luxation postérieure d'une épaule) — 2
    - Arguments pour une hypoglycémie : **glycémie capillaire**
  - Conséquences du malaise : examen traumatologique ; recherche des conséquences de la chute : plaie du cuir chevelu, rachis cervical, hanches, poignets, côtes.

2/ Quelles sont les étiologies des syncopes ? — 20

Etiologies des syncopes

- Cause cardiaque : le plus probable dans le cas du patient car syncope à l'emporte pièce, sans prodrome, très brève, traumatisante, avec reprise immédiate de l'état de conscience :
  - Syncopes spontanées :
    - **Trouble du rythme** pouvant être favorisé par une ischémie — 2 (**syndrome coronarien aigu**), par un trouble métabolique — 2 (**dyskaliémie**, dyscalcémie, …) ou par iatrogénie (surdosage — 2 médicamenteux, …) : tachycardie supraventriculaire à conduction

rapide (FA + Wolf Parkinson White) ou sur cardiopathie sous jacente (FA + insuffisance cardiaque), tachycardie ventriculaire, torsade de pointe, fibrillation ventriculaire
    - **Trouble de la conduction** paroxystiques : bloc auriculo-ventriculaire (syncope à l'emporte pièce / Adams Stokes), bloc sino-atriale ou dysfonction sinusale (alternance FA et dysfonction sinusale = maladie de l'oreillette) — 2
  - Syncopes à l'effort :
    - **Rétrécissement aortique serré**, — 2
    - **Cardiomyopathie hypertrophique obstructive** — 1
    - **Embolie pulmonaire** — 2
    - Autres :
      - HTAP
      - Tétralogie de Fallot
      - Angor syncopal
  - Syncopes posturales :
      - Myxome
      - Thrombus intra cardiaque
- Causes vasculaires :
  - **Syncope vaso-vagale**
  - **Hypersensiblité sino-carotidienne, ictus laryngé** — 1
  - **Hypotension orthostatique** (iatrogénie +++ avec traitements anti hypertenseurs ; dysautonomie du diabétique) — - / 2
  - Causes mécaniques : vols sous clavier, syncopes de la grossesse (par compression de la VCI)
- Causes métaboliques : **hypoglycémie** +++ (glycémie <0.5g/L ou 2.8 mmol/L, car prise de sulfamides hypoglycémiants) — 2
- Cause neurologique : **crise épileptique** généralisée, accident vasculaire cérébral. — 2
- Toujours évoquer les **intoxications** :
  - Au CO (selon contexte, hiver, combustion) — -
  - Intoxication aux psychotropes, alcool

3/ Interprétez l'ECG de la patiente. Quel est votre diagnostic ?	15

Description :

- Rythme régulier, sinusal, fréquence cardiaque environ 80/min
- Axe gauche
- Ondes P normales
- Espace **PR allongé** à environ 0,24 s — 2
- **QRS larges > 0,12 s** avec aspect RsR' en V1 à V3 — 2
- ST non décalé, ondes T normales

Interprétation :

- **Bloc atrio ventriculaire du 1er degré** — 2
- **Bloc de branche droit complet** — 2
- **Hémibloc antérieur gauche** — 2

  Donc **bloc trifasciculaire** (probablement responsable des syncopes par passage en BAV3 paroxystique) — 5

4/ Quelle est votre prise en charge thérapeutique ? 10

- Hospitalisation service de cardiologie, **soins intensifs** 2
- **Monitorage cardiaque**, scope ECG et tensionnel 1
- En cas de récidive de syncope sur bloc atrioventriculaire complet : **Atropine**, si échec isoprénaline, si échec sonde d'entraînement électrosystolique 2
- Réalisation d'une exploration électrophysiologique (du faisceau de Hiss) pour évaluer précisement les lésions
- Implantation d'un **stimulateur cardiaque (pacemaker**) en urgence 5
- Surveillance clinique et paraclinique de la tolérance et de l'efficacité du traitement

5/ Interprétez l'ECG. 12

Description :

- Rythme **irrégulier** 1
- **Tachycardie** à environ 100-110/minute 1
- Axe gauche
- **Ondes P présentes, de morphologies variables** : (onde P, P', P", ...) 2
- Espace PR normal
- QRS fins, sans onde Q, sans HVG, avec aspect de bloc de branche droit incomplet
- Troubles de la repolarisation : ST non décalé, T négatives en V4 à V6
- Présence de complexes QRS larges, concordants, non précédés d'ondes P : extrasystoles ventriculaires

Interprétation :

- **Tachycardie atriale multifocale** 6
- **Extrasystoles ventriculaires** 2

6/ Quelle est votre prise en charge thérapeutique ? 11

Hospitalisation en cardiologie

- Traitement étiologique = traitement de la fibrillation atriale :
  - **Anticoagulation efficace,** relais précoce par AVK 3
  - **Ralentir** la cadence ventriculaire : digitaliques (digoxine®) pour fc < 90/min ou beta bloquants ou inhibiteurs calciques bradycardisants 2
  - **Cardioversion** : 2
    - Après 3 semaines d'anticoagulation efficace ou après ETO montrant l'absence de thrombus intra-atrial
    - Méthode :
      - Choc électrique externe
      - Ou cardioversion médicamenteuse (dose de charge d'anti-arythmiques type Cordarone)

- o Suivi d'au moins 4 semaines d'anticoagulation efficace
- **Prévention des récidives** (si le rythme sinusal a été rétabli) : traitement anti-arythmique de fond : 2
  - o Flécaïnide FLECAINE en l'absence de cardiopathie
  - o ou Amiodarone CORDARONE à privilégier chez cette patiente
- • Mesures associées :
  - Prévention des complications de décubitus, nursing, bas de contention
  - **Education : aux AVK, aux digitaliques** (respecter les posologies, connaître les signes de surdosages et la conduite à tenir) 2
- • Surveillance clinique et paraclinique de la tolérance et de l'efficacité du traitement

7/ Quel diagnostic suspectez-vous ? Quelle est votre prise en charge diagnostique ? **10**

Diagnostic : **thrombopénie induite par l'héparine** (immuno-allergique) de **type 2** compliquée d'une thrombose clinique du mollet gauche: 2+2

- Entre J5 et J20 (plutôt si réintroduction)
- Chute > 40% des plaquettes

Conduite à tenir diagnostique :
En urgence :

- Contrôle des plaquettes sur tube citraté : éliminer une fausse thrombopénie.
- Mise en évidence des anticorps anti-héparine :
  - **Test d'agrégation plaquettaire** à partir de sérum de malade, plaquettes de témoin et héparine 2
  - Dosage ELISA des **anticorps anti complexe héparine facteur** 4 plaquettaire (PF4) 2
- Recherche de complications :
  - **Recherche de CIVD** associée avec dosage du TP, du TCA, des D-dimères, du fibrinogène. 1
  - Recherche de thrombose veineuse ou artérielle associée : **écho-doppler veineux des membres inférieurs** 1

8/ Votre diagnostic est confirmé. Quelle est votre prise en charge thérapeutique ? **10**

Urgence vitale
Hospitalisation à proximité de soins intensifs

- Mise en condition :
  - Repos au lit
  - Scope
  - Oxygénothérapie pour SpO2 > 92%
  - Pose de 2 VVP de bon calibre

- Traitement étiologique :
  - **Arrêt immédiat de l'héparine** avec contre-indication à vie.
    - Relais par 2
      - **Héparinoïde** : Danaparoïde (Orgaran*)
      - Ou un antithrombine direct : dérivé de l'Hirudine : Lépirudine REFLUDAN 2
      - Avec contrôle de l'activité anti-Xa.
  - Arrêt des AVK, puis reprise lorsque les plaquettes seront > $150000/mm^3$.
- Traitement symptomatique :
  - Antalgiques
  - Bas de contention élastique
- Mesures associées :
  - **Contre indication à vie des héparines**
  - **Information écrite** au patient 2
  - Déclaration au centre régional de **pharmacovigilance** 2
- Surveillance : 2
  - Clinique : aggravation de la thrombose initiale, thrombose veineuse ou artérielle
  - Paraclinique : plaquettes 1x/jour

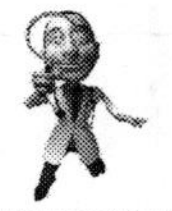

ITEMS ABORDÉS

Item n°209 : Malaise, perte de connaissance, crise comitiale chez l'adulte
Item n°250 : Insuffisance cardiaque de l'adulte
Item n°236 : Fibrillation auriculaire
Item n°284 : Troubles de la conduction intracardiaq ue
Item n°309 : Electrocardiogramme : indications et in terprétations
Item n°325 : Palpitations

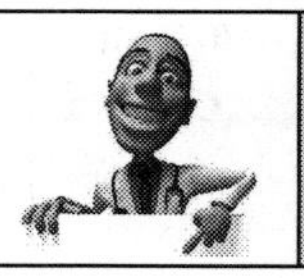

ON REFAIT LE DOSSIER

MESSAGES GENERAUX:

- Devant des syncopes potentiellement cardiaques, orienter son interprétation de l'ECG vers : Espace PR (long dans BAV1, court dans Wolff Parkinson White), blocs (espace PR, axe QRS, largeurs QRS), intervalle QT (QT long, QT court), aspect de syndrome de Brugada
- 3 types de troubles du rythme supra ventriculaires : FA, flutter atrial, tachycardie atriale multifocale à bien savoir différencier à l'ECG

QUESTIONS PAS A PAS :

<table>
<tr><th>QUESTIONS</th><th>COMMENTAIRES</th></tr>
<tr><td>1</td><td>
<u>S'orienter devant une syncope :</u>
<ul>
<li>En faveur d'une cause cardiaque : cardiopathie à risque (troubles du rythme ou de la conduction, antécédent d'infarctus, mort subite dans la famille, ...) , syncope brutale, sans prodrome, souvent traumatisante, pas de mouvements anormaux organisés en phases toniques et cloniques, pas de morsure latérale de la langue, pas de confusion post critique</li>
<li>En faveur d'une épilepsie : antécédents neurologiques, pas de prodromes ou prodromes à type de marche Bravais-Jacksonienne, mouvements anormaux avec phase tonique puis clonique, morsure latérale de langue, confusion post critique</li>
<li>En faveur d'une hypoglycémie : traitement par insuline ou par sulfamides/glinides, prodromes avec sueurs abondantes, tachycardie, efficacité du resucrage</li>
<li>En faveur d'un malaise vagal : environnement vagal, prodromes, bradycardie pendant le malaise</li>
<li>En faveur d'une hypotension orthostatique : âge, iatrogénie (antihypertenseurs), facteur déclenchant du lever</li>
</ul>
</td></tr>
<tr><td>4</td><td>
<u>Stratégie d'exploration paraclinique d'un malaise :</u>
Examens de 1ère intention :
<ul>
<li>Biologie : ionogramme (kaliémie), glycémie (en l'absence de perfusion par sérum glucosé !), enzymes cardiaques/troponines (avec cycle), +- TSH (si bradycardie ou tachycardie), +- D-dimères et gazométrie artérielle (si suspicion d'EP), +- dosage de toxiques (HbCO, alcool, médicaments, ..)</li>
<li>ECG
<ul>
<li>Anomalies expliquant une syncope : dysfonction sinusale, BSA 3, BAV 3, salves de TV, torsade de pointe</li>
<li>Anomalies pouvant indirectement expliquer la syncope : ESV (TV ?), QT long (torsade de pointe ?), Brugada (BBD avec sus décalage de ST en V1 à V3), dysplasie arythmogène du VD (BBD avec onde epsilon = crochetage de la fin du QRS), Wolf Parkinson White (onde delta, PR court, QRS large), blocs bifasciculaires ou trifasciculaires</li>
<li>Signes de cardiopathie sous jacente : ondes Q de nécrose (TV sur séquelle de nécrose), HVG (l'HVG électrique reflète une augmentation de le masse muocardique pouvant correspondre en échographie à une cardiopathie dilatée ou à une cardiopathie hypertrophique)</li>
<li>ECG avec massage sino carotidien (hors contre indication : souffle ou sténose carotidien) : hypersensibilité sino carotidienne si chute de la Pas > 50 mmHg ou pause > 3 secondes (par dysfonction sinusale ou BAV complet)</li>
</ul></li>
<li>Echographie cardiaque</li>
</ul>
</td></tr>
</table>

<table>
<tr>
<td></td>
<td>
Examens de 2ème intention :
<ul>
<li>Forte suspicion d'une origine cardiaque (Clinique, ECG, échographie anormale) :
<ul>
<li>Exploration électrophysiologique : sondes introduites par voie fémorale jusque dans les cavités droites, permet d'évaluer la conduction (potentiels atriaux, hisiens, ventriculaires) et permet de rechercher une vulnérabilité atriale ou ventriculaire (stimulation électrique déclenchant des arythmies)</li>
<li>+- Recherche de potentiels tardifs ventriculaires sur ECG à haute amplification (faible VPP, mais forte VPN : leur absence est corrélée à un très faible risque de mort subite)</li>
</ul>
</li>
<li>Forte suspicion de syncope vaso vagale :
Tilt test : 20 minutes de décubitus puis 20 min de verticalisation, positif si reproduction des symptômes ou si bradycardie ou asystolie > 3 secondes</li>
</ul>
Examens orientés par une suspicion diagnostique
<ul>
<li>Suspicion d'ischémie myocardique :
<ul>
<li>Test d'ischémie (ECG d'effort, scintigraphie d'effort, échographie d'effort, scintigraphie à la persantine, échographie à la dobutamine)</li>
<li>+- Coronarographie</li>
<li>+- test au Methergin si suspicion de spasme coronarien</li>
</ul>
</li>
<li>Suspicion de dysplasie arythmogène du VD (ESV à type de retard gauche, BBD et onde epsilon, anomalies du VD échographique, antécédents familiaux) : IRM myocardique</li>
</ul>
En dernier recours si diagnostic non expliqué et syncopes récidivantes :
Holter implantable (enregistrement possible sur 18 mois)

Examens peu utiles :
<ul>
<li>Holter ECG (faible sensibilité sur 24h)</li>
<li>ECG d'effort (intérêt chez le sujet jeune sportif avec bradycardie ou troubles conductifs : bénin si correction des troubles à l'effort)</li>
<li>Explorations neurologiques :
<ul>
<li>EEG (peu sensible en post critique)</li>
<li>Imagerie cérébrale</li>
<li>Echodoppler des vaisseaux du cou</li>
</ul>
</li>
</ul>
</td>
</tr>
<tr>
<td>5</td>
<td>La prise en charge d'une tachycardie atriale multifocale (tachycardie supraventriculaire) est initialement identique à celle de la fibrillation atriale ou du flutter auriculaire.</td>
</tr>
<tr>
<td>8</td>
<td>
<u>Les TIH</u>
<ul>
<li>Sont beaucoup plus fréquentes avec les HNF (3 à 5 %) qu'avec les HBPM (moins de 1/1000) ;</li>
<li>Le fondaparinux ne provoque jamais de TIH ;</li>
<li>Le Danaparoïde a de façon exceptionnelle une réactivité croisée avec les anticorps anti-héparine-facteur 4 plaquettaire d'où risque de TIH parfois grave.</li>
</ul>
</td>
</tr>
</table>

Notes personnelles :

Vous recevez en consultation un patient de 52 ans, d'origine Marcoaine, que vous suivez depuis plusieurs années pour une valvulopathie rhumatismale.

Lors du dernier bilan, votre patient était totalement asymptomatique. Vous n'entendiez qu'un souffle mésosystolique au niveau parasternal droit, irradiant vers les vaisseaux du cou. L'échographie était rassurante, mais vous envisagiez une surveillance rapprochée. Le patient n'est pas venu en consultation pendant 3 ans avant de réapparaître ce jour...

1/ De quelle valvulopathie s'agit-il ?

2/ Quelles sont les indications chirurgicales dans cette pathologie ?

Votre patient se plaint de dyspnée d'effort depuis quelques mois. Votre examen retrouve des oedèmes aux membres inférieurs et des crépitants aux deux bases.

3/ Quels signes de gravité auscultatoires recherchez-vous ?

Une échographie cardiaque est réalisée et retrouve une cardiopathie hypertrophiée avec une FeVG conservée. Concernant la valvulopathie, la surface indexée est à 0,5 cm²/m² et le gradient à 70 mmHg.

Vous décidez d'une intervention chirurgicale.

4/ Quel bilan pré-opératoire prévoyez-vous ?

Vous hésitez quant au type de valve à choisir.

5/ Quels sont les deux types de valves possibles, leurs avantages et leurs inconvénients ? Laquelle allez-vous plutôt choisir chez ce patient ?

6/ Quelles sont les complications des prothèses valvulaires ?

7/ Le patient hésite à se faire opérer. Il vous demande quelle sera la surveillance au long cours concernant sa pathologie ?

Le patient est finalement opéré.

En post opératoire, le patient perd connaissance. Il est hypotendu, marbré et bradycarde. L'ECG est le suivant :

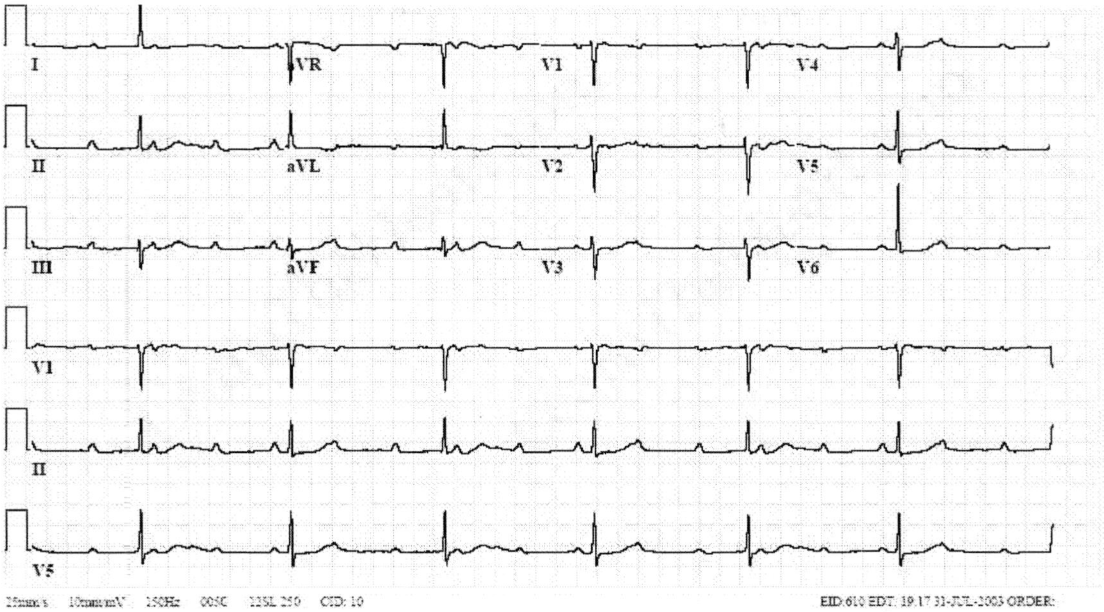

8/ Quel est votre diagnostic et votre prise en charge ?

CORRECTION DOSSIER 36

1/ De quelle valvulopathie s'agit-il ?	5
Rétrécissement aortique	5

2/ Quelles sont les indications chirurgicales dans cette pathologie ?	10
• Rétrécissement aortique **symptomatique**	4
• Rétrécissement aortique asymptomatique avec :	
- **Gradient moyen > 50 mmHg** à l'échographie	3
- **Surface < 1cm²** ou **surface indexée < 0,6 cm²/m²**	3

3/ Quels signes de gravité auscultatoires recherchez-vous ?	12
• **Diminution** ou **abolition de B2**	4
• **Galop télédiastolique : B4** (bruit méso ou télé diastolique survenant après B3)	3
• **Galop proto diastolique : B3**	3
• Si forme massive : **thrill systolique** palpable au foyer aortique	2

4/ Quel bilan pré-opératoire prévoyez-vous ?	15
• Information du patient, recueil de son consentement éclairé écrit	
• **Consultation d'anesthésie**	1
• Bilan pré thoracotomie et pré-chirugie cardiaque :	
- **Epreuves fonctionnelles respiratoires**	3
- **Echodoppler des troncs supra aortiques** (recherche d'athérome)	3
- **Coronarographie**	3
• Recherche et **éradication de foyer infectieux** :	3
- CRP, ECBU, radiographie thoracique	
- Consultation dentaire, panoramique dentaire	
- Consultation ORL, imagerie (scanner) des sinus	
• Bilan biologique :	1
- NFS plaquettes	
- **Bilan pré-transfusionnel : groupe sanguin, rhésus, RAI**	
- Hémostase : TP TCA Fibrinogène	1
- Ionogramme, fonction rénale	
- **Sérologies pré opératoires : VIH avec accord du patient, VHB, VHC**	

5/ Quels sont les deux types de valves possibles, leurs avantages et leurs inconvénients ? Laquelle allez-vous plutôt choisir chez ce patient ?	**14**
Deux types de prothèse possible :	
• **Prothèses mécaniques** :	2
- Avantages : **longue durée de vie**	1
- Inconvénients :	
o Nécessite une **anticoagulation par AVK à vie**	1
o Risque accru de **thrombose** de prothèse, **d'hémolyse**	1+1
• **Bioprothèses** :	2
- Avantages : ne nécessite une **anticoagulation par AVK que pour une durée de 3 mois**	1
- Inconvénients : durée de vie courte (environ 8 à 20 ans) car **dégénérescence** (plus rapide si sujet jeune, insuffisant rénal, grossesse, hypercalcémie)	1
Au vu de l'espérance de vie du patient (patient jeune < 65 ans, sans comorbidités extracardiaque mettant en jeu son pronostic vital), on choisira une **prothèse mécanique**	4

6/ Quelles sont les complications des prothèses valvulaires ?	**12**
• Générales :	
- **Embolies**	2
- **Thrombose** de prothèse (insuffisance cardiaque, choc cardiogénique, syncope)	2
- **Désinsertion** de prothèse (hémolyse, fuite périprothétique)	2
- **Endocardite infectieuse**	2
• Bioprothèses : **Dégénérescence** de bioprothèse	2
• Prothèses mécaniques :	
- **Hémolyse**	2
- Iatrogène : **hémorragie sous AVK**	2

7/ Le patient hésite à se faire opérer. Il vous demande quelle sera la surveillance au long cours concernant sa pathologie ?	**12**
Surveillance de la prothèse mécanique aortique : à vie :	
• Efficacité de la valve :	
- **Clinique (1x/3 mois)** : signes de dyspnée, d'insuffisance cardiaque, souffle de régurgitation	2
- Paraclinique : **ECG** (1x/6mois), **échographie cardiaque** (1x/an)	2+2

• Risque infectieux :	
- Clinique : température, signes d'endocardite infectieuse	1+1
- Paraclinique : **consultation ORL et dentaire** (1x/an), **OPT et radiographie des sinus** (1x/an)	
• De l'anticoagulation :	2
- Clinique : **signes hémorragiques**	2
- Paraclinique : **INR**	

8/ Quel est votre diagnostic et votre prise en charge ?	**20**
Interprétation de l'ECG	
• Description :	
- Régulier, non sinusal	
- **Bradycardie** à 35/min	1
- **Dissociation atrio-ventriculaire complète**	2
- Ondes P à une fréquence de 100/min	
- Complexes QRS à une fréquence d'environ 35/min, larges	
• Interprétation :	
- **Bloc atrio ventriculaire complet : BAV3**	2
- avec **échappement ventriculaire lent** à 35/min	1
Diagnostic : **BAV3 iatrogène post opératoire**	4
Prise en charge :	
• Dans l'immédiat : prise en charge du bloc atrio-ventriculaire mal toléré :	
- **Atropine**	2
- Si insuffisant : **isoprénaline**	1
- Si insuffisant : **sonde d'entraînement électrosystolique**	1
• Une fois le patient équilibré : prise en charge du BAV post opératoire :	
- **Surveillance en soins intensifs** avec scope ECG et tensionnel pendant 10 à 15 jours : possibilité de récupération spontanée	1
- En l'absence de récupération : pose d'un **stimulateur cardiaque** (pacemaker)	3

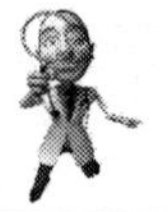

ITEMS ABORDÉS

Item n°209 : Malaise, perte de connaissance, crise comitiale chez l'adulte
Item n°250 : Insuffisance cardiaque de l'adulte
Item n°284 : Troubles de la conduction intracardiaq ue
Item n°309 : Electrocardiogramme : indications et in terprétations
Item n°281 : Rétrécissement aortique

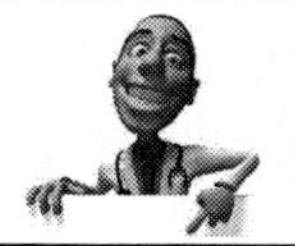

ON REFAIT LE DOSSIER

MESSAGES GENERAUX:

- Valvulopathie : craindre thromboembolie et endocardite infectieuse
- Chirurgie cardiaque : bien connaître le bilan pré-opératoire à pratiquer !

QUESTIONS PAS A PAS :

QUESTIONS	COMMENTAIRES
3	• Bruit B3 (protodiastolique) = signe d'insuffisance cardiaque : le ventricule gauche dilaté est incapable d'évacuer le volume sanguin normal en systole ; lors de la diastole le sang en provenance de l'oreillette vient rencontrer le résidu ventriculaire, créant ainsi le B3 • Bruit B4 (télédiastolique) = signe de compliance ventriculaire diminuée habituellement par surcharge de pression (ex. Cardiopathie hypertensive, sténose aortique) ; lors de la contraction auriculaire il y a augmentation de résistance au remplissage ventriculaire créant le B4 • Abolition de B2 dans le rétrécissement aortique serré : par immobilité de la valve
6	<u>Insister sur l'éducation d'un patient porteur d'une prothèse valvulaire :</u> • Fonctionnement de la valve : - Porter une carte de valvulaire - Consulter en urgence si dyspnée ou syncope • Education vis-à-vis du risque infectieux : - Consulter en urgence en cas de fièvre, avant d eprendre des antibiotiques - Antibioprophylaxie lors des gestes à risque • Education aux AVK
7	<u>Education aux AVK</u> • Education du patient : information orale et écrite - Nécessité d'observance du traitement : prise quotidienne à horaire fixe (le soir) • Règles hygiéno-Diététiques : - Pas d'automédication, prévenir son médecin/dentiste/IDE que l'on est sous AVK (lettre au médecin traitant) - Liste de médicaments interagissant avec les AVK - Contre-indication des sports violents - Contre-indication des injections intra musculaires et autres gestes chirurgicaux sans arrêt préalable des AVK avec relais héparine - Alimentation normale, habituelle : ne pas modifier son alimentation (éviter excès brutal d'aliments riches en vitamine K : chou, épinards, navets, brocolis, avocats…)

	• CAT en Urgence : - Expliquer les signes d'alerte devant amener à consulter en urgence : épistaxis, gingivorragies, hématurie, ecchymoses, rectorragies ou méléna - CAT en cas d'oubli (ne pas doubler la dose le lendemain !), de surdosage, de sous dosage • Carte et carnet : - Carte patient sous AVK - Carnet de suivi de l'INR • A vie (dans certains cas) : encourage l'observance • Nécessité de programmer une éventuelle grossesse • Surveillance régulière de l'INR : objectif : INR entre 2 et 3
8	<u>BAV post opératoire</u> • Il s'agit d'une complication fréquente de la chirurgie cardiaque. • Le BAV peut récupérer dans les 15 premiers jours ou peut être définitif. • Sa prise en charge consiste donc à attendre une éventuelle récupération pendant une quinzaine de jours. En l'absence de récupération, il y a indication à la pose d'un pacemaker.

Notes personnelles :

De garde aux urgences, vous recevez une patiente de 64 ans pour détresse respiratoire et palpitations.

Hypertendus non traités, tabagique, dyslipidémique, cette obèse n'a pas d'antécédent cardiaque notable. Elle souffre d'apnées du sommeil appareillées par CPAP. Elle a été opérée d'une fracture de la hanche (PTH droite) il y a 5 ans et d'une abdominoplastie il y a 2 ans. Elle pèse actuellement 101 kg pour 1m69.

Ce matin, peu après le réveil, elle a brutalement ressenti des palpitations et une détresse respiratoire aiguë. Elle a appelé sa voisine, qui a appelé le SMUR.

La fréquence cardiaque oscille entre 130 et 160/min, le poul est irrégulier, la pression artérielle est à 155/71 mmHg, la saturation en oxygène à 88% en air ambiant, la fréquence respiratoire à 35/min. La patiente est apyrétique. Vous retrouvez des signes de lutte (tirage sus claviculaire et balancement thoraco-abdominal) et des crépitants bilatéraux remontant jusqu'à mi-champ à l'auscultation pulmonaire. L'auscultation cardiaque est irrégulière, sans souffle.

Un ECG et une radiographie thoracique sont réalisées.

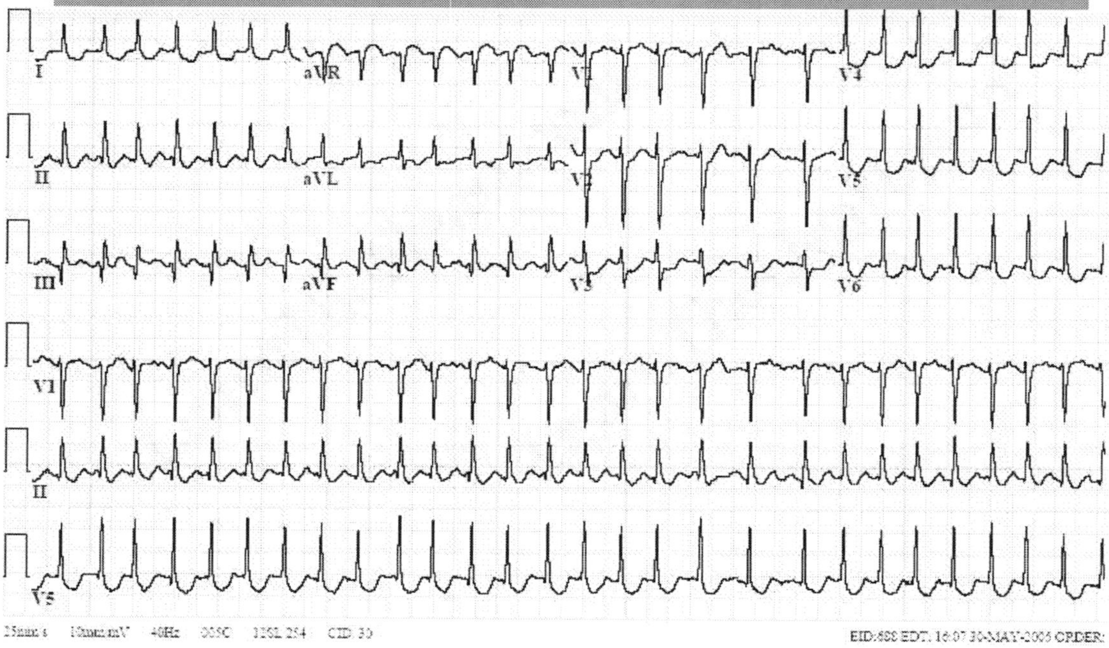

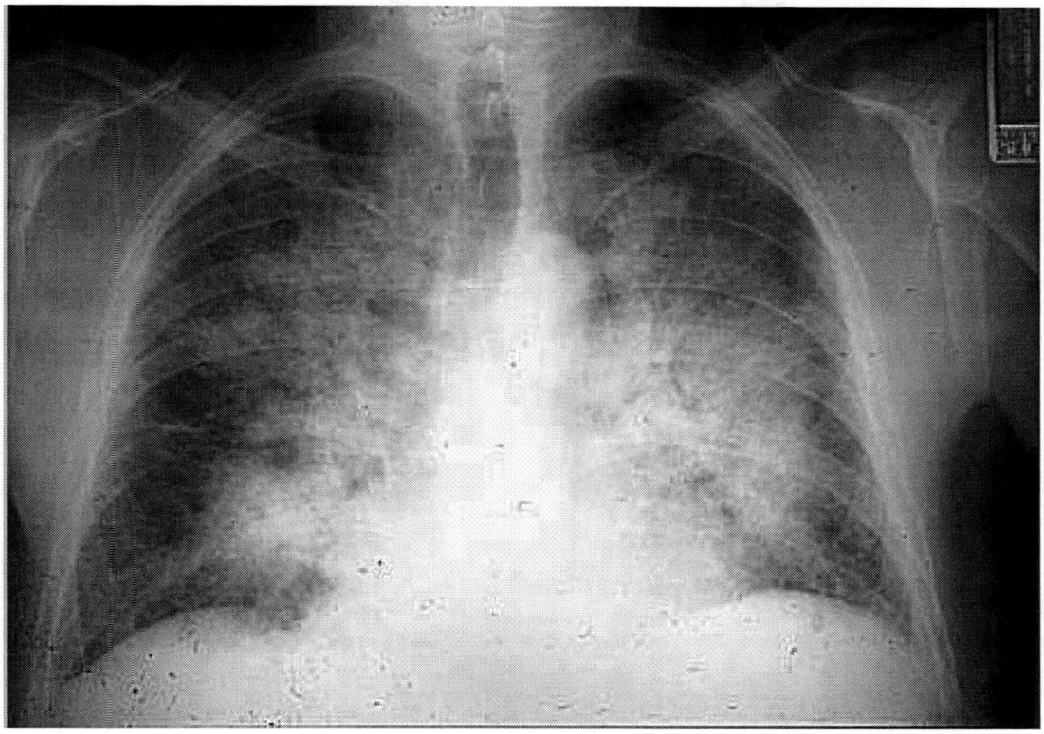

1/ Interprétez l'ECG
2/ Interprétez la radiographie thoracique.
3/ Quel est votre diagnostic ?
4/ Quel est votre bilan paraclinique ?
5/ Quelle est votre prise en charge thérapeutique ?

Quelques heures après son arrivée aux urgences, alors que l'infirmière s'apprêtait à administrer les traitements que vous aviez prescrits, la patiente se plaint soudainement d'une douleur brutale au niveau de la jambe gauche.
Lorsque vous l'examinez, la jambe est froide, engourdie. Il n'y a pas de déficit neurologique.

6/ Quel diagnostic suspectez-vous ?
7/ Quelle est votre prise en charge ?

Vous revoyez la patiente quelques mois plus tard, aux urgences, pour syndrome confusionnel. Elle est désormais traitée par digoxine, furosémide, ramipril, et sintrom. Votre externe a reconstitué l'histoire : al patiente a eu un tableau évocateur de gastro-entérite il y a 3 jours (contage familial, diarrhée et vomissements, peu fébrile) puis a développé un tableau associant céphalées, vision floue, confusion et douleurs abdominale. Elle ets bradycarde à 45/min.

8/ Quel diagnostic suspectez-vous ?

CORRECTION DOSSIER 37

1/ Interprétez l'ECG	10
Description :	
• Rythme **irrégulier**, non sinusal	2
• **Tachycardie** à environ 150/min	2
• Axe gauche	
• Absence d'onde p mais trémulation de la ligne de base	
• **QRS fins**	1
• **Troubles de la repolarisation** : St sous décalé en D1 D2 VV2 V3 V4 V5 V6 ; T négatives en D1 VL	1
Interprétation : **fibrillation atriale** (tachycardie irrégulière à QRS fins, pas d'ondes P mais trémulation de la ligne de base)	4

2/ Interprétez la radiographie thoracique.	10
Radiographie thoracique de face au lit de la patiente :	
Sémiologie :	
• **Redistribution vasculaire apicale**	2
• **Syndrome interstitiel** (= opacités non systématisées, non confluentes, à limite nette, sans bronchogramme aérique) diffus avec lignes de Kerley B	2
• **Syndrome alvéolaire** (= opacités systématisées, confluentes, à contour flou, avec bronchogramme aérique) bilatéral et symétrique, **péri hilaire en ailes de paillons**	2 2
• Scissurite	
Interprétation : **Œdème aigu du poumon cardiogénique**	2

3/ Quel est votre diagnostic ?	10
• **Insuffisance cardiaque gauche aiguë**	3
• Secondaire à une **fibrillation atriale rapide** (tachyarythmie) paroxystique (sans étiologie évidente)	2
• Compliquée **d'œdème aigu du poumon** responsable d'une **détresse respiratoire aiguë**	3 2
• Chez une patiente de 64 ans, obèse, avec de nombreux facteurs de risques cardiovasculaires	

4/ Quel est votre bilan paraclinique ?	15
• Biologie en urgence :	
- **Gazométrie artérielle** + lactates	2
- Ionogramme : **kaliémie**, calcémie	2
- **TSH**, T4	1
- **BNP**, NT pro-BNP	2
- Marqueurs de nécrose myocardique : **troponine**, enzymes cardiaques (CPK, myoglobine) et **cycle de troponine**	1 1
- Bilan pré-thérapeutique avant anticoagulation par héparine : NFS Plaquettes, TP TCA Fibrinogène, Urée, créatininémie	
• Imagerie :	
- Radiographie thoracique	
- **Echographie cardiaque transthoracique** et **transoesophagienne** (diagnostic étiologique de la FA : valvulopathie, cardiopathie, péricardite ; recherche de complications : distension des cavités cardiaques, FEVG, Pression artérielle pulmonair ; ETO en pré thérapeutique avant cardioversion : s'assure de l'absence de thrombus intra-atrial	2+2
• **ECG 18 dérivations**	2

5/ Quelle est votre prise en charge thérapeutique ?	20
• Hospitalisation en urgence en **soins intensifs** : USIC	1
• Urgence vitale	
- Mise en condition :	2
o Repos au lit en **position semi-assise**	
o Pose de voies veineuses (2VVP de bon calibre)	
o Scope – Monitorage cardio-tensionnel et SpO2	
- Traitement symptomatique = prise en charge de l'insuffisance cardiaque gauche aiguë et de l'OAP :	
o **Oxygénothérapie** adaptée pour SpO2 > 92%	2
o +- **ventilation non invasive** si nécessaire	1
o **Dérivés nitrés** : trinitrine, risordan par voie IV	2
o **Diurétiques de l'anse** IV : furosémide LASILIX	2
o Restriction hydrique, régime hyposodé	
- Traitement étiologique = traitement de la fibrillation atriale :	
o **Anticoagulation efficace** par héparine (HBPM ou HNF), relai précoce par AVK	2
o **Ralentir** la cadence ventriculaire :	2
▪ **Digitaliques (DIGOXINE)** pour fc < 90/min	1
▪ Les Beta-bloquants et les Inhibiteurs calciques bradycardisants (Diltiazem, Verapamil) sont contre-indiqués à la phase aigue du fait de l'insuffisance cardiaque aigue	
o **Cardioversion** :	2
▪ Après 3 semaines d'anticoagulation efficace ou après ETO montrant l'absence de thrombus intra-atrial	
▪ Méthode :	
• Choc électrique externe	
• Ou cardioversion médicamenteuse (dose de charge d'anti-arythmiques type Cordarone)	

▪ Suivi d'au moins 4 semaines d'anticoagulation efficace o **Prévention des récidives** (si le rythme sinusal a été rétabli) : traitement anti-arythmique de fond : ▪ Flécaïnide FLECAINE en l'absence de cardiopathie ▪ ou Amiodarone CORDARONE - Mesures associées : o Prévention des complications de décubitus, nursing, bas de contention o Education ▪ aux AVK ▪ Aux digitaliques : respecter les posologies, connaître les signes de surdosages et la conduite à tenir o **Prise en charge de l'hypertension artérielle**, de l'obésité o **Sevrage tabagique** + aide au sevrage - Surveillance : o Clinique : ▪ Efficacité : constantes (TA, Fc, Fr, SpO2), conscience, signes de détresse respiratoire, poul, auscultation pulmonaire ▪ Tolérance : signes de surdosage en anticoagulants, signes de surdosage en digitaliques, signes de phlébite o Paraclinique : ▪ Efficacité : Gazométrie artérielle, radiographie thoracique, ECG, TCA, INR ▪ Tolérance : plaquettes 2x/semaines	1 1 1

6/ Quel diagnostic suspectez-vous ?	**10**
• **Ischémie aiguë**	4
• Du **membre inférieur gauche**	2
• D'origine **cardioembolique** liée au trouble du rythme supraventriculaire (FA) non anticoagulé	2
• A un stade **précoce** (pas de déficit neurologique) donc préservation du membre possible	2

7/ Quelle est votre prise en charge ?	**20**
• Urgence diagnostique et thérapeutique, pronostic vital et fonctionnel du membre en jeu	
• Hospitalisation en urgence en chirurgie vasculaire : transfert immédiat au bloc opératoire	
• Prise en charge diagnostique :	2
- **Aucun examen ne devra retarder la prise en charge thérapeutique** est une urgence vitale ; le diagnostic est clinique	1
- Biologie : NFS plaquettes, ionogramme (**kaliémie**), urée créatininémie, **CPK**, bilan d'hémostase (TP TCA Fibrinogène), bilan prétransfusionnel (groupe sanguin, rhésus, RAI), gazs du sang et lactates	1 1
- Imagerie : échodoppler artériel, **artériographie** sur la table d'opération	

- Prise en charge thérapeutique : 3
  - **Revascularisation** en urgence : 1
    - o **Endoluminale** : embolectomie percutanée à la sonde de Fogarty, fibrinolyse in situ, thromboaspiration, angioplastie +- stent 1
    - o **Chirurgicale** : thrombectomie chirurgicale, pontage prothétique ou veineux 2
    - o Discuter **l'aponévrotomie de décharge** systématique pour prévenir le syndrome des loges
    - o Amputation si ischémie dépassée
  - Traitement médical : 2
    - o **Antalgiques** de palier adapté à la douleur : titration de morphine IVSE + perfalgan IV 2
    - o **Anticoagulation efficace**
    - o Vasodilatateurs 2
    - o Mesures générales : hydratation, **rééquilibration hydro-électrolytique**, prévention de l'acidose et de l'hyperkaliémie (bicarbonates) 2
    - o **Protection locale** (arceau) pour éviter traumatisme sur le membre inférieur touché
  - Mesures associées : à distance : rééducation
  - Surveillance clinique et paraclinique de l'efficacité et de la tolérance du traitement

8/ Quel diagnostic suspectez-vous ?	**5**
Intoxication aux digitaliques	5

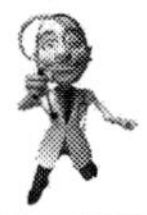

ITEMS ABORDÉS

Item n°250 : Insuffisance cardiaque de l'adulte
Item n°236 : Fibrillation auriculaire
Item n°309 : Electrocardiogramme : indications et interprétations
Item n°325 : Palpitations
Item n°193 : Détresse respiratoire aiguë du nourrisson de l'enfant et de l'adulte. Corps étranger des voies aériennes supérieures
Item n°198 : Dyspnée aiguë et chronique
Item n°208 : Ischémie aiguë des membres

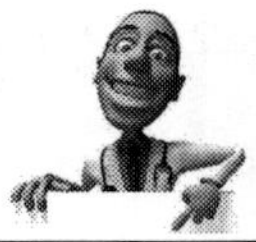

ON REFAIT LE DOSSIER

MESSAGES GENERAUX:

- Tachycardie irrégulière à QRS fins : FA jusqu'à preuve du contraire
- 4 points dans le traitement de la FA : anticoaguler, ralentir, réduire, entretenir le rythme sinusal

QUESTIONS PAS A PAS :

QUESTIONS	COMMENTAIRES
1	<u>Etiologies des fibrillations atriales :</u> Causes cardiaques : • Endocarde : valvulopathies (mitrales +++) • Myocarde : cardiomyopathies, myocardites, IDM • Péricarde : péricardite • Coronaires : infarctus • Rythme Causes extracardiaques : • Fièvre • Métaboliques : hypokaliémie, hypercalcémie • Endocriniennes : hyperthyroïdie, phéochromocytome • Toxique : alcool, cocaïne • Iatrogène : beta2mimétiques, adrénaline, amphétamines • Idiopathique
2	<u>Signes radiographiques de l'oedème aigu du poumon :</u> • Cardiomégalie • Redistribution vasculaire apicale • Syndrome interstitiel (= opacités non systématisées, non confluentes, à limite nette, sans bronchogramme aérique) diffus avec lignes de Kerley B • Syndrome alvéolaire (= opacités systématisées, confluentes, à contour flou, avec bronchogramme aérique) bilatéral et symétrique, péri hilaire en ailes de papillons • Scissurite • Pleurésie liquidienne
5	<u>Traitement de l'OAP :</u> 4 points essentiels : • Position semi-assise • Oxygène • Dérivés nitrés • Diurétiques de l'anse

	3 points à connaître : • Si l'oxyénothérapie ne suffit pas à assurer l'hématose : VNI (ventilation non invasive) • OAP + hypotension = choc cardiogénique : mettre des amines pressives (dobutamine) • OAP + anurie : épuration extra-rénale
8	<u>Justification du diagnostic d'intoxication aux digitaliques</u> • Terrain : patiente prenant des digitaliques • Anamnèse : contexte à risque d'intoxication : gastro entérite favorisant l'insuffisance rénale fonctionnelle donc le surdosage médicamenteux • Clinique : signes extracardiaques digestifs, neurologiques et ophtalmologiques + signes cardiaques (bradycardie)

De garde aux urgences, un samedi soir, vous voyez en consultation un patient de 29 ans pour céphalées et douleurs thoraciques.

Les antécédents du patient sont inconnus, il dit ne pas être malade et ne prendre aucun traitement au long cours. Il a été sorti de boite de nuit par le videur car il était « mal ». Les pompiers l'ont transféré aux urgences. Ils ont retrouvé une grande quantité de crack (cocaïne) sur le patient et le soupçonnent d'en avoir consommé une grande quantité. A l'arrivée aux urgences, il est confus, surexcité, et se plaint de vives douleurs à la tête et dans la poitrine, qu'il n'arrive pas à caractériser. Sa pression artérielle est à 230/142 mmHg.

1/ Comment qualifiez-vous la pression artérielle du patient ?

2/ Quelles causes peuvent expliquer une hypertension artérielle majeure comme celle que présente le patient ?

Le bilan biologique réalisé retrouve une urée à 28 mmol/L et une créatininémie à 323 micromol/L. La troponine est négative. Le bilan toxicologique retrouve la présence de cocaïne et d'alcool dans les urines, sans autre drogue.

3/ Vous affirmez le diagnostic d'intoxication aiguë à la cocaïne. Quels sont les risques cardiovasculaires d'une intoxication à la cocaïne ?

4/ Quelle prise en charge thérapeutique proposez-vous concernant le trouble tensionnel?

Votre patient est transféré dans un service adéquat pour prise en charge. Cependant, malgré le traitement, les douleurs thoraciques persistent.

Un ECG est réalisé : il est normal.

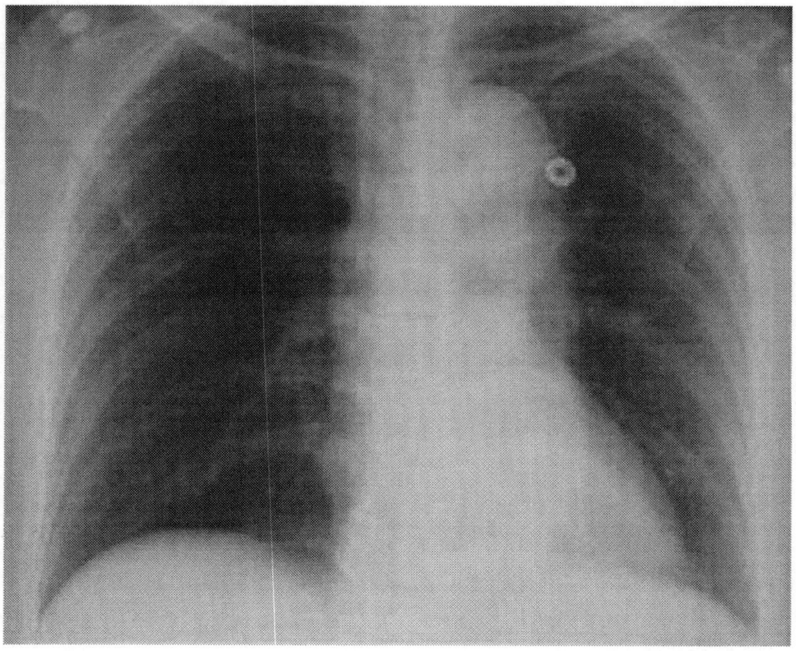

5/ Une radiographie thoracique est réalisée : Interprétez-la.

Une échographie et un scanner thoracique sont réalisés.

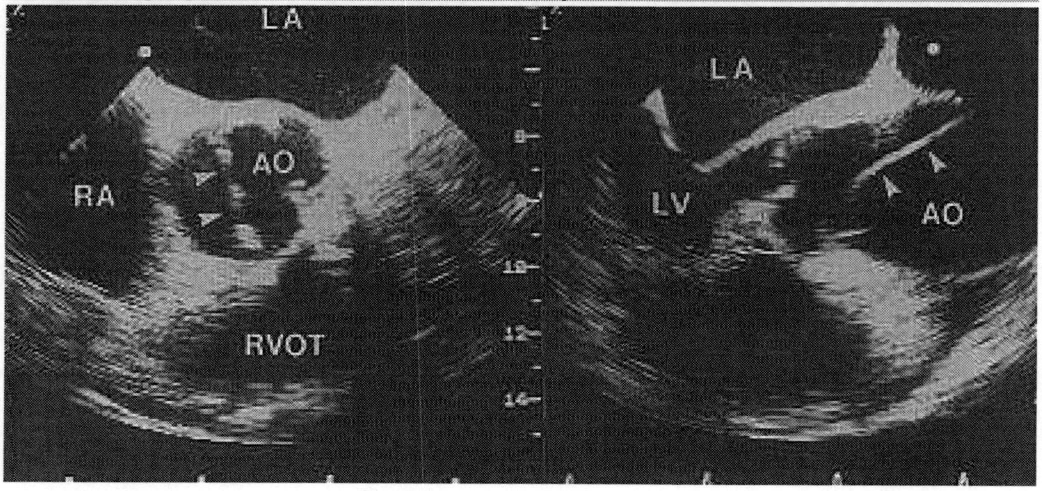

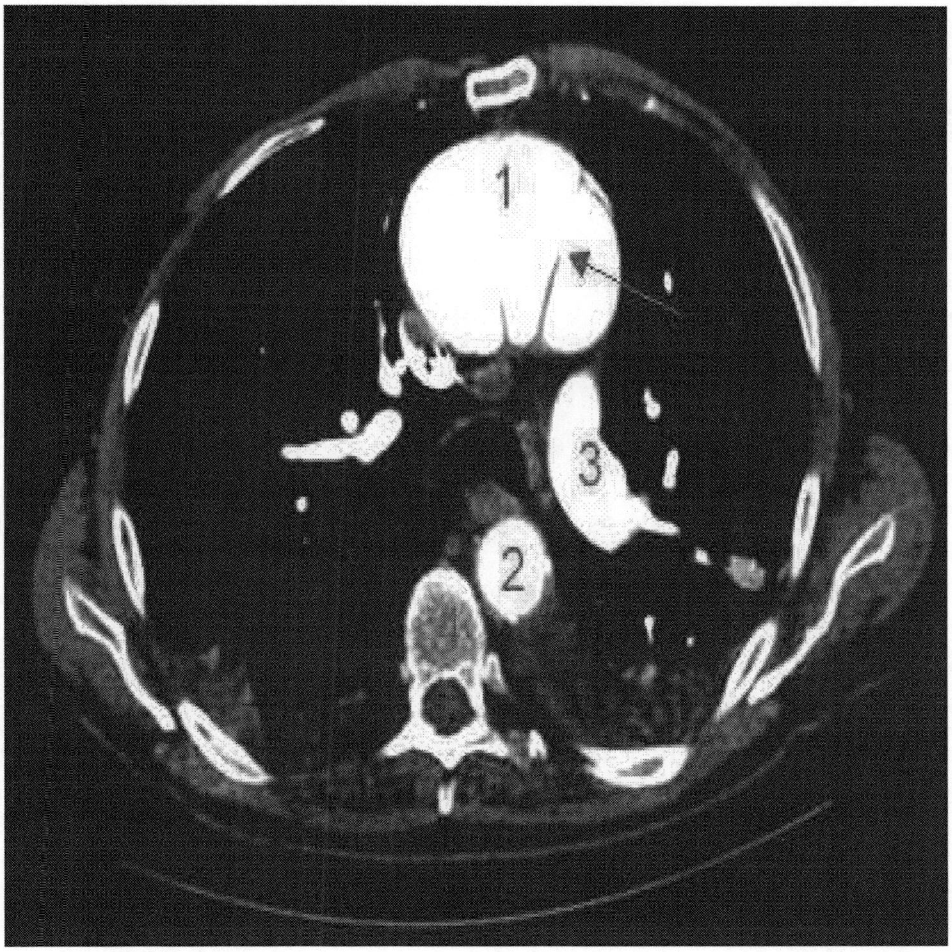

6/ Interprétez le scanner thoracique. A quoi correspondent les chiffres 1 2 3 4 et la flèche ?

7/ Quel est votre diagnostic complet ?

8/ Quelle ets votre prise en charge thérapeutique ?

CORRECTION DOSSIER 38

1/ Comment qualifiez-vous la pression artérielle du patient ?	4
HTA maligne Justification : • Pression artérielle diastolique > 130 mmHg • + souffrance d'organe (encéphalopathie hypertensive)	4

2/ Quelles causes peuvent expliquer une hypertension artérielle majeure comme celle que présente le patient ?	16
• Causes **médicamenteuses** : AINS, corticoïdes, oestroprogestatifs, vasoconstricteurs	2
• Causes **toxiques** : alcool, cocaïne, amphétamines, glycyrrhizine	2
• Causes rénales :	
- Néphropathies vasculaires : **sténose de l'artère rénale** (athéromateuse ou fibrodysplasie)	2
- **Néphropathies** (toute cause d'insuffisance rénale) : néphropathie glomérulaire, tubulaire, interstitielle, vasculaire ou obstructive	2
• Causes vasculaires : **coarctation de l'aorte**	2
• Causes endocriniennes :	
- **Hyperaldostéronisme primaire** : adénome de Conn, hyperplasie bilatérale des surrénales	2
- **Hyperaldostéronisme secondaire** : sténose de l'artère rénale, tumeur à rénine	2
- Hyperminéralocorticisme : o Avec ACTH élevé : maladie de Cushing, sécretion paranéoplasique d'ACTH o Avec ACTH bas : adénome surrénalien, corticosurrénalome malin, corticothérapie au long cours	
- **Phéochromocytome**	2
- Hyperthyroïdie - Acromégalie - Hyperparathyroïdie - Tumeurs carcinoïdes	
• Causes respiratoires : syndrome d'apnées obstructives du sommeil	
• Grossesse : HTA gravidique (par anomalies de la perfusion placentaire)	

3/ Vous affirmez le diagnostic d'intoxication aiguë à la cocaïne. Quels sont les risques cardiovasculaires d'une intoxication à la cocaïne ?	6
• Syndrome adrénergique : HTA pouvant aller à **l'HTA maligne**, tachycardie	2
• **Effet stabilisant de membrane** (Elargissement du QRS, QT long, T plates, troubles du rythme)	2
• Vasoconstriction coronaire et **syndrome coronarien aigu**	2

4/ Quelle prise en charge thérapeutique proposez-vous concernant le trouble tensionnel?	24
Hospitalisation en urgence en unité de **soins intensifs** néphrologique ou	2
cardiologique, **urgence vitale**	2
Mise en condition :	
• **Repos au lit**, au calme, éviter stimulation	3
• **Monitoring** cardiotensionnel et SpO2	2
• Oxygénothérapie si besoin	
• Pose de 2 VVP de bon calibre	
Traitement étiologique (arrêt du toxique, traitement d'une sténose de l'artère rénale, d'un phéochromocytome, ...)	1
Traitement symptomatique :	
• Antihypertenseur : par voie **IVSE** :	2
- **Inhibiteur calcique** : Nicardipine Loxen®	3
- Ou **Antihypertenseur central** : Urapidil Eupressyl®	3
- Vitesse de correction adaptée : initialement **baisser rapidement** de quelques points la pression artérielle jusqu'à obtenir une pression diastolique < 110 mmHg,	2
puis réduction progressive de la pression artérielle au-delà	2
• **Antalgiques** adaptés à la douleur	1
• **Sédatifs** (benzodiazépines) pour l'état d'agitation du patient	1
Prévention des complications de décubitus	
Surveillance clinique et paraclinique de la tolérance et de l'efficacité du traitement	

5/ Une radiographie thoracique est réalisée : Interprétez-la.	6
Radiographie thoracique de face, en inspiration, couché	
Sémiologie	
• Syndrome médiastinal : **élargissement du médiastin** moyen et supérieur	3
• Pas de syndrome pariétal, pas de syndrome pleural, pas de syndrome alvéolaire ou interstitiel	
Interprétation : aspect devant faire évoquer une **dissection de l'aorte thoracique**	3

6/ Interprétez le scanner thoracique. A quoi correspondent les chiffres 1 2 3 4 et la flèche ?	**17**
Interprétation du scanner thoracique :	
• Scanner thoracique **après injection de produit de contraste** intraveineux, en coupes transversales	2
• Sémiologie :	
- **Augmentation de calibre de l'aorte ascendante**	2
- Image de **voile ou flap intimal**, séparant un **vrai chenal d'un faux chenal)**	2+2
• Interprétation : **dissection aortique** intéressant **l'aorte ascendante** : type 2 de Bakey, type A de Stanford	2+2
Légendes :	
• 1 **: aorte thoracique ascendante**	1
• 2 **: aorte thoracique descendante**	1
• 3 **: artère pulmonaire gauche**	1
• 4 **: rachis thoracique**	1
• Flèche **: voile ou flap intimal**	1

7/ Quel est votre diagnostic complet ?	**9**
Hypertension artérielle maligne	1
• Secondaire à une **intoxication à la cocaïne**	1
• Compliquée de :	
- **Dissection aortique** de l'aorte ascendante, **type A de Stanford** ou **type 2 de Bakey**	1+2 1
- **Encéphalopathie hypertensive**	1
- **Insuffisance rénale aiguë** organique	2
• Chez un homme jeune sans antécédent notable	

8/ Quelle ets votre prise en charge thérapeutique ?	**20**
Urgence vitale Hospitalisation en **réanimation chirurgicale.**	2
Mise en condition :	
• Repos au lit strict • **A jeun** • Pose de 2 VVP de bon calibre • Scope – Monitorage cardiotensionnel et SpO2	2
Traitement médical :	
• **Contrôle de la tension artérielle** : objectif de **Pas entre 120 et 100 mmHg:**	3+3
- **Bêta bloquant IV** en 1ère intention (car moins vasodilatateur donc n'augmente pas la tension pariétale) : Brevibloc (demi-vie la plus courte	3

donc maniable) ou Labetolol en titration IV - Si contre indication des bêta bloquants : Inhibiteurs calciques : Diltiazem, Nicardipine en titration IV - Si insuffisant : bêta bloquant + inhibiteurs calciques à doses maximales +- ajouter dérivés nitrés • Calmer la douleur : **antalgiques** adaptés à la douleur : morphiniques (titration IV puis relais PCA) + perfalgan IV (limiter la douleur diminue la stimulation sympathique et les décharges catécholaminergiques qui augmenteraient les contraintes pariétales) • Contre indication à l'anticoagulation efficace • Mesures associées : laxatifs doux pour éviter les manoeuvres de Valsalva, protecteurs gastriques, ...	3
Traitement chirurgical en urgence : **résection aortique et remplacement par un tube prothétique** +- remplacement de la valve aortique et réimplantation des coronaires	2+4
Surveillance clinique et paraclinique de la tolérance et de l'efficacité du traitement	

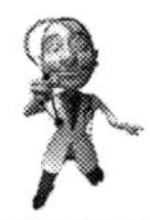

ITEMS ABORDÉS

Item n°128 : Athérome : épidémiologie et physiopathologie. Le malade poly-athéromateux
Item n°129 : Facteurs de risque cardio-vasculaire et prévention
Item n°130 : Hypertension artérielle de l'adulte **Item n° :**
Item n°132 : Angine de poitrine et infarctus myocardique
Item n°197 : Douleur thoracique aiguë et chronique
Item n°45: Addiction et conduites dopantes : épidémiologie, prévention, dépistage. Morbidité, comorbidité et complications. Prise en charge, traitements substitutifs et sevrage : alcool, tabac, psycho-actifs et substances illicites
Item n°214 : Principales intoxications aiguës

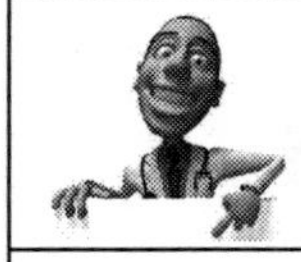

ON REFAIT LE DOSSIER

MESSAGES GENERAUX:

- Intoxication : se baser sur la clinique, la biologie simple plus que sur le bilan toxicologique
- HTA maligne : urgence thérapeutique

QUESTIONS PAS A PAS :

QUESTIONS	COMMENTAIRES
1	<u>Poussée hypertensive</u> Bien différencier les crises aiguës hypertensives sans souffrance viscérale de l'HTA maligne avec souffrance viscérale :

	• HTA sévère sans souffrance viscérale : - Définition : PA systolique > 180 et/ou PA diastolique > 110 mmHg ; pas de signe de souffrance viscérale o Les signes mineurs comme des céphalées isolées, un épistaxis, des vertiges, des acouphènes ne sont pas considérés comme des signes de souffrance viscéraux graves - Prise en charge : ambulatoire, per os, avec surveillance rapprochée pour contrôler la PA en quelques jours • HTA maligne : - Définition : o PA diastolique > 130 mmHg o + Souffrance viscérale : • Rétinopathie hypertensive stade 3 (hémorragie, exsudat) ou 4 (œdème papillaire) • Neurologique : encéphalopathie hypertensive, AVC • Cardiovasculaire : insuffisance cardiaque aigue et OAP, SCA, dissection aortique • Rénaux : insuffisance rénale aigue (néphroangiosclérose maligne) • Hématologique : MAT, CIVD - Prise en charge : urgence thérapeutique, hospitalisation en soins intensifs, baisser la tension par voie intra veineuse (Nicardipine LOXEN, Urapidil EUPRESSYL) o Attention à ne pas baisser trop vite la pression artérielle et à ne pas baisser la tension jusqu'à des valeurs normales d'emblée car risque d'AVC o Donc baisser de 15-20 mmHg de PA systolique en quelques minutes, obtenir des valeurs < 110 mmHg de PA diastolique en quelques heures, puis redescendre lentement
3	<u>Prise en charge d'un surdosage en cocaïne :</u> • Sédation : benzodiazépines • Traitement antiépileptique si nécessaire • Ralentir et réduire l'HTA par bêta bloquants
6	L'échographie visualise également l'image de flap ou voile intimal séparant le vrai du faux chenal
7	<u>Etiologies de la dissection aortique</u> • Hypertension artérielle chez un patient polyathéromateux • Maladies du tissu élastique : - Marfan - Ehlers Danlos • Traumatisme • Iatrogénie (coronarographie, chirurgie cardiaque) • Grossesse

Complications des dissections aortiques

En aigu :

- Fissuration ou rupture (fatale : hémopéricarde avec tamponnade, hémopneumothorax, hémomédiastin, hémopéritoine)
- Insuffisance aortique aiguë
- Tamponnade par hémopéricarde
- Insuffisance cardiaque aiguë par IA massive ou par tamponnade
- Signes d'ischémie : par occlusion des collatérales de l'aorte, ou par compression du vrai chenal par le faux :
  - Coronaires : infarctus du myocarde
  - Cérébrales : accident vasculaire cérébral
  - Médullaire : para ou tétraplégie
  - Rénale : occlusion de l'artère rénale
  - Digestive : ischémie mésentérique, colite ischémique
  - Membres supérieurs : asymétrie tensionnelle, asymétrie des pouls, ischémie aiguë de membre
  - Membres inférieurs : ischémie aiguë des membres inférieurs
- Décès

En chronique : évolution vers un anévrisme de l'aorte

Classification des dissections aortiques

Classification de Stanford :

- Type A : atteint l'aorte ascendante
- Type B : atteint l'aorte descendante seule

Classification de De Bakey :

- Type 1 : Orifice d'entrée dans l'aorte ascendante, extension en aval de de l'artère sous clavière gauche
- Type 2 : Orifice d'entrée dans l'aorte ascendante, arrêt de la dissection avant le tronc artériel brachio-céphalique droit
- Type 3 : orifice d'entrée dans l'aorte descendante après l'artère sous clavière gauche

Traitement des dissections aortiques

Chirurgie en urgence

- Si type A (= type 1 ou type 2)
- Ou si souffrance viscérale, ischémie de membre ou syndrome fissuraire
  - *La chirurgie des types B ou types 3 est très à risque : paraplégie par lésion de l'artère d'Adamkiewicz dans 30% des cas (explique pourquoi on privilégie le traitement médical dans les types B ou types 3 : moins de bénéfice à opérer car moins de complications ; plus de risque chirurgical)*

Traitement médical : contrôle optimal de la pression artérielle dans les types B (type 3)

DOSSIER 39

Cardiologue en ville, vous voyez en consultation un patient de 71 ans, qui vous consulte à la demande de son médecin traitant pour une masse abdominale battante détectée à l'examen clinique.
Hypertendu sous hydrocholorothiazide et dyslipidémique sous fibrates, il est fumeur actif a plus de 2 paquets par jour depuis l'âge de 25 ans.
Votre examen clinique retrouve un signe de de Bakey positif.

1/ Qu'est ce qu'un signe de De Bakey ?

2/ Quelles imageries proposeriez vous pour affirmer votre diagnostic et évaluer morphologiquement les lésions ?

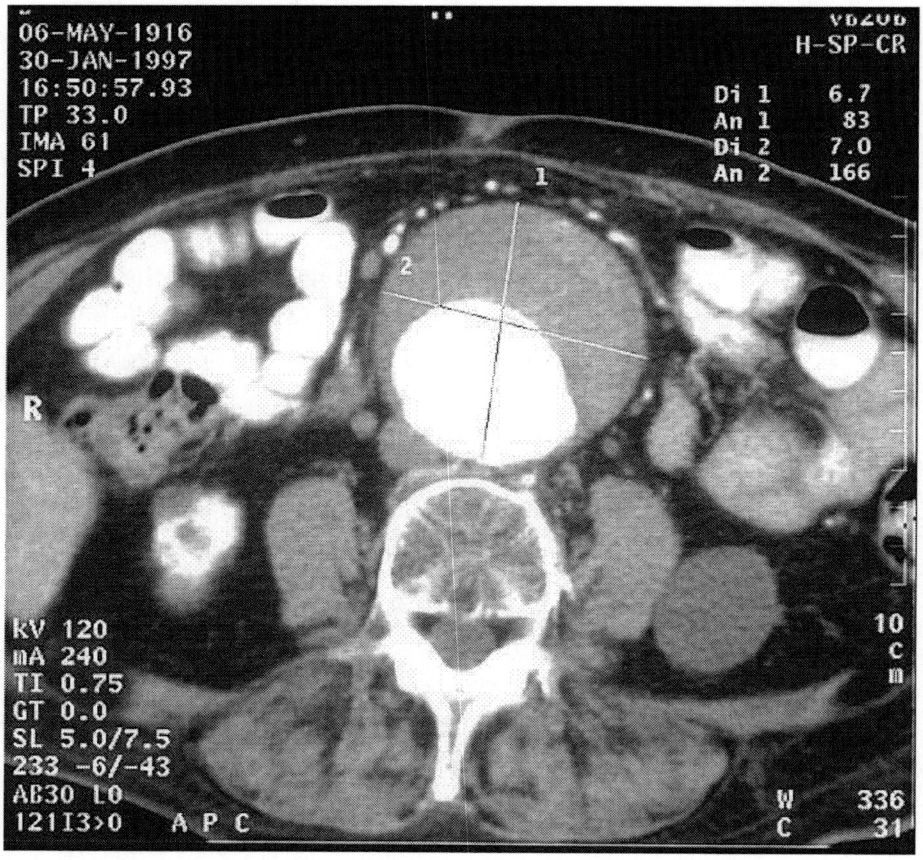

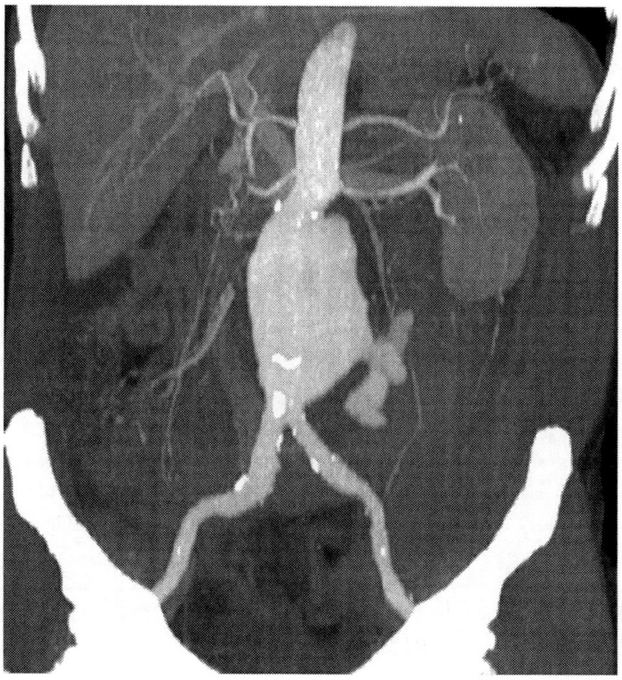

3/ Interprétez l'imagerie réalisée chez ce patient. Quel est votre diagnostic ?

4/ Quel bilan paraclinique réalisez-vous (autre que morphologique) ?

5/ Quel est votre traitement ?

6/ De quels risques du traitement devez vous informer votre patient ?

5 semaines plus tard, votre patient se plaint de fatigue, de myalgies et de douleurs abdominales. Votre examen retrouve cet aspect violacé au niveau des orteils du patient :

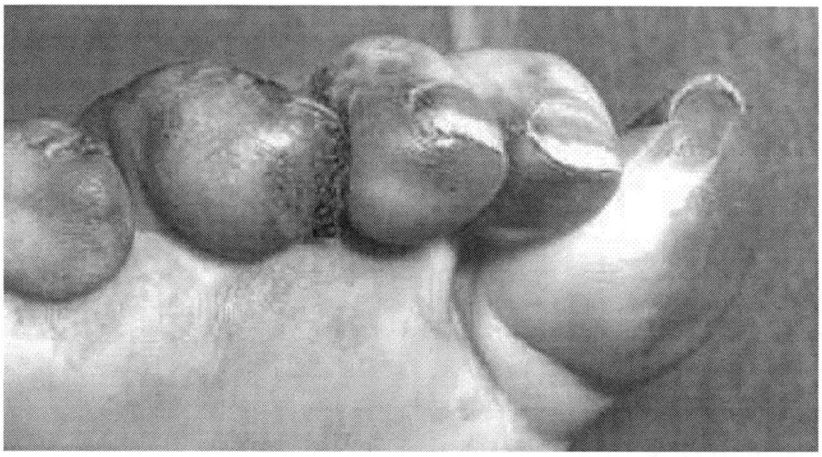

7/ Quel diagnostic suspectez-vous ?

8/ Quels examens paracliniques vous aideront à affirmer ce diagnostic?

CORRECTION DOSSIER 39

1/ Qu'est ce qu'un signe de De Bakey ?	10
• Signe de Bakey positif = **introduction de la tranche de la main entre les côtes inférieures et le pôle supérieur de l'anévrysme.**	5
• Signe le **caractère sous-rénal de l'anévrysme**	5

2/ Quelles imageries proposeriez vous pour affirmer votre diagnostic et évaluer morphologiquement les lésions ?	12
• **Echographie + Doppler abdominal**	3
• **Scanner abdominal sans et avec injection de produit de contraste** iodé (en l'absence de contre indication, notamment insuffisance rénale)	3
• En cas de contre-indication au scanner injecté : **angio-IRM** (moins bonne résolution spatiale que le scanner injecté mais non contre-indiqué si insuffisance rénale)	3
• **L'angiographie** peut être proposée en complément	3

3/ Interprétez l'imagerie réalisée chez ce patient. Quel est votre diagnostic ?	15
Technique : scanner thoracique **avec injection de produit de contraste** : • Coupe transversale • Puis reformations frontales	2
Sémologie:	
• Une volumineuse dilatation fusiforme de l'aorte abdominale sous rénale = **anevrysme**	3
• S'étendant en hauteur **de la naissance des artères rénales à la bifurcation iliaque**	2
• De **diamètre maximal d'environ 7 cm**	2
• Présence d'un **thrombus intra-anevrysmal**	2
• Pas de signe de fissure/rupture : **aucun signe de saignement intra ou retropéritonéal**	2
Diagnostic : **Anévrysme de l'aorte abdominale sous rénal de diamètre > 5cm,** non compliqué, d'origine athéromateuse	2

4/ Quel bilan paraclinique réalisez-vous (autre que morphologique) ? **15**

- Bilan du terrain : maladie athéromateuse, tabagisme, … :
  - Biologie : recherche de facteurs de risque cardiovasculaires
    - NFS plaquettes, Ionogramme, Urée, Créatininémie
    - **Glycémie veineuse à jeun** 2
    - **Bilan lipidique/EAL : CT, LDL, HDL, triglycérides** 2
  - Imagerie : recherche d'autres localisations athéromateuses :
    - Echodoppler des troncs supra-aortiques / vaisseaux du cou
    - **Echodoppler artériel des membres inférieurs** 2
    - Radiographie thoracique (car tabagique)
  - **ECG de repos** 2
    - Si anormal : **test d'ischémie** 2
    - Si anormal : coronarographie

- Bilan pré-opératoire :
  - Biologique : bilan d'hémostase, bilan pré-transfusionnel, fonction rénale
  - Respiratoire : Radiographie thoracique, EFR, Gazométrie artérielle
  - Cardiaque : **Echographie cardiaque** 2
  - Vasculaire :
    - Coronarographie
    - Echodoppler des vaisseaux du cou
  - **Eradication des foyers infectieux** : consultation ORL et dentaire, panoramique dentaire, scanner des sinus 3

5/ Quel est votre traitement ? **18**

Un anévrysme de l'aorte abdominale de plus de 5 cm de diamètre est une indication opératoire.
Chirurgie à prévoir dans les semaines qui suivent.

- Après bilan pré-opératoire
- **Information du patient** sur les bénéfices et les risques de l'opération 3
- **Traitement chirurgical** : 3
  - Temps explorateur : bilan des lésions
  - Temps curateur : **mise à plat de l'anévrysme** et mise en place d'une **prothèse synthétique** 3
  - Anapath des pièces opératoires 3
- Mesures associées :
  - **Antalgiques** adaptés à l'auto-évaluation de la douleur par EVA 3
  - Prise en charge des facteurs de risque cardiovasculaires :
    - **Sevrage tabagique + aide au sevrage** 3
    - Prise en charge de sa dyslipidémie
    - Prise en charge de son HTA
    - Règles hygiéno-diététiques : régime adapté, activité physique, …
  - Prévention des complications de décubitus
- Surveillance clinique et paraclinique de la tolérance et de l'efficacité du traitement

6/ De quels risques du traitement devez vous informer votre patient ? **15**

- **Mortalité** : 2 à 5% 1
- Complications per-opératoires :
  - Complications anesthésiques
  - Complications du terrain : troubles respiratoires, ...
- Complications précoces :
  - Non spécifiques :
    - Hémorragie
    - Infection
    - MTEV
  - Liées au bas débit vasculaire per et périopératoire :
    - **Nécrose digestive ischémique / infarctus mésentérique / colite ischémique** 2
    - **Infarctus du myocarde** 2
    - **Insuffisance rénale** 2
    - Accident vasculaire cérébral, hypoxie ou anoxie cérébrale
  - Liées au décrochement de plaques d'athérome :
    - **Ischémie aigue de membres** 1
    - **Embolies des cristaux de cholestérol** 1
- Complications tardives :
  - Liées à la prothèse :
    - **Fistule prothéto-duodénale** : toute hémorragie digestive chez un sujet porteur d'une prothèse aortique est une fistule prothéto-duodénale jusqu'à preuve du contraire 1
    - **Thrombose** de prothèse 1
    - Infection de prothèse
    - **Pseudo-anevrysme prothétique**, sténose 1
  - Liés à la chirurgie : **complications sexuelles** (artères et plexus nerveux hypogastriques) 2
  - **Récidive** = Evolution de la maladie anévrismale sur les segments artériels sus et sous jacents à la prothèse (anévrisme iliaque ou thoracique 1

7/ Quel diagnostic suspectez-vous ? **5**

Embols de cristaux de cholestérol 5

8/ Quels examens paracliniques vous aideront à affirmer ce diagnostic? **10**

Biologie non spécifique :

- VS, CRP : **syndrome inflammatoire** 1
- NFS avec formule : **hyperéosinophilie** 2
- Complément : **hypocomplémentémie** 1

Examens spécifiques :

- **Fond d'oeil** 2
- **+- Biopsie cutanée** 2
- **+- Ponction biopsie rénale** 2

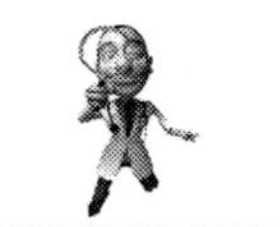

ITEMS ABORDÉS

Item n°128 : Athérome : épidémiologie et physiopathologie. Le malade poly-athéromateux
Item n°129 : Facteurs de risque cardio-vasculaire et prévention
Item n°130 : Hypertension artérielle de l'adulte
Item n°132 : Angine de poitrine et infarctus myocard ique
Item n°197 : Douleur thoracique aiguë et chronique

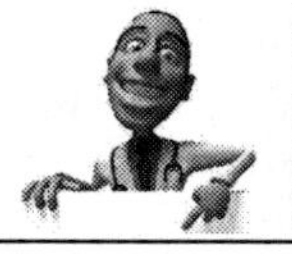

ON REFAIT LE DOSSIER

MESSAGES GENERAUX:

- Patient polyathéromateux : prise en charge globale
- Risque chirurgical d'un anévrysme asymptomatique à contrebalancer avec les risques liés à son évolution naturelle

QUESTIONS PAS A PAS :

QUESTIONS	COMMENTAIRES
1	<u>Principaux facteurs de risque d'anévrysme de l'aorte abdominale :</u> • Age • Sexe masculin • Tabagisme • Hérédité +++ : antécédents familiaux <u>Définition de l'anévrymse de l'aorte abdominale :</u> • Diamètre de l'aorte abdominale > 35 mm <u>Etiologies d'un anévrysme de l'aorte abdominale :</u> • Athérome (> 95% des cas) • Inflammation : Horton, Takayasu, Kawasaki, Behçet • Infectieux : syphilis, endocardites infectieuses, septicémies • Dystrophie artérielle génétique : Marfan, Ehlers Danlos • Post traumatique : dissection, chirurgie, prothèse vasculaire
3	<u>Informations à recueillir au bilan d'imagerie</u> • Présence d'autres anévrysmes vasculaires • Le siège sous rénal ou sus rénal • La longueur du collet de l'anévrysme = longueur entre artère rénale inférieure et début d'anévrysme • la hauteur (plutôt la longueur vraie) de l'anévrysme • l'extension aux artères iliaques ++

5	<u>Indications opératoires d'un anévrysme de l'aorte abdominale :</u> • Diamètre > 50 mm • Croissance rapide > 0,5cm en 6 mois • Anévrysme symptomatique • Anévrysme compliqué : thrombose pariétale ou embolie, anévrysme inflammatoire (syndrome inflammatoire biologique) et infecté, compression
6	<u>Ces risques sont à mettre en balance avec les risques liés à l'évolution directe de la maladie :</u> • Rupture = douleur abdominale aiguë et état de choc - Prérupture: douleur, croissance brutale de l'anévrysme, fragilisation de la paroi, poussée inflammatoire, ... - Rupture rétropéritonéale : entre le rachis, le psoas, le péritoine - Rupture intrapéritonéale : hémorragie interne cataclysmique: collapsus majeur associé à une douleur abdominale intense: décès en quelques minutes - Rupture dans les vaisseaux de voisinage (veine iliaque ou VCI : shunt artérioveineux) - Rupture dans le tube digestif (fistule aortoduodénale : hémorragie digestive) • Syndrome fissuraire : douleurs abdominales ou lombaires avec irradiations basses (inguino-scrotales) • Thrombose et embolies périphériques: - Embolie fibrinocruorique iliaque, fémorale ou poplitée : ischémie aiguë de membre - Embolie de cholestérol • Compressions des organes de voisinage - VCI ou veines iliaques - Erosion d'un corps vertébral, - Uretère (urétéro-hydronéphrose), - Racines nerveuses - Duodenum • Infection ou inflammation de l'anévrysme : parois épaissies et fibrose inflammatoire péri-anévrysmale : douleurs abdominales ou lombaires, amaigrissement, signes urinaires, oedème des membres inférieurs • Décès

Notes personnelles :

Vous recevez en consultation une patiente de 63 ans, adressée par son médecin traitant pour prise en charge cardiovasculaire. Divorcée sans enfant, cette ancienne secrétaire de direction a pour antécédents un diabète de type 2 traité par metformine, une hypertension artérielle sous hyperium®. Elle est tabagique à 43 paquets années, non sevré.

Depuis quelques mois, elle se plaint de crampes brutales, survenant à la marche, après une distance d'environ 250 mètres, l'obligeant à s'arrêter. Les douleurs cessent après quelques minutes de repos.

1/ Concernant le problème vasculaire : quel est votre diagnostic ? Quel est votre examen physique ?

2/ Quel bilan paraclinique proposez-vous ?

3/ Quel serait votre traitement si votre diagnostic était confirmé ?

Votre examen clinique retrouve un souffle systolique sous mamelonnaire gauche, irradiant vers l'aisselle.

4/ Vous suspectez une insuffisance mitrale. Que pouvez vous remarquer à l'auscultation d'une insuffisance mitrale ?

5/ Quelles sont les étiologies de l'insuffisance mitrale ?

La patiente ne se plaint pas d'essoufflement.
L'ECG de la patiente ets le suivant :

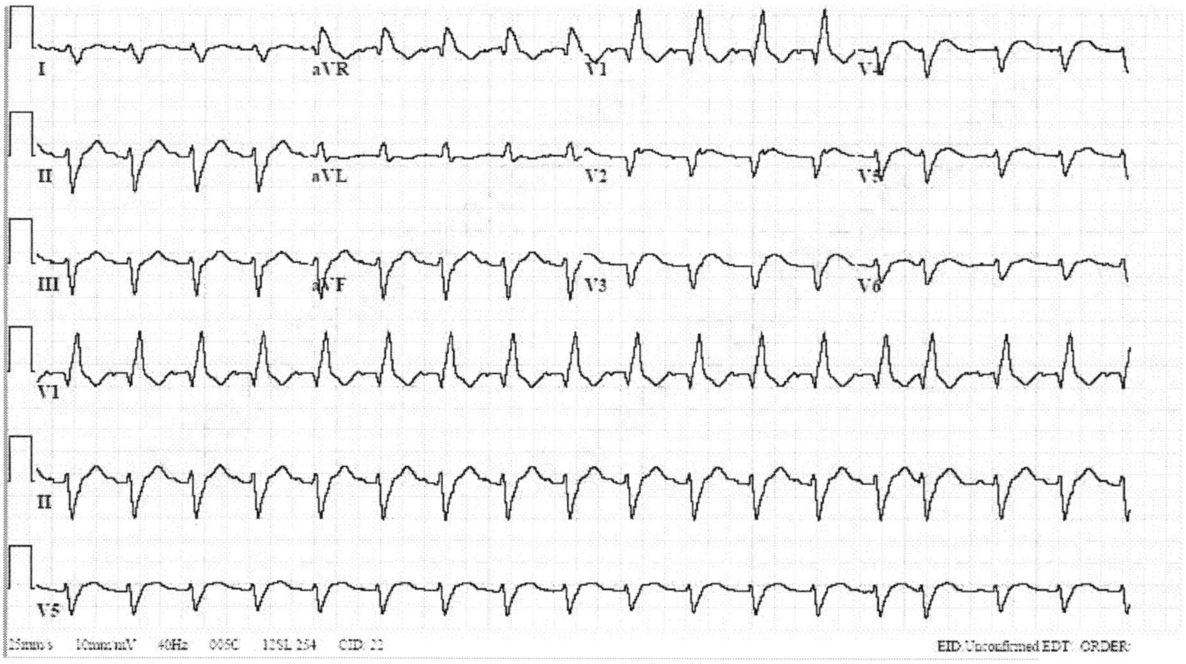

6/ Interprétez cet ECG.

Une échographie cardiaque est réalisée. On retrouve une fraction d'éjection du VG à 45% avec un diamètre télédiastolique du VG à 52 mm. L'insuffisance mitrale semble secondaire à un prolapsus valvulaire mitral, et semble sévère.

7/ Y'a-t-il une indication à une chirurgie valvulaire mitrale ?

Votre patiente ne revient pas vous voir en consultation. Vous la perdez de vue.
Elle revient vous voir 2 ans plus tard pour dyspnée d'effort et tachycardie.
Votre ECG est le suivant :

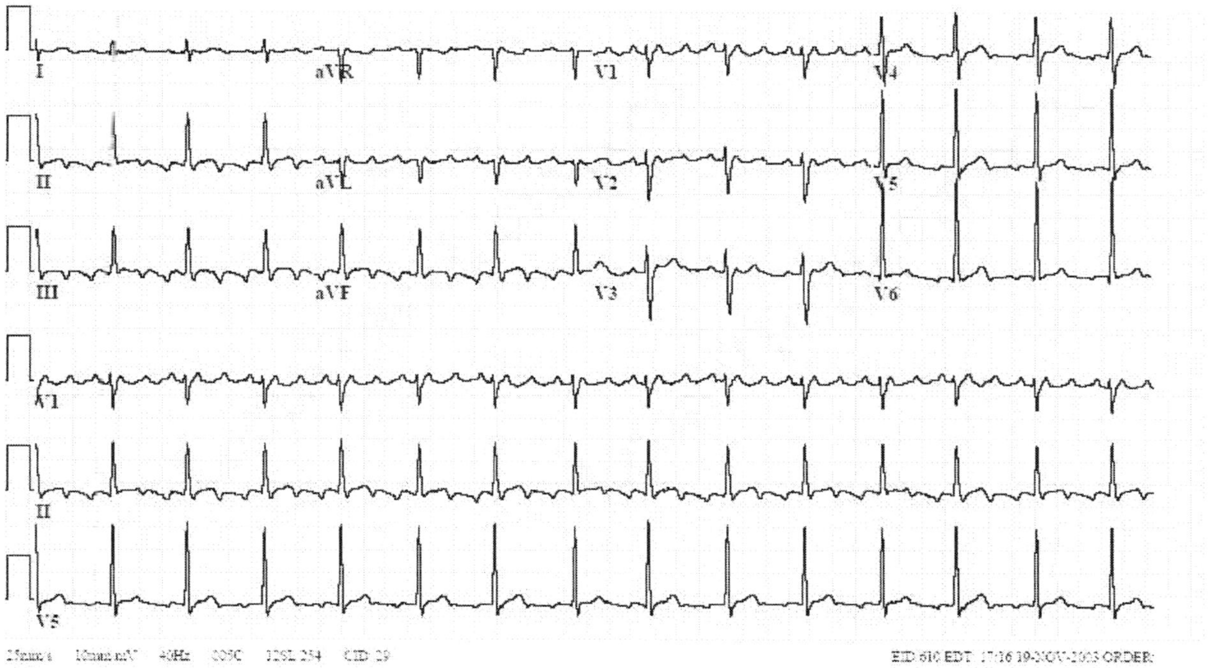

8/ Interprétez cet ECG. A la lumière des nouvelles données, y a-t-il une indication à opérer la valve mitrale de cette patiente ?

CORRECTION DOSSIER 40

1/ Concernant le problème vasculaire : quel est votre diagnostic ? Quel est votre examen physique ?	23
Diagnostic :	
• **Artérite oblitérante**	2
• Des membres inférieurs	
• D'origine **athéromateuse**	1
• De **stade 2 B** avec **claudication intermittente**	2+2
Examen physique :	
• Constantes : pression artérielle, fréquence cardiaque, taille poids et IMC, …	
• Examen vasculaire :	
- Evaluation de l'AOMI :	
o Palpation de tous les **pouls périphériques** : abolition des pouls (essentiellement pédieux et tibiaux postérieurs)	2
o Recherche de **souffles vasculaires** : huméraux, fémoraux, poplités	2
o Mesure de **l'IPS** +++	2
o Recherche de **troubles trophiques** en lien avec une insuffisance artérielle (poul froide, lisse, dépilée, sèche ; érythrocyanose de déclivité ; allongement du temps de recoloration cutanée ; ulcères artériels, gangrène …)	2
- Recherche d'un **anévrysme de l'aorte : palpation**, auscultation (souffle)	2
- Recherche d'une sténose de l'artère rénale : HTA, **souffle périombilical** ou lombaire	2
- Recherche d'athérome carotidien ; **souffle carotidien** (sténose carotidienne), déficit neurologique	2
- Recherche d'athérome coronarien : interrogatoire (angor)	
• Examen cardiaque : auscultation, recherche de signes d'insuffisance cardiaque	
• Examen général : auscultation pulmonaire, **signes de dyslipidémie** (xanthomes, xanthelasmes, arcs cornéens/gérotoxons), **signes évocateurs de diabète** (neuropathie, polyuropolydipsie…)	1 1

2/ Quel bilan paraclinique proposez-vous ?	17
• Biologie :	
- NFS plaquettes, ionogramme, urée créatininémie	
- Glycémie à jeun +- **HbA1c**	2
- **Bilan lipidique** : CT, TG, HDL, LDL	2
• Imagerie et autres examens complémentaires :	
- Evaluation de l'AOMI :	
o **Echodoppler artériel des membres inférieurs**	3
o **Test de marche**	3

- Bilan d'athérome : o Coronarien : **ECG** de repos, +- **test d'ischémie**, +- coronarographie o Carotidien : **échodoppler artériel des troncs supra aortiques et transcrâniens** o Anévrysme aortique : **échodoppler abdominal** o Artères rénales : **échodoppler des artères rénales** - Si une revascularisation invasive est envisagée : angiographie, angioscanner, angioIRM des artères du membre inférieur	 2+1 2 1 1

3/ Quel serait votre traitement si votre diagnostic était confirmé ?	**15**
• Traitement ambulatoire • Traitement médicamenteux : - **Antiagrégants plaquettaires** (aspirine ou clopidogrel) - **IEC** - **Statines** • **Réadaptation vasculaire supervisée** (après épreuve d'effort pré-thérapeutique) : >3x1h/semaine pendant 3 mois • Si échec : **revascularisation** endovasculaire ou chirurgicale • Prise en charge des facteurs de risque cardiovasculaires : - Régime adapté - Encourager une activité physique adaptée - **Sevrage tabagique** et aide au sevrage - Optimisation du traitement de son hypertension artérielle - Dépistage et prise en charge d'un diabète ou d'une dyslipidémie • Surveillance clinique	 3 3 3 3 3 PMZ

4/ Vous suspectez une insuffisance mitrale. Que pouvez-vous remarquer à l'auscultation d'une insuffisance mitrale ?	**10**
• **Souffle : holosystolique** (et d'intensité fixe tout au long de la systole), en **jet de vapeur**, au **foyer mitral** (apex cardiaque), **irradiation axillaire** - Prolapsus valvulaire mitral : click + souffle télésystolique • Si importante : - **Eclat de B2 au foyer pulmonaire** (HTAP) - **Galop protodiastolique** (B3) - **Roulement mésodiastolique de Flint** - **Thrill** • **Déviation à gauche du choc de pointe** (car dilatation du VG)	2 1+1+1 1 1 1 1 1

5/ Quelles sont les étiologies de l'insuffisance mitrale ?	10
• Aigues :	
- **Rupture de cordage** : d'origine ischémique, septique, traumatique ou dégénérative	1
- **Endocardite infectieuse** (rupture de cordage ou lésion d'un feuillet valvulaire)	1
• Chroniques :	
- Dégénérative/dystrophique : **prolapsus valve mitrale** (50% des cas)	2
- **Rhumatisme articulaire aigu**	2
- **Cardiopathie ischémique**	2
- Infectieuses : séquelles d'endocardite infectieuse	
- Autres :	
o Organiques :	
• Traumatiques	1
• Iatrogènes : radiothérapie	1
• Congénitales, **Maladie de Marfan**	
o **Fonctionnelles** :	
• Cardiopathie dilatée	
• Cardiomyopathie chronique obstructive	

6/ Interprétez cet ECG.	5
Description :	
• Régulier, sinusal, tachycardie à 100/min	
• Axe hyperdroit	
• Ondes P normales	
• Espace PR 0,20s	
• QRS large avec positivité retardée à droite et négativité retardée à gauche	
• ST non décalé	
• T normales	
Interprétation : **bloc de branche droit**	5

7/ Y'a-t-il une indication à une chirurgie valvulaire mitrale ?	5
Oui il y a une indication chirurgicale : la patiente est asymptomatique avec une FeVG < 60 % et un DTDVG > 50 mm	5

8/ Interprétez cet ECG. A la lumière des nouvelles données, y a-t-il une indication à opérer la valve mitrale de cette patiente ?	15
ECG :	
• Description :	1
- **Régulier**, non sinusal	1
- **Tachycardie** à environ 95/min	
- Axe normal	
- Ondes P normales	
- Aspect en **toit d'usine avec 3 ondes P pour 1 QRS**	3

- Espace PR entre 0,12 et 0,20 cs
- QRS fins, sans onde Q, sans hypertrophie ventriculaire gauche
- Pas de troubles de la repolarisation 5

- Interprétation : **flutter atrial 3 :1**

5

Oui, il y a toujours indication opératoire car il s'agit d'une insuffisance mitrale symptomatique.

Une échographie cardiaque vérifiera que la FeVG est toujours > 30%. Si la FeVG est < 30%, il faudra rediscuter l'intérêt de la chirurgie en fonction du rapport bénéfice risque de la patiente (risque opératoire, espérance de vie ne fonction des comorbidités)

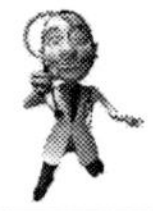

ITEMS ABORDÉS

Item n°128 : Athérome : épidémiologie et physiopathologie. Le malade poly-athéromateux
Item n°129 : Facteurs de risque cardio-vasculaire et prévention
Item n°130 : Hypertension artérielle de l'adulte
Item n°250 : Insuffisance cardiaque de l'adulte
Item n°284 : Troubles de la conduction intracardiaque
Item n°309 : Electrocardiogramme : indications et interprétations
Item n°251 : Insuffisance mitrale

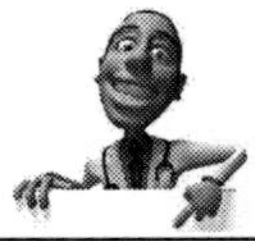

ON REFAIT LE DOSSIER

MESSAGES GENERAUX:

- AOMI : ne pas oublier l'IPS
- Valvulopathies : ne pas oublier de discuter l'anticoagulation, la prévention de l'endocardite

QUESTIONS PAS A PAS :

QUESTIONS	COMMENTAIRES
2	<u>Artérite oblitérante des membres inférieurs :</u> Stade 1= asymptomatique • Définition : abolition d'un ou de plusieurs pouls périphériques (IPS < 0,90), asymptomatique • Bilan paraclinique : - Bilan local, d'athérome des membres inférieurs : échodoppler artériel des membres inférieurs - Bilan d'athérome : o Coronarien : ECG de repos, +- test d'ischémie, +- coronarographie o Carotidien : échodoppler artériel des troncs supra aortiques et transcrâniens

	o Anévrysme aortique : échodoppler abdominal o Artères rénales : Echodoppler des artères rénales - Bilan des facteurs de risque cardiovasculaires : HTA, diabète, dyslipidémie • Prise en charge thérapeutique : - Médicamenteuse : antiagrégant (aspirine ou clopidogrel) + IEC + statine - Des facteurs de risque cardiovasculaire : régime, activité physique, sevrage tabagique, traitement du diabète/HTA/dyslipidémie, ... Stade 2 = claudication intermittente • Définition : douleurs des membres inférieurs à l'effort, après un certain périmètre de marche, disparaissant au repos - Stade A si périmètre de marche > 100m - Stade B si périmètre de marche < 100m • Bilan paraclinique : - Idem stade 1 - Test de marche - Si une revascularisation invasive est envisagée : angiographie, angioscanner, angioIRM des artères du membre inférieur • Prise en charge thérapeutique : - Idem stade 1 - Réadaptation vasculaire supervisée (après épreuve d'effort pré-thérapeutique) : >3x1h/semaine pendant 3 mois - Si échec : revascularisation endovasculaire ou chirurgicale Stade 3 et 4 = ischémie permanente critique : • Définition : douleurs de decubitus (stade 3) ou troubles trophiques (stade 4) depuis au moins 15 jours avec une PA systolique <50 mmHg à la cheville ou < 30 mmHg à l'orteil • Bilan paraclinique : idem stade 2, le bilan pré-revascularisation étant impératif • Prise en charge thérapeutique : - Revascularisation systématique : endovasculaire ou chirurgicale - Médicamenteuse : o Antiagrégants (aspirine ou clopidogrel) + IEC + statine o Antalgiques o Vasodilatateurs (prostaglandines) o Prévention des complications de décubitus par héparine - Des facteurs de risque cardiovasculaire : régime, activité physique, sevrage tabagique, traitement du diabète/HTA/dyslipidémie, ... - Rééducation - En dernier recours : amputation (niveau selon TcPO2)
5	<u>Physiopathologie et ECG dans l'insuffisance mitrale chronique :</u> Une insuffisance mitrale entraîne des conséquences : • En amont : - Distension atriale : d'où risque de : o Trouble du rythme atrial

	o Thrombus atrial gauche d'où risque d'accident thrombo-embolique - Hypertension artérielle pulmonaire post capillaire • En aval : baisse du débit cardiaque, initialement compensée par par augmentation du volume télédiastolique du ventricule gauche (loi de Starling) : - Dilatation du ventricule gauche sans hypertrophie (car le ventricule éjecte en partie vers l'oreillette donc avec une post charge très basse); la dilatation est finalement délétère puisqu'elle majore l'insuffisance mitrale par dilatation de l'anneau mitrale - Puis insuffisance cardiaque gauche ou globale (lorsque le mécanisme de compensation par dilatation est dépassé) <u>L'insuffisance mitrale chronique entraîne une dilatation atriale puis ventriculaire gauche, d'où la fréquence à l'ECG de :</u> • Dilatation atriale : - Hypertrophie atriale gauche - Troubles du rythme atriaux : fibrillation, flutter, extrasystoles • Dilatation ventriculaire : - Hypertrophie ventriculaire gauche - Troubles du rythme ventriculaire : extrasystoles, salves de TV - Troubles conductifs tardifs : bloc atrio-ventriculaire, bloc de branche gauche
7	<u>Indication chirurgicale dans l'insuffisance mitrale :</u> • IM asymptomatique : - FeVG < 60% - Diamètre télédiastolique du VG > 50 mm - HTAP > 50 mmHg - Fibrillation atriale • IM symptomatique : - Si FeVG > 30% : chirurgie - Si FeVG < 30% : risque opératoire important : o Si la fuite mitrale répond au traitement médical : traitement médical seul o Si la fuite mitrale est réfractaire au traitement médical : discuter chirurgie ou transplantation cardiaque <u>Quand opérer ?</u> • Trop tôt : diminution de survie dans les premiers mois (risque opératoire) • Trop tard : pas de récupération de la fonction ventriculaire gauche Sur une insuffisance mitrale chronique bien suivie, les valeurs seuils pour décider de la chirurgie sont une FeVG à 60% et un diamètre télédiastolique du VG de 40-45 mm. <u>Comment opérer ?</u> Privilégier les plasties mitrales si elles sont réalisables +++

De garde aux urgences, vous recevez en consultation une patiente de 57 ans pour détresse respiratoire aiguë.

Elle est suivie par son médecin traitant pour un « souffle au cœur » qui aurait été diagnostiqué à l'adolescence. Elle n'a pas d'autre antécédent médical. Sa dernière échographie cardiaque remonte à plus de 3 ans et retrouvait une insuffisance aortique modérée sur bicuspidie aortique, avec une FeVG à 53%, une VG non dilaté (VTDVG 57 mm, VTSVD 39 mmHg), sans dilatation aortique.

Depuis quelques mois, la patiente présente un essoufflement inhabituel lors des efforts importants (tels que le jardinage ou la marche en côte).

L'avant-veille, la patiente a ressenti des palpitations, qui ont persisté pendant toute la journée, puis un essoufflement d'aggravation progressive. Cette nuit, elle n'arrivait plus à s'allonger. Son mari a appelé les pompiers qui ont transféré la patiente aux urgences.

A l'examen clinique : Patiente pâle, très asthénique, en sueur. Constantes : PA 79/31 mmHg, tachycardie à 120/min, poul filant, polypnée à 27/min, SpO2 84% sous 4L d'O2 aux lunettes. Marbrures des deux genoux, extrémités froides ; dyspnée importante avec tirage sous costal et cyanose modérée. Auscultation cardiaque : souffle

Diastolique au foyer aortique irradiant vers l'apex cardiaque, galop B3, éclat de B2. Oedèmes des membres inférieurs, supérieurs et des lombes ; turgescence jugulaire, reflux hépatojugulaire. Auscultation pulmonaire : murmure vésiculaire symétrique, râles crépitants bilatéraux jusqu'à mi champ pulmonaire Abdomen souple et indolore, hépatomégalie douloureuse Examen neurologique : Confusion et désorientation sans signe de focalisation.

Un ECG et une radiographie thoracique sont réalisés :

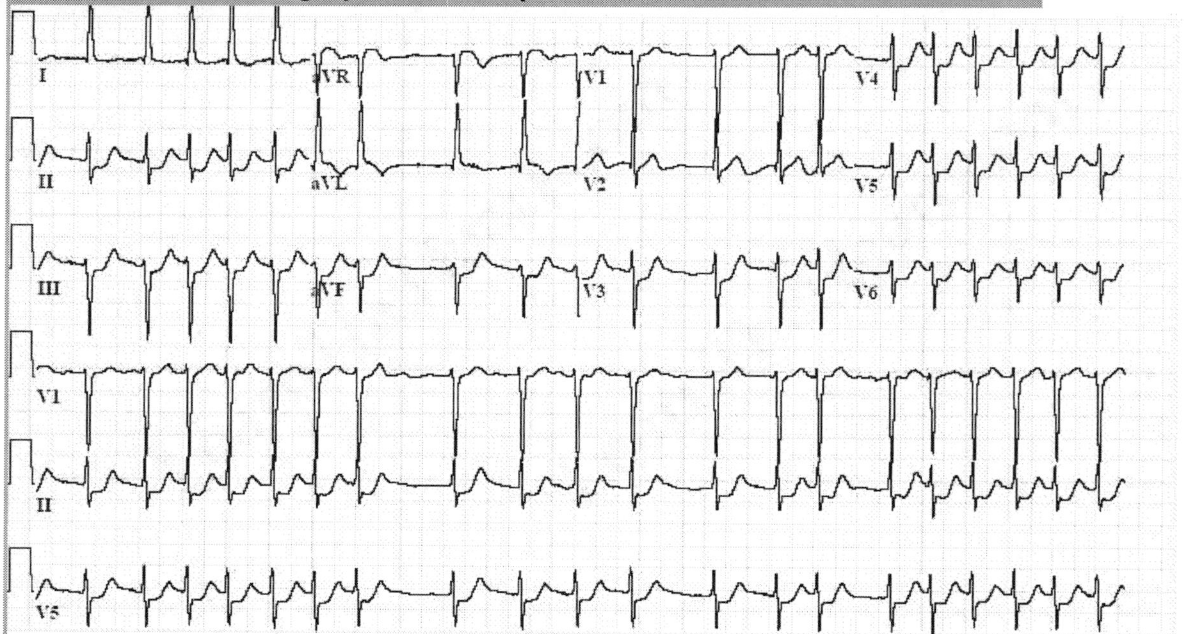

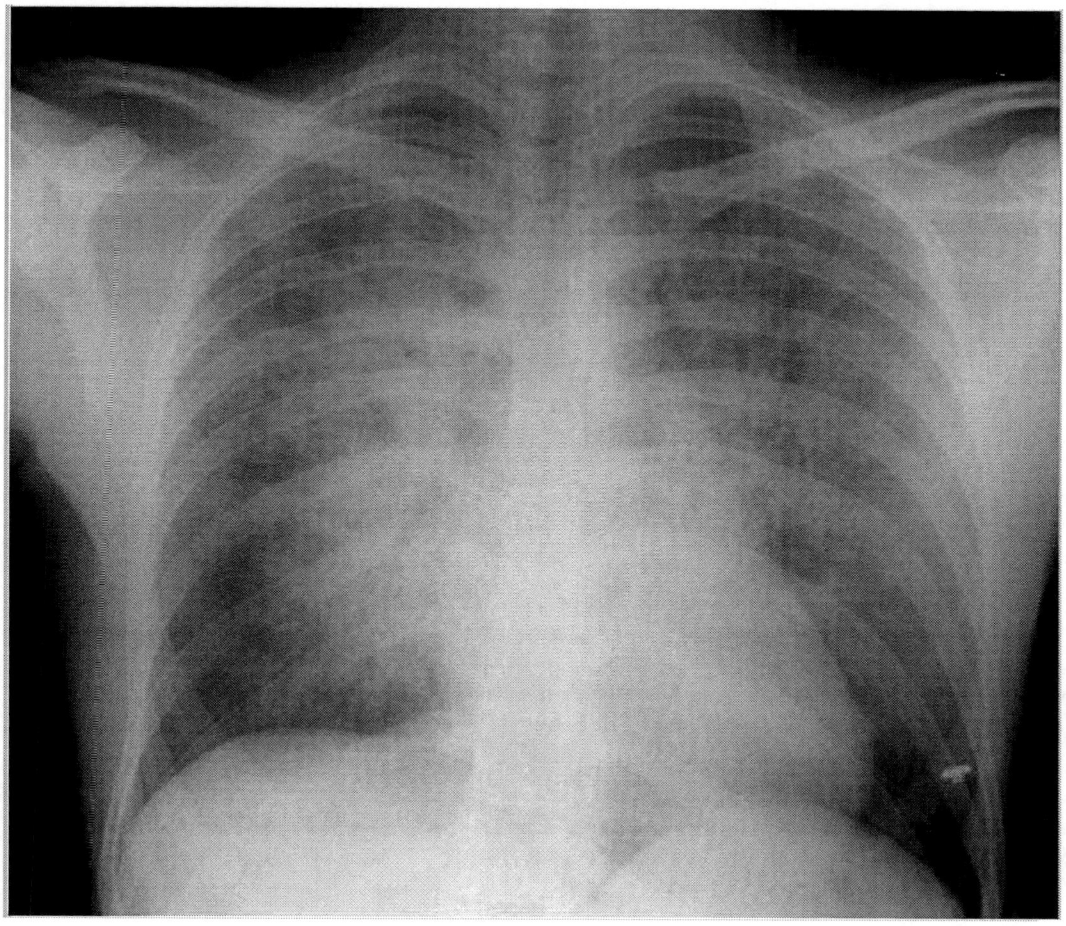

1/ Interprétez l'ECG.
2/ Interprétez la radiographie thoracique.

Le bilan biologique de la patiente retrouve :
NFS plaquettes : GB 12000/mm3 dont 9500 PNN, Hb 13 g/dL, plaquettes 180 000/mm3 ; Ionogramme : kaliémie 4,9 mmol/L, natrémie 127 mmol/L, Chlorures 99 mmol/L, créatininémie 180 micromol/L ; ALAT et ASAT 5N, GGT PAL 2N, bilirubine 1,5 N ; Gaz du sang sous 8L d'O2 au masque à haute concentration : pH 7,43, PaO2 62 mmHg, PaCO2 35 mmHg, bicarbonates 26 mmol/L, lactates 3,5 ; Troponine négative ; BU négative ; BNP > 5000

3/ Quel est votre diagnostic ?
4/ Quelle est votre prise en charge thérapeutique globale ?
5/ Quel est le risque de mortalité à 1 mois de la patiente ?

Concernant l'insuffisance aortique :
6/ Quels signes cliniques doivent vous faire évoquer une insuffisance aortique ?
7/ Quelles sont les étiologies de l'insuffisance aortique ?
8/ Quelles sont les indications chirurgicales dans cette valvulopathie ?

CORRECTION DOSSIER 41

1/ Interprétez l'ECG.	**10**
Description :	
• Rythme **irrégulier**, non sinusal	2
• **Tachycardie** à environ 120/min	2
• Axe gauche	
• Absence d'onde p mais trémulation de la ligne de base	
• **QRS fins**, sans onde Q, hypertrophie ventriculaire gauche	1
• **Troubles de la repolarisation** : St sous décalé en D1 D2 VV2 V3 V4 V5 V6 ; T négatives en D1 VL	1
Interprétation : **fibrillation atriale** (tachycardie irrégulière à QRS fins, pas d'ondes P mais trémulation de la ligne de base)	4

2/ Interprétez la radiographie thoracique.	**10**
Radiographie thoracique de face au lit de la patiente :	
Sémiologie :	
• **Redistribution vasculaire apicale**	2
• **Syndrome interstitiel** (= opacités non systématisées, non confluentes, à limite nette, sans bronchogramme aérique) diffus avec lignes de Kerley B	2
• **Syndrome alvéolaire** (= opacités systématisées, confluentes, à contour flou, avec bronchogramme aérique) bilatéral et symétrique, **péri hilaire en ailes de paillons**	2 2
Interprétation : **Œdème aigu du poumon cardiogénique**	2

3/ Quel est votre diagnostic ?	**10**
• **Choc cardiogénique** avec insuffisance cardiaque globale aiguë : - Gauche : oedème aigu du poumon - Droite : anasarque, turgescence jugulaire, reflux hépatojugulaire, hépatomégalie douloureuse	2
• Compliquée : - De détresse respiratoire aiguë par **oedème aigu du poumon** - Bas débit cérébral avec confusion - Insuffisance rénale (rein de choc), altération du bilan hépatique (foie de choc), hyponatrémie par inflation hydrosodée	2
• Facteurs déclenchants : un passage en **fibrillation atriale**	2
• Sur une cardiopathie valvulaire avec **insuffisance aortique chronique** sur **bicuspidie aortique**	2 2

4/ Quelle est votre prise en charge thérapeutique globale ? **30**

Hospitalisation en urgence en **soins intensifs** (USIC) ou en réanimation 1
Urgence vitale

- Mise en condition :
  - Repos au lit en **position semi-assise** 2
  - Pose de voies veineuses (2VVP de bon calibre, voie centrale si possible pour les catécholamines)
  - Scope – Monitorage cardio-tensionnel et SpO2
- Traitement du choc cardiogénique et de l'OAP : 2
  - **Oxygénothérapie** adaptée pour SpO2 > 92% 2
  - **Ventilation non invasive**
  - Intubation orotrachéale et ventilation mécanique si nécessaire 3
  - **Catécholamines : Dobutamine** IVSE 2
  - **Contre indication aux dérivés nitrés** du fait de l'hypotension artérielle 2
  - **Diurétiques de l'anse IV** : furosémide LASILIX, a instaurer dans un
    second temps si reprise de diurèse et amélioration des chiffres 1
    tensionnels 3
  - **Restriction hydrique, régime hyposodé**
  - **Epuration extra-rénale** si anurie 2
- Traitement de la fibrillation atriale : 2
  - **Anticoagulation efficace** par héparine (HBPM ou HNF) 1
  - **Ralentir** la cadence ventriculaire :
    - **Digitaliques (DIGOXINE)** pour fc < 90/min
    - Les Beta-bloquants et les Inhibiteurs calciques bradycardisants
      (Diltiazem, Verapamil) sont contre-indiqués à la phase aigue du fait 2
      du choc cardiogénique
  - **Cardioversion** :
    - En urgence si impossiblité de stabiliser la patiente sur le plan hémodynamique
    - Après 3 semaines d'anticoagulation efficace ou après ETO montrant l'absence de thrombus intra-atrial
    - Méthode :
      - Choc électrique externe 5
      - Ou cardioversion médicamenteuse (dose de charge d'anti-arythmiques type Cordarone)
    - Suivi d'au moins 4 semaines d'anticoagulation efficace
- Traitement de l'insuffisance aortique : traitement chirurgical : **remplacement valvulaire aortique**
- Mesures associées :
  - Prévention des complications de décubitus, nursing, bas de contention
  - Education
    - Aux AVK
    - Aux digitaliques : respecter les posologies, connaître les signes de surdosages et la conduite à tenir
- Surveillance :
  - Clinique :
    - Efficacité : constantes (TA, Fc, Fr, SpO2), conscience, signes de détresse respiratoire, poul, auscultation pulmonaire
    - Tolérance : signes de surdosage en anticoagulants, signes de surdosage en digitaliques, signes de phlébite
  - Paraclinique :
    - Efficacité : Gazométrie artérielle, radiographie thoracique, ECG, TCA, INR
    - Tolérance : plaquettes 2x/semaines

5/ Quel est le risque de mortalité à 1 mois de la patiente ? — **5**

Mortalité dans le choc cardiogénique : environ **60%** — 5

6/ Quels signes cliniques doivent vous faire évoquer une insuffisance aortique ? — **10**

- **Pression artérielle différentielle élargie** (favorise l'angor fonctionnel : augmentation des besoins myocardiques en oxygène car pression systolique élevée, diminution des apports coronariens car pression diastolique faible) — 2
- **Hyperpulsatilité artérielle** — 2
- Auscultation :
  - Souffle **diastolique** (protomésodiastolique), au foyer aortique, doux, fin, — 1
    humé, aspiratif, **irradiant vers l'apex du coeur** — 1
  - **Pistol shot mésosystolique** — 1
  - **Roulement diastolique de Flint au foyer mitral** — 1
- Si grave :
  - Thrill
  - **Galop proto diastolique (B3)** — 1
  - **Eclat de B2 d'HTAP**, souffle d'insuffisance tricuspide — 1
  - Signes d'insuffisance cardiaque

7/ Quelles sont les étiologies de l'insuffisance aortique ? — **15**

- Insuffisance aortique aiguë :
  - **Endocardite infectieuse** — 2
  - **Dissection aortique type A** — 2
  - **Thrombose** de prothèse mécanique — 1
  - Traumatisme ou iatrogénie (cathétérisme artériel)

- Insuffisance aortique chronique :
  - Dilatation de la valve aortique, l'anneau aortique ou l'aorte ascendante : **maladie de Marfan** — 2
  - **Rhumatisme articulaire aigu** — 3
  - **Endocardite infectieuse** — 2
  - Congénitale : **bicuspidie aortique** — 3
  - Aortites inflammatoires (spondylarthropathies, Fiessinger Leroy Reiter, Crohn, Behçet, Takayasu, lupus, polyarthrite rhumatoïde) ou infectieuse (syphilis)
  - HTA avec fuites fonctionnelles si poussées hypertensives associées à un anévrysme de l'aorte ascendante

8/ Quelles sont les indications chirurgicales dans cette valvulopathie ?	10
• IA **symptomatiques**	4
• IA compliquées :	
- **Dilatation du VG** : diamètre télédiastolique du VG > 70 mm, diamètre télésystolique du VG > 50 mm	2
- **Fraction de raccourcissement < 30%**	2
- **Anévrisme de l'aorte ascendante > 55mm**	1
- **Dissection aortique type A**	1

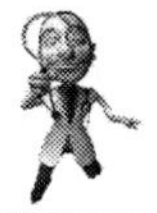

ITEMS ABORDÉS

Item n°250 : Insuffisance cardiaque de l'adulte
Item n°236 : Fibrillation auriculaire
Item n°309 : Electrocardiogramme : indications et interprétations
Item n°325 : Palpitations
Item n°193 : Détresse respiratoire aiguë du nourrisson de l'enfant et de l'adulte. Corps étranger des voies aériennes supérieures
Item n°198 : Dyspnée aiguë et chronique
Item n°200 : Etat de choc

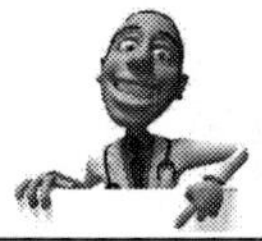

ON REFAIT LE DOSSIER

MESSAGES GENERAUX:

- Choc cardiogénique : contre indication des traitements hypotenseurs…
- Choc cardiogénique + OAP : pas de dérivés nitrés
- Choc cardiogénqiue + FA : pas de bêta bloquants ou inhibiteurs calciques…

QUESTIONS PAS A PAS :

QUESTIONS	COMMENTAIRES
1	<u>Etiologies des fibrillations atriales :</u> Causes cardiaques : • Endocarde : valvulopathies (mitrales +++) • Myocarde : cardiomyopathies, myocardites, IDM • Péricarde : péricardite • Coronaires : infarctus • Rythme Causes extracardiaques : • Fièvre • Métaboliques : hypokaliémie, hypercalcémie • Endocriniennes : hyperthyroïdie, phéochromocytome

	• Toxique : alcool, cocaïne • Iatrogène : beta2mimétiques, adrénaline, amphétamines • Idiopathique
2	<u>Signes radiographiques de l'oedème aigu du poumon :</u> • Cardiomégalie • Redistribution vasculaire apicale • Syndrome interstitiel (= opacités non systématisées, non confluentes, à limite nette, sans bronchogramme aérique) diffus avec lignes de Kerley B • Syndrome alvéolaire (= opacités systématisées, confluentes, à contour flou, avec bronchogramme aérique) bilatéral et symétrique, péri hilaire en ailes de papillons • Scissurite • Pleurésie liquidienne
3	<u>Traitement de l'OAP :</u> 4 points essentiels : • Position semi-assise • Oxygène • Dérivés nitrés • Diurétiques de l'anse 3 points à connaître : • Si l'oxyénothérapie ne suffit pas à assurer l'hématose : VNI (ventilation non invasive) • OAP + hypotension = choc cardiogénique : mettre des amines pressives (dobutamine) • OAP + anurie : épuration extra-rénale
7	<u>Physiopathologie de l'insuffisance aortique</u> La fuite aortique chronique induit une surcharge volumétrique du ventricule gauche, d'où : • Dilatation progressive • Et hypertrophie (pour normaliser des contraintes pariétales) Ces mécanismes adaptatifs sont initialement bénéfiques (augmentent le volume d'éjection systolique) puis ensuite délétères (chute de l'inotropisme si dilatation majeure, augmentation de la consommation en oxygène du myocarde et troubles de la microperfusion si hypertrophie majeure) aboutissant à l'insuffisance cardiaque gauche
8	<u>Traitement de l'insuffisance aortique chronique :</u> • Médical : - Traitement de l'insuffisance cardiaque : essentiellement les IEC en prévention du remodelage cardiaque - Régime hyposodé, diurétiques de l'anse si signes congestifs • Chirurgical : remplacement valvulaire aortique par prothèse (bioprothèse ou prothèse mécanique) +- remplacement de l'aorte initiale si dilatation de l'aorte ascendante

Notes personnelles :

De garde aux urgences, vous recevez en consultation une patiente de 76 ans pour dyspnée et oppression thoracique.

Veuve, cette ancienne coiffeuse vit seule mais voit régulièrement ses petits enfants. Elle a pour antécédent un diabète de type 2 traité par Metformine (et régime, qu'elle a d'ailleurs très bien suivi vu qu'elle a perdu plus de 10 kg et pèse actuellement 52 kg pour 1m59), et une hypertension artérielle sous hydrochlorothiazide. Elle a été opérée d'une appendicectomie dans l'enfance, d'une cholecystectomie il y a une dizaine d'années, et d'un kyste de l'ovaire droit. Elle ne fume pas et ne boit pas d'alcool.

Les douleurs thoraciques ont débuté la veille. Rétrosternales, sans irradiation, oppressives, elles ont duré environ 1 heure, le soir, alors qu'elle regardait la télévision. Puis les douleurs ont cédé. Cette nuit, la patiente a été réveillée, pour des douleurs identiques, vers 4 heures du matin. Elle a attendu jusqu'à 6 heures avant de se rendormir.

Vers midi, les douleurs sont revenues alors qu'elle était au téléphone avec sa fille, qui s'ets inquiétée et a appelé les pompiers qui ont emmenés la patiente aux urgences.

Votre examen clinique retrouve une patiente en bon état général. Sa fréquence cardiaque est à 91/min, sa pression artérielle à 142/87 mmHg. Elle est apyrétique, l'examen est sans particularité à l'exception de quelques crépitants aux deux bases. Elle n'a plus de douleur thoracique lorsque vous examinez la patiente.

1/ Quelles sont les étiologies des douleurs thoraciques ?

2/ Quel est votre bilan paraclinique ?

L'ECG est sans particularité.

Votre bilan biologique retrouve une élévation de la troponine à 0,22 ng/mL (normale < 0,15 ng/mL).

3/ Quel est votre diagnostic ? Réalisez-vous une coronarographie en urgence ?

4/ Quelle prise en charge thérapeutique proposez-vous ?

Alors que la patiente était transférée vers le service de cardiologie, elle présente une récidive de douleur thoracique. L'ECG percritique suivant est réalisé :

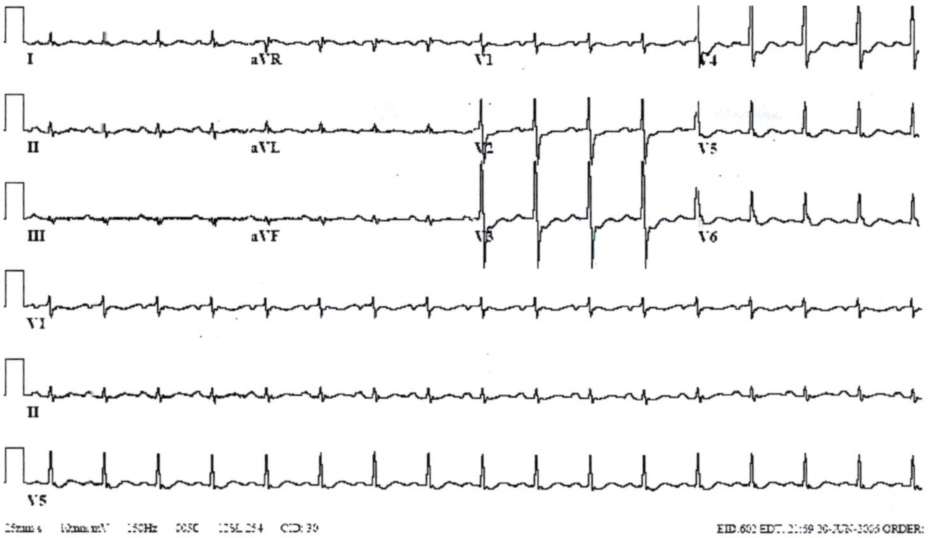

5/ Interprétez l'ECG.

6/ Quels critères feraient réaliser une coronarographie en urgence chez cette patiente ?

Une coronarographie est réalisée. Elle retrouve une sténose du tronc commun à 70% et de l'interventriculaire antérieure à 80%. Un pontage coronarien est prévu.

7/ Quel bilan pré-opératoire réalisez-vous ?

CORRECTION DOSSIER 42

1/ Quelles sont les étiologies des douleurs thoraciques ?	**15**
• Causes cardiaques :	
- **IDM : SCA ST+ et non ST+**	1
- **Angor**	1
- **Péricardite**	1
- **Myocardite**	1
- Tako Tsubo (= myocardite de stress = syndrome de ballonisation apical)	
• Causes vasculaires :	
- **Dissection aortique**	1
- **Fissuration/rupture d'anévrysme aortique**	1
• Causes pulmonaires :	
- **Embolie pulmonaire**	1
- **Pneumothorax, pleurésie**	1+1
- **Pneumopathie**	1
• Causes digestives :	
- **Oesophagite**, spasme oesophagien, rupture oesophagienne	1
- **Ulcère gastro-duodénal**, gastrite	1
- **Pancréatite aiguë**	1
- Cholecystite	
- **Hépatite** aiguë	1
• **Causes pariétales** :	1
- Zona	
- Syndrome de Tietze, douleurs costales	
• Autres : drépanocytose (enfants), ...	

2/ Quel est votre bilan paraclinique ?	**25**
En urgence :	
• Biologie :	
- NFS plaquettes	
- Ionogramme, **urée, créatininémie**	2
- Marqueurs de nécrose myocardique :	
o **Troponine à l'entrée** et **4 h après** (cycle de troponine)	2+2
o Enzymes cardiaques : myoglobine, CPK	
- Bilan des facteurs de risque cardiovasculaires :	
o **Glycémie**, glycémie à jeun : HBA1c si diabète	2
o **Bilan lipidique** : CT, HDL, TG, LDL calculé	2
- BNP (insuffisance cardiaque?), CRP PCT, D-dimères (diagnostic différentiel)	
• Imagerie :	3
- **Radiographie thoracique** : cardiomégalie ? Diagnostic différentiel de la douleur thoracique ?	3
o **Echographie cardiaque**	4

- ECG **18 dérivations**
- En fonction du résultat de ces examens :
  o Si le bilan est entièrement normal : on proposera un **test d'ischémie** pour éliminer une étiologie coronarienne et rassurer le patient (SCA non ST+ à faible risque)
  o Si le dosage de la troponine s'élève, s'il apparaît des anomalies ECG, si l'échographie est anormale, on proposera une coronarographie (SCA non ST+ à moyen ou fort risque)
	5

3/ Quel est votre diagnostic ? Réalisez-vous une coronarographie en urgence ?	**12**
Diagnostic :	
• **Syndrome coronarien aigu**	2
• **Sans sus décalage de ST**	2
• **A fort risque** : élévation des troponines (mais sans modification électrique)	2
• Non compliqué	
Non, on ne réalise pas de coronarographie en urgence.	4
• Dans les syndromes coronariens aigus sans sus décalage de ST, il y a deux cas de figure : - Soit la patiente est à fort ou moyen risque (modification électrique, élévation de troponine, antécédents personnels coronariens, nombreux facteurs de risque tels que diabète ou insuffisance rénale) : il y a indication à une **coronarographie précoce à réaliser dans les 72 heures** (mais non en urgence) ➔ il s'agit du cas de cette patiente	2
- Soit la patiente est à faible risque (aucun des critères précédents) : la coronarographie ets élective : elle peut être faite dans un délai plus lointain, ou peut ne pas être réalisée si un test d'ischémie écarte une cause coronarienne aux douleurs thoraciques	

4/ Quelle prise en charge thérapeutique proposez-vous ?	**20**
• Hospitalisation en urgence en **USIC** (unité de soins intensifs de cardiologie)	2
• Mise en condition : - Repos au lit, scope, pose de VVP - A jeun avant la coronarographie - Arrêt de la metformine et mise sous insuline	
• Traitement médical immédiat, en l'absence de contre-indications :	
- **Dérivés nitrés** à visée anti-hypertensive et anti-angineuse : Risordan IVSE	2
- Antiagrégation plaquettaire :	
o **Dose de charge d'aspirine** (500 mg IV)	2
o **Dose de charge de Plavix** (600 mg per os)	2
- **Anticoagulation efficace** (HNF de préférence chez cette patiente diabétique tant que la fonction rénale n'est pas connue)	2

- Anti-angineux : **bêta bloquants**	2
- Les **statines** pourront être débutés immédiatement ou quelques jours après	2
- Les inhibiteurs du SRA (IEC ou ARA2) seront débutés à distance pour ne pas majorer l'insuffisance rénale	
• **Coronarographie précoce** dans les 72 heures +- **revascularisation** :	4+2
- Au cours de la coronarographie : angioplastie	
- Pontage chirurgical	
- Traitement médical seul	
• Traitement symptomatique : antalgiques si besoin	
• Prévention des complications de décubitus	
• Surveillance clinique et paraclinique de la tolérance et de l'efficacité du traitement	

5/ Interprétez l'ECG.	**10**
Description :	
• Régulier, sinusal, fréquence cardiaque environ 100/min	
• Axe gauche	
• Ondes P : **hypertrophie atriale gauche**	1
• Espace PR à 20 cs	
• QRS fin, sans onde Q, sans hypertrophie ventriculaire	
• ST : **sous décalage de ST en V2 à V6** : territoire antéro septo latéral	1
• **Ondes T aplaties** en V1 à V6 et D1 VL	1
• QT normal	
Interprétation : **trouble de la repolarisation** à type de **lésion sous endocardique** dans le territoire **antérieur étendu** évocateur d'un **syndrome coronarien aigu sans sus décalage de ST**	1+3 1+2

6/ Quels critères feraient réaliser une coronarographie en urgence chez cette patiente ?	**8**
Indication à une coronarographie en urgence (< 2 heures) dans les SCA sans sus décalage de ST :	
• **Persistance de la douleur angineuse malgré traitement médical** (dérivés nitrés essentiellement)	2
• **Instabilité hémodynamique**	2
• **Insuffisance cardiaque aiguë**	2
• **Troubles du rythme ventriculaires**	2

7/ Quel bilan pré-opératoire réalisez-vous ?	10
• Information du patient, recueil de son consentement éclairé écrit	
• **Consultation d'anesthésie**	2
• Bilan pré thoracotomie :	
- **Epreuves fonctionnelles respiratoires**	2
- **Echodoppler des troncs supra aortiques** (recherche d'athérome)	2
- Coronarographie nécessaire avant chirurgie cardiaque mais déjà réalisée	
• Bilan biologique :	
- NFS plaquettes	
- **Bilan pré-transfusionnel : groupe sanguin, rhésus, RAI**	2
- Hémostase : TP TCA Fibrinogène	
- Ionogramme, fonction rénale	
- **Sérologies pré opératoires : VIH avec accord du patient, VHB, VHC**	2
• Recherche et éradication de foyer infectieux : CRP, ECBU, radiographie thoracique	
• Préparation du patient :	
- Discuter l'arrêt des antiagrégants (en pratique arrêt du clopidogrel et conservation de l'aspirine)	
- Arrêt des anticoagulants avant la chirurgie	
- A jeun avant chirurgie, préparation cutanée	

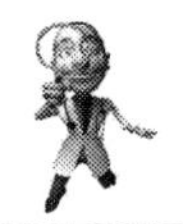

ITEMS ABORDÉS

Item n°128 : Athérome : épidémiologie et physiopatho logie. Le malade poly-athéromateux
Item n°129 : Facteurs de risque cardio-vasculaire e t prévention
Item n°130 : Hypertension artérielle de l'adulte
Item n°132 : Angine de poitrine et infarctus myocard ique
Item n°197 : Douleur thoracique aiguë et chronique

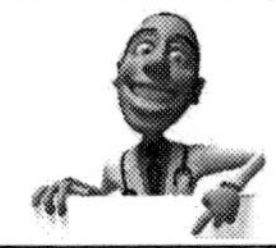

ON REFAIT LE DOSSIER

MESSAGES GENERAUX:

- Bien différencier les syndromes coronariens aigus avec sus décalage de ST (coronarographie en urgence) des syndromes coronariens aigus sans sus décalage de ST (évaluation du risque puis discussion coronarographie) de l'angor d'effort stable (prise en charge ambulatoire possible)
- Ne jamais oublier de réaliser un ECG 18 dérivations dans les douleurs thoraciques

QUESTIONS PAS A PAS :

QUESTIONS	COMMENTAIRES
3	<u>Intérêt de l'échographie transthoracique</u> • Diagnostic positif de SCA : troubles de la cinétique segmentaire • Retentissement : évaluation de la fonction systolique globale (FeVG) et des pressions de remplissage • Recherche de complications : complications mécaniques (rupture de pilier, insuffisance mitrale ischémique, rupture de paroi libre, rupture cardiaque, CIV, CIA, tamponnade) ; thrombus intracardiaque • Diagnostic différentiel : péricardite, dissection aortique, embolie pulmonaire • Recherche de pathologies associées
4	<u>Prise en charge des SCA sans sus décalage du segment ST</u> Définition : • Syndrome coronarien aigu : douleur thoracique typique de repos et/ou élévation de la troponine et/ou modification de l'ECG sans sus décalage du segment ST (sous décalage de ST, ondes T négatives systématisées, …) • Sans sus décalage de ST Prise en charge : • Hospitalisation en USIC • Traitement médical immédiat, en l'absence de contre-indications : - Dérivés nitrés à visée anti-angineuse : spray de trinitrine, Risordan IVSE - Antiagrégation plaquettaire : o Dose de charge d'aspirine (500 mg IV) o Dose de charge de Plavix (600 mg per os) - Anticoagulation efficace - Anti-angineux : bêta bloquants - Les inhibiteurs du SRA (IEC ou ARA2) et les statines pourront être débutés immédiatement ou quelques jours après • Evaluation du risque : - Risque moyen ou haut : coronarographie précoce dans les 72 heures : o Elevation de troponine o Modification de l'ECG (ST ou T) o Terrain à risque : • Diabète • Insuffisance cardiaque avec FeVG < 35% • Insuffisance rénale • Antécédent de pontage, antécédent récent d'angioplastie o Chronologie à risque : angor post IDM précoce

	- Risque faible : Coronarographie élective = envisager soit une attitude invasive (coronarographie à distance) soit une attitude non invasive : tests d'ischémies (scintigraphie myocardique d'effort ou à la persantine, échographie d'effort ou de stress, ECG d'effort, coroscanner) et réaliser une coronarographie en cas de positivité
	  o Pas de récidive de la douleur thoracique
	  o Pas de modification ECG
	  o Troponine normale
	- Indication à une coronarographie en urgence (< 2 heures) :
	  o Persistance de la douleur angineuse malgré traitement médical
	  o Instabilité hémodynamique
	  o Insuffisance cardiaque aigue
	  o Troubles du rythme ventriculaire
	• Selon le cas, réalisation d'une coronarographie +- revascularisation :
	- Au cours de la coronarographie : angioplastie
	- Pontage chirurgical
	- Traitement médical seul
	• Correction des facteurs de risque cardiovasculaires
	• +- Rééducation cardiaque
	• Surveillance clinique et paraclinique de la tolérance et de l'efficacité du traitement

5	Avant de conclure à un SCA sans sus décalage de ST, cet ECG doit faire réaliser un ECG 18 dérivation à la recherche de sus décalage en postérieur (le sous décalage antérieur serait un miroir) Intérêt de réaliser systématiquement l'ECG 18 dérivations ++++